1+X 证书制度试点职业技能等级证书实训教材（教育部）

1+X

初级·中级·高级

中医体质评估与应用

金秀莲　郑燕飞○主编

中国科学技术出版社

·北　京·

图书在版编目（CIP）数据

1+X 中医体质评估与应用 / 金秀莲，郑燕飞主编. —北京：中国科学技术出版社，2022.10
ISBN 978-7-5046-9684-7

Ⅰ.① 1⋯ Ⅱ.①金⋯ ②郑⋯ Ⅲ.①中医学－体质学－教材 Ⅳ.① R2 ② Q983

中国版本图书馆 CIP 数据核字（2022）第 120870 号

策划编辑	王久红　焦健姿
责任编辑	延　锦
文字编辑	靳　羽　张玥莹
装帧设计	华图文轩
责任印制	徐　飞

出　　版	中国科学技术出版社
发　　行	中国科学技术出版社有限公司发行部
地　　址	北京市海淀区中关村南大街 16 号
邮　　编	100081
发行电话	010-62173865
传　　真	010-62179148
网　　址	http://www.cspbooks.com.cn

开　　本	889mm×1194mm　1/16
字　　数	539 千字
印　　张	19.75
版　　次	2022 年 10 月第 1 版
印　　次	2022 年 10 月第 1 次印刷
印　　刷	运河（唐山）印务有限公司
书　　号	ISBN 978-7-5046-9684-7/R・2924
定　　价	78.00 元

编委会名单

内容提要

中医体质理论是中医学理论体系的重要组成部分，贯穿于中医学生理、病理、诊断、治疗、养生等各个方面，既是"治未病"的理论依据，又是个性化诊疗的理论基础。本教材分初、中、高三个级别，初级内容包括健康咨询、体质辨识与评估、体质调理技术方案、体质调理后的服务与记录；中级内容包括中医体质评估、人体健康基础知识、体质调理方案、体质调理后的宣教指导；高级内容包括中医体质评估、高级体质调理方案、常见慢性疾病体质评估调理、培训与指导。

本教材附有视频教程，内容具有实用性强、涉及面广、创新性高等特点，可作为中职、高职、应用型本科院校在校生、教学人员和临床医师、中医药爱好者提高理论与临床水平，开展"治未病"研究与实践的重要参考书。

前　言

　　"完善终身学习体系，建设学习型社会"是党的十九届五中全会中针对支撑全民终身学习的制度体系建设所提出的核心目标，教育部1+X职业教育作为落实国家资历框架、学习成果转化的具体举措，承担着终身学习制度建设的任务。中医教育作为我国教育体系中的重要组成部分，肩负着实现"传承精华、守正创新"的历史使命。多位党和国家领导人在公开场合多次提及要加快中医药振兴发展，也凸显出中医药在国家建设发展中所占据的重要战略地位。2021年，习近平总书记在参加全国政协十三届四次会议中提出"预防是最经济、最有效的健康策略"。

　　国务院发布的《"健康中国2030"规划纲要》，强调坚持以预防为主，倡导健康文明生活方式，预防控制重大疾病。中医体质评估与应用教材是根据人的体质分类特点，制订防治原则，选择相应的预防、养生方法，从而进行"因人制宜"的干预。中医体质辨识是中医治未病的抓手，为"治未病"提供了方法、工具与评估体系。九龙堂（北京）国际医学保健研究院于2020年正式获批为教育部1+X证书制度第四批"中医体质评估与应用"职业教育培训评价组织。1+X职业技能等级证书作为贯彻落实国家职业教育改革的重要举措，肩负着完善职业教育和培训体系建设，着力培养高素质劳动者和技术技能人才的任务。九龙堂面向应用型本科、大专、高职、中职类院校在校生及从事中医卫生健康服务的社会类考生提供中医体质评估与应用培训及考评服务。

　　中医体质学理论——体质辨识法于2009年纳入《国家基本公共卫生服务规范》，这是中医药技术方法首次列入国家公共卫生服务体系。《中医药法》的颁布，进一步提升了中医药在经济社会发展中的重要地位。中医体质评估与应用是指通过信息数据采集为服务对象建立健康监测档案，利用体质辨识法进行体质分类，对健康情况进行预测，并采取适宜的方法实施调理与疾病预防。中医体质评估是实施中医健康管理、开展中医健康服务的前导性技术，是具有高度实战性的健康产业应用方案，为众多中医保健技术提供纲领。通过利用中医体质评估辨识技术为不同体质人群制订标准化、规范化的技术服务方案，能够有效指导医者对病患进行对症、有效的治疗、康复、保健操作，有助于实现个性化养生，使传统医学的个性化诊疗趋向规范化、标准化，适合在大面积人群中推广应用。

　　根据中医体质理论组织设计的临床路径、标准化的服务流程，能够指导刚入行的从业人员快速、有效地提供规范化诊疗服务。从业人员根据服务对象的体质分类，选择康复、保健或调理方案，能够保障诊疗服务的质量及规范性管理，待经验丰富后，再在临床路径的基础上增加特色疗法。通过培训使学员能够独立完成全周期的诊疗服务，使服务对象享受到完善的健康服务。

1+X 职业技能等级证书的考评是以社会需求、企业岗位（群）需求和职业技能等级标准为依据，对学习者职业技能进行综合评价，如实反映学习者职业技术能力。本证书分为初级、中级、高级。以中医体质评估与应用 1+X 职业技能等级证书（高级）为例，它反映持证人员所掌握的中医体质评估与应用技术水平已达到本科同等学力水平。参与 1+X 证书制度试点的学员获取的职业技能等级证书信息都将录入服务平台。服务平台与职业教育国家学分银行个人学习账户系统对接，记录学分，并提供网络公开查询等社会化服务，便于用人单位识别和学员就业。

九龙堂（北京）国际医学保健研究院

2022 年 5 月

编写说明

为贯彻《国务院关于印发国家职业教育改革实施方案的通知》（国发〔2019〕4 号），实施好《教育部等四部门印发〈关于在院校实施"学历证书 + 若干职业技能等级证书"制度试点方案〉的通知》（教职成〔2019〕6 号），积极稳妥推进 1+X 证书制度试点工作，由九龙堂（北京）国际医学保健研究院组织专家编写完成了《1+X 中医体质评估与应用》实训教材。该教材为九龙堂（北京）国际医学保健研究院 1+X 认证配套教材，将于 2022 年 8 月底正式上市，在全国范围内出版发行，面向中等职业院校、高等职业教育院校、本科层次职业教育试点学校、应用型本科高校及国家开放大学教师和学生，提供学习中医体质评估与应用方向标准的教辅材料，协助教师更好地传递知识，帮助学生快速地提升中医体质评估及应用技能、提高就业起点，推动校企合作，助力院校培养复合型技术技能人才。

本教材具有以下特点。

1. **配套标准**　①适用性高。教材内容完全匹配九龙堂 1+X 认证初级、中级、高级标准内容，具有高度适用性；教材编写结合院校内、院校外学员不同层次群体学习的需要，坚持科学性、实用性、可操作性原则，分三个等级，语言深入浅出，非常实用，能满足不同领域，不同层次学员的学习需求，具有引领性、通用性等特点。②理实结合问题情境。问题情境基于真实工作场景编写，适配岗位需求，注重学生体质评估辨识能力和解决实际问题动手能力的培养；产教融合优势互补，保障了教材的高质量。

2. **资源丰富**　教材编写专家金秀莲（九龙堂北京国际医学保健研究院）、郑燕飞（北京中医药大学）、张琳（北京联合大学特殊教育学院）、陈思（中国中医科学院望京医院）、张慧（北京市盲人学校）、朱艳（中国民间中医医药研究开发协会中医养生康复医疗专业委员会）或来自大中专院校，或为科研院所及临床一线骨干专家。他们的专擅学科涵盖中医养生保健服务（非医疗）的刮痧、拔罐、砭术、砭针、艾灸、推拿、膏方、穴位贴敷、泡洗等适宜技术。本教材配套了 PPT 课件、课程大纲、视频资源及学习检测等拓展学员学习的资料，适合教师教学及学生学习使用。

3. **创新性高**　突破传统教材的编写模式，将理论知识融入问题情境，采用师生对话问答的形式，阐述中医体质评估与应用的基本理论和技能操作，部分理论知识和操作技能还加入了视频教程示例，通过扫描二维码，即可观看专业系统的理论知识也能观摩到实践技能操作步骤，便于从事该工种的相关人员操作学习。

本教材专设法律法规篇，收录了《中华人民共和国民法典》《中华人民共和国消费者权益保护法》《中华人民共和国劳动法》《中华人民共和国劳动合同法》《中华人民共和国食品安全法》《中华人民共和国广告法》《中华人民共和国医师法》《中华人民共和国中医药法》《中华人民共和国安全生产法》九部法律法规及《从业人员职业道德规范》，以二维码链接的形式呈现，扫描二维码可免费阅读。

由于时间仓促，书中如有不足和错漏之处，敬请各位专家、老师及其考生在使用中对本教材提出宝贵意见，以便我们进一步修订完善。

中医体质评估与应用教材添加视频内容细目表

序　号	视频内容	教材中页码
1	体质的概念	第 8 页　任务一
2	体质与素质、气质、性格的区别与联系	第 10 页　任务三
3	体质与证候的区别与联系	第 10 页　任务四
4	中医治未病	第 11 页　任务五
5	影响体质的因素：体质与年龄	第 11 页　任务六
6	体质与适应能力	第 13 页　任务八
7	望面色（运用四诊合参）	第 14 页　任务一
8	中医体质分类	第 31 页　任务一
9	九种体质的概念与特征	第 33 页　任务一
10	中医体质量表判定标准解读	第 36 页　任务一
11	体质学说	第 46 页　任务一
12	常用腧穴	第 47 页　任务二
13	平和质经络调理刮痧操作	第 70 页　任务四
14	拔罐实操	第 71 页　基本知识
15	亚健康状态分类（一）	第 160 页　任务一
16	亚健康状态分类（二）	第 161 页　任务三
17	悬灸操作演示	第 175 页　平和质艾灸保健
18	气虚体质经络调理与实操	第 180 页　任务三
19	铺灸的操作展示上、中、下	第 181 页　气虚体质艾灸调理
20	湿热体质调理技术方案与实操	第 204 页　湿热体质经络调理
20	膏方的概念和历史	第 245 页　任务一
20	中药贴敷疗法概述	第 246 页　任务二

我们为书中介绍的 20 项技术操作录制了教学视频，读者可通过手机扫描二维码，输入密码 123456 后，观看学习。

导读 一体化教学服务流程

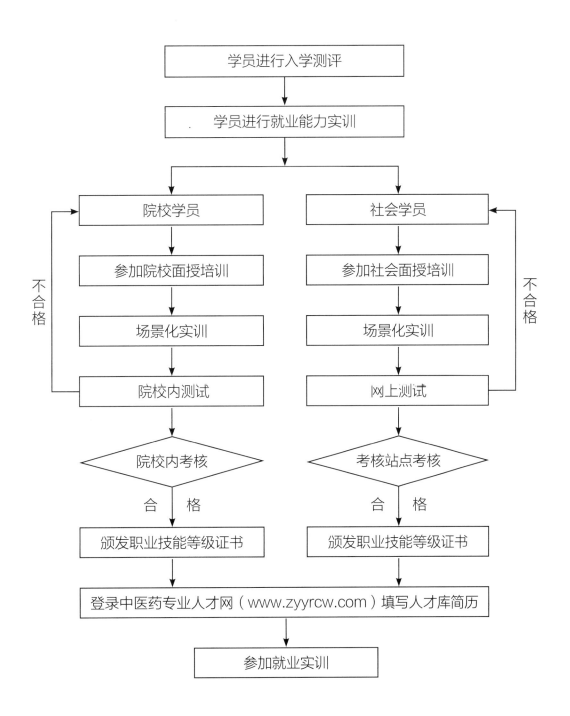

目　录

岗位认知

初级　知识技能培训

中级　知识技能提高

高级　知识技能精进

附　录

岗位认知

中医体质评估与应用人员岗位认知

职业名称	中医体质评估与应用	技能等级	初、中、高
职业概要	中医体质评估与应用是指通过信息数据采集为服务对象建立健康监测档案，利用体质辨识法进行体质分类，对于健康情况进行预测，并采取适宜的方法实施体质调理与疾病预防。中医体质评估是实施中医健康管理、开展中医健康服务的前导性技术，是具有高度实战性的健康产业应用方案，为众多中医保健技术提供纲领。该技术适用范围广泛，能够形成标准化、统一化的中医健康服务临床路径，规范中医健康服务流程，提升服务质量及服务效果		
职业方向	经过中医体质评估与应用职业技能等级证书培训的学员，其就业主要面向养生保健、健康管理行业相关机构（综合性医院、中医康复科、针灸理疗科、社区卫生服务中心、康复医院、乡镇卫生院、疗养院、社会福利机构、养生会所、保健中心、化妆品美容公司、医疗美容机构、医药公司、体育运动队、社区康复机构），从事健康咨询、保健调理及相关服务的工作岗位		
岗位职责	中医体质评估与应用利用中医体质评估辨识技术为不同体质人群制订标准化、统一化的技术服务方案，能够有效指导操作者对服务对象进行对症、有效的调理、康复、保健操作，使传统医学的个体化诊疗趋向规范化、标准化。根据中医体质理论设置的临床路径，标准化的服务流程，能够有效帮助刚入行的专业技术人员，快速、有效地提供规范化的诊疗服务。技术人员根据服务对象的体质分类，对应到一个康复、保健或调理方案，能够保证诊疗的服务质量及规范性管理。随着初、中、高级课程的系统学习，其服务将在临床路径的基础上再增加特色疗法		

同学问：老师，您能介绍一下中医体质评估与应用职业技能等级证书在行业内有什么优势吗？

老师答：同学，中医体质学理论——体质辨识法早在 2009 年就纳入《国家基本公共卫生服务规范》，这是中医药技术方法首次列入国家公共卫生服务体系。体质评估辨识可以弥补某些体检方法的不足，是制订健康干预计划的重要依据，是健康管理的核心环节，是个性化养生的重要实现技术。

同学问：老师，中医体质评估与应用的体质调理技术有哪些优势？我们在今后工作中该如何介绍项目的适用范围及优势特点？

老师答：同学，中医体质评估与应用和近些年深受老百姓欢迎的养生、保健、美容等有很大的区别，该项目利用中医体质评估辨识技术为不同体质人群制订标准化、统一化的技术服务方案，能够有效指导医者或相关专业技术人员对患者或服务对象进行对症、有效的治疗、康复、保健操作，使传统医学的个体化诊疗趋向规范化、标准化，适合在社区人群中推广应用。

同学问：老师，我现在明白了中医体质评估与应用职业技能等级证书的特点和优势，其培训课程包括哪些实用技术？

老师答：同学，我们将通过学习中医体质评估与应用的相关知识，利用《中医体质分类与判定》标准等评估技术对人群的中医体质状态进行评估分类，运用适宜的中医药技法（刮痧、砭术、拔罐、推拿、穴位贴敷、艾灸、药浴、熏蒸、食疗、膏方等）进行养生保健。

同学问：老师，经过中医体质评估与应用职业技能等级证书的培训学习，就业岗位需要我们具备哪些能力？

老师答：同学，经过院校专业系统的中医体质评估与应用实训，从业者需要具备以下几种能力。

1. 中医体质评估与应用（初级） 提供健康咨询服务；在专家指导下运用中医体质辨识方法进行体质信息采集，出具中医体质评估概略性指导方案；运用适宜的中医药技法（刮痧、砭术、拔罐）为服务对象提供养生保健调理服务。

2. 中医体质评估与应用（中级） 在履行初级职责的基础上，独立运用中医体质辨识方法进行信息采集、风险评估及体质辨识，为服务对象出具中医体质评估调理方案；运用适宜的中医药技法（推拿、穴位贴敷、艾灸）为服务对象提供养生保健调理服务；组织开展中医体质评估与应用健康宣教。

3. 中医体质评估与应用（高级） 在履行中级职责的基础上，运用适宜的中医药技法（泡洗、穴位贴敷、膏方）为服务对象提供养生保健调理服务；对常见慢性疾病者进行体质评估调理，提供养生保健和康复指导；进行体质辨识复核评估，并承担初级中医体质评估与应用人员的培训工作。

初级　知识技能培训

第 1 章

健康咨询

基础技能要点

○ 中医体质评估基础知识

○ 中医健康基础知识

核心技能要点

○ 接待服务

○ 卫生消毒基础知识

○ 常用体质调理的器具及介质

第一节　中医体质评估基础知识

任务一：体质的形成原因

> **问题情境**
>
> 大学生笑笑和丽丽同住一个宿舍，有一天空调温度过低，两人均患感冒。笑笑盖了两床被子还怕冷，不停流清水鼻涕，浑身酸痛；而丽丽浑身热烫，发热 38.9℃，口渴想喝凉水。有同学提出疑问：都是吹空调感冒，为什么两人的症状大相径庭？请运用体质与证候的关系给予解释。

👨‍🎓 **同学问**：老师，什么是中医体质？

👨‍🏫 **老师答**：同学，中医体质是指人体生命过程中，在先天禀赋和后天获得的基础上所形成的形态结构、生理功能和心理状态方面综合的、相对稳定的固有特质。体质是人类在生长、发育过程中所形成的与自然、社会环境相适应的人体个性特征。

👨‍🎓 **同学问**：老师，影响体质的因素主要取决于先天因素，还是后天因素？

👨‍🏫 **老师答**：同学，体质的形成，固然与某些先天因素有关，但在很大程度上取决于后天。

👨‍🎓 **同学问**：老师，为什么从形态上来看，有的人高大健壮，有的人瘦瘦弱弱？为什么从皮肤上看，有的人油光满面，有的人细腻润泽？为什么从性格上来看，有的人外向豁达，有的人敏感内敛？为什么从疾病上来看，糖尿病、高血压、癌症等有明显的家族史？为什么从治疗上来看，同样治疗方法，有的人疗效凸显，有的人却毫无效果？

👨‍🏫 **老师答**：同学，这些情况都与我们的体质有直接关系，本节我们将从中医体质的概念和内涵、体质与素质、气质、性格的关系以及体质与证候的关系进行介绍。

1. **体质具有个体差异性的特点**　有人一天三顿吃辣椒也没事，有人一吃辣椒就脸上长痘痘或扁桃体发炎；还有人一吃辣椒就拉肚子，甚至导致痔疮。同样吃辣椒，为什么人会有不同的反应？因为每个人的体质具有很大差异性，不同体质对同样食物的反应也各不相同。

2. **体质具有群类趋同性的特点**　处于同一历史背景、同一地方区域、同一年龄结构或饮食起居条件比较相同的人群，由于其遗传背景和外界条件的类同性，往往使特定人群的体质呈现类似的特征，这就是群类趋同性。比如我国广西的巴马地区长寿老人特别多，细究其中缘由，与生活环境、生活起居的相似性有很大关系，具有体质的趋同性。

3. **体质具有相对稳定性的特点**　有人属于痰湿体质，从小就肥胖，减肥很难，稍微吃点就长肉，恨不得喝凉水都长肉。而有的人属于阴虚火旺体质，一直食欲亢进、食量较大，怎么吃都不胖。

4. 体质还具有动态可变性的特点 每个人的体质都具有相对的稳定性，但也具有一定范围内的动态可变性、后天可调性。比如有的人原来是热性体质，怕热不怕冷，喜冷饮，可是由于长期在冷库工作，渐渐变得手脚冰凉，怕冷，喜喝热水。

这些体质特点或隐或现地体现在健康和疾病过程之中。

任务二：干预中医体质的适宜技术

同学问：老师，中医体质评估后可以应用哪些适宜技术进行干预调理？

老师答：同学，现代体质分类就是根据人群中个体的不同体质特征，按照一定的标准，采用一定的方法，通过分析、归纳而进行相应的区分，分成若干体质类型。目前多以体质九分法为行业标准。我们根据九种体质的特点可以使用推拿、艾灸、砭术、穴位贴敷、刮痧、拔罐、泡洗、膏方等适宜技术进行干预调理。

基 本 知 识

1. 经穴推拿 经穴推拿是以按法、点法、推法等手法作用于经络腧穴，起到推动经气、调节脏腑功能的医疗技术。经穴推拿具有推动经气运行、调节脏腑功能的作用。适应病证包括推拿科各种适应证，也可用于保健按摩。

2. 刮痧 刮痧是在中医学经络腧穴理论指导下，使用不同材质和形状的刮痧器械和介质，在体表进行相应的手法刮拭，以防治疾病的中医外治技术。刮痧技术具有疏通经络，改善血液循环，调整关节结构和功能等作用，常用于外感性疾病和骨关节疼痛性疾病等。

3. 拔罐 拔罐技术古称角法，又称吸筒法，是以罐为工具，利用燃烧、抽吸、蒸汽等方法造成罐内负压，使罐吸附于腧穴或相应体表部位，使局部皮肤充血或瘀血，以调整机体功能，达到防治疾病的外治方法。常用于感冒、不寐、肩凝症、腰痛病、项痹病等疾病。

4. 砭石技术 砭石治疗技术，简称"砭术"，是指使用特制的砭具，按照中医学经络理论治疗疾病的一种外治方法。砭术的主要适用范围包括腰腿痛、颈肩背痛、四肢关节风湿痛等骨关节类疾病，肌肉痉挛、肌肉粘连等软组织类疾病和痛经、月经不调等妇科类疾病。

5. 艾灸 艾灸是用艾绒或以艾绒为主要成分制成的灸材，点燃后悬置或放置在穴位或病变部位，进行烧灼、温熨，借灸火的热力以及药物的作用，达到养生保健调理的一种外治方法。

6. 穴位贴敷技术 穴位贴敷技术是将药物制成一定剂型或将砭石制成的砭针敷贴到人体穴位，通过刺激穴位，激发经气，发挥治疗作用。常用于软组织损伤等疼痛疾病，支气管哮喘、过敏性鼻炎等呼吸系统疾病，慢性胃炎、胃溃疡等消化系统疾病，月经不调、痛经等妇科疾病的治疗。

任务三：体质与素质、气质、性格的区别与联系

同学问：老师，如何理解体质与素质、气质、性格的区别与关系？

老师答：人的体质包含着形、神两方面。形主要是形态结构，比如肌肉、骨骼、五官、皮肤、毛发、五脏等，也就是看得见、摸得着的有形态的物质部分。神包括功能活动、性格心理精神，比如心跳、呼吸、精神活动、情绪反应、睡眠等。因此，体质的内涵与素质、气质、性格等既有区别又有联系。下面我详细给你介绍素质、气质、性格的区别与联系。

基 本 知 识

1. 素质　在现代生理学概念中，素质包括身体素质和心理素质两个方面。身体素质是指人体的各种基本活动能力，是人体各器官系统的功能在生命活动或形体运动中的反映。心理素质概括了人体心理上的本质特征，是人在心理活动中表现出来的智力、情感、行为、感知觉、态度、个性、性格、意志等。身体素质和心理素质密切相关，身体素质是心理素质的基础，心理素质在长期的显现中又影响着身体素质。在中医体质学中，体质是特定身

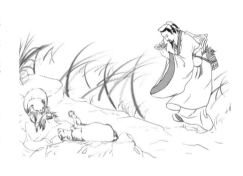

体素质和相关心理素质的综合。比如平和体质的人，身体素质和心理素质都比较好；气虚体质的人，身体素质较差，抵抗力和消化能力不足，容易感冒、劳累等，心理抗压能力也较弱。

2. 气质　气质，又称为气禀、气性、禀性等。中医学所说的气质，指个体出生后，随着身体的发育、生理的成熟而发展起来的人格心理特征，包括性格、态度、智慧等，较现代心理学中所说的"气质"有更丰富的内涵。

3. 性格　在现代心理学概念中，性格是指一个人在习惯化的稳定态度和行为方式中所表现出来的个性心理特征，是人格组成的最核心、最本质的心理成分，是个性心理特征的重要组成部分。性格是一个人的遗传、生长发育、环境影响、学习教育、自我锻炼等多种先后天因素相互作用的结果。

气质和性格都具有其相应的生理学基础。中医学多从体质与气质或性格的关系中去探讨体质问题，与西方体质学和心理学所说的体质和气质或性格，其含义不尽相同。比如性格敏感，情绪波动大的人，从外形上看多表现为灵活躁动，是湿热、阴虚体质的人所具备的特点；性格平静，反应迟钝的人，外表通常木讷少言，常见于气虚、痰湿体质的人。

任务四：体质与证候的区别和联系

同学问：老师，人的体质和证候有什么区别和联系？

老师答：同学，中医体质类型是对个体在未病、亚健康或疾病状态下所表现的阴阳、气血、津液状态的描述。中医证候类型是对人体疾病状态下脏腑、气血、阴阳盛衰情况及病因、病位等方

面的概括。证候常随体质而转变。一方面，体质的偏颇是疾病发生的内因，特殊体质的疾病源于特定的体质基础。例如，特禀质可以直接导致某些遗传性或过敏性疾病。特禀体质人群有的对花粉、冷空气过敏，有的对某些食物如花生、芒果、木耳等过敏，容易患过敏性鼻炎、过敏性哮喘、过敏性皮肤病等。另一方面，体质是决定疾病发展过程及证候类型演变的重要因素。

基 本 知 识

体质与证候的区别：体质与证候是两个不同的认知模式。体质研究重视阐明个体差异的分类、遗传等问题，证候研究重视探究疾病的病因、病位、病性等问题。体质与证候最大的区别在于体质强调人体总体状态相对稳定的固有特性，而证候则强调人体总体状态不稳定性的特点。中医对疾病证候进行治疗的关键，除了对病性病位进行准确诊断之外，还在于对造成证候的各类因素进行充分分析，如体质因素、患病新久因素、感邪轻重因素、男女性别因素、老少年龄因素、季节地域因素，以及各种治疗干扰甚至是情绪环境等，从而对证候病势准确定夺，分清主次，有的放矢地对疾病证候进行切实的调理和治疗。

任务五：治未病的含义

- 同学问：老师，上工治未病，什么是治未病？
- 老师答：同学，中医治未病理念源远流长，是中医学理论体系中独具影响的理论之一。所谓治未病，是指"未病先防"和"既病防变"两方面。"未雨绸缪""未雨先投宿""鸡鸣早看天""凡事预防在先"，是中国人谨遵的古训。中医治未病理念的形成，正是植根于中国文化的"肥沃土壤"。《素问·四气调神大论》云："圣人不治已病治未病，不治已乱治未乱，此之谓也。夫病已成而后药之，乱已成而后治之，譬如渴而穿井，斗而铸锥，不亦晚乎？"这从正反两方面强调了治未病的重要性。

任务六：不同年龄阶段的体质特点

问题情境

王某，男，年近五十，感到精力、体力、活力明显不如三十多岁，服用大量保健品及补肾壮阳的中药，结果精力活力还没有补过来，却出现虚火内热的新问题，后服用消炎药、清热解毒的药物。请问王先生的做法是否正确？应该给予怎样的建议？

- 同学问：老师，我们在今后的工作中，该怎么介绍不同年龄人群体质特点？
- 老师答：同学，不同的年龄阶段，随着脏腑功能活动的盛衰变化，气血津液的新陈代谢，可表现出比较明显的体质差异。《灵枢·天年》以百岁为期，以 10 岁为一阶段，分 10 个阶段论述体质的生理特点，《素问·上古天真论》则分别以男子 8 岁、女子 7 岁为一阶段，分阶段论述体质的生理特点。按年龄来分，人的体质通常可分为小儿体质、青年体质、中年体质、更年期体质、老年体质五种。

基 本 知 识

1. **小儿体质** 小儿与青年人、老年人在形体特征、生理活动等方面有着显著的差异。小儿体质特点概括起来有三个方面：① 小儿为纯阳之体。一方面是指小儿阳气生长迅速旺盛、脏腑组织修复力较强的体质特征；另一方面小儿具有阳常有余、阴常不足的特点。② 小儿为"稚阴稚阳"之体。小儿机体阴阳均未充足成熟，对疾病的抵抗力较差，加之冷热不能自调，外感为六淫所侵，内易为饮食所伤，且发病急，转（传）变快，易虚易实，易寒易热。③ 五脏有余与不足。小儿五脏具有肝常有余、脾常不足、肾常亏虚、心火有余、肺脏娇嫩等特点。

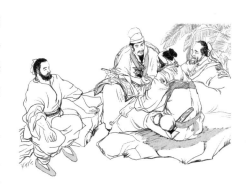

2. **青年体质** 青年时期气血渐盛，肾气旺盛，机体发育渐趋成熟，是人体生长发育的鼎盛时期。经过青春期的发育，身体及性功能完全成熟，尤其是身高与体重的相对稳定，标志着青春期的结束和成年的开始。在此阶段，随着形体发育渐趋完善，脏腑功能健全，表现出人体体魄强壮，内脏坚实，气血充足，精力充沛，体健神旺，形成了基本稳定的体质类型。此时是体质最为强健的阶段，抵抗力强，不易感邪致病，即使生病也以实证为主，精气不衰，病轻易治，预后良好。在心理特征及情感发展方面，青年初期的情绪体验强烈，两极性突出，欢快时兴高采烈，失意时垂头丧气；对于赞同的事，情感热烈而肯定，对于反对的事则情感冷淡而厌恶。

3. **中年体质** 中年阶段人体的脏腑经脉功能都达到最佳状态。但在此阶段，人体体质出现转折征兆，脏腑气血由盛极而转向渐衰，逐渐出现阴阳气血失调，脏腑功能减退，形体趋向衰老。此时期抗病能力下降，加之人到中年承担的社会及家庭责任较大，容易发生劳倦过度、作息失宜、调理不当、起居不慎等情况，女性还有经、带、胎、产等因素的影响，常易招致病邪入侵。如有疾病损伤，消耗正气，或在青年时期机体发育不健全，健康状况不佳，则可加快机体的早衰和老化，甚至疾病缠身或英年早逝。近几年在各种媒体可以看到不少有关此年龄段的名企精英、明星、主持人猝死或大病死亡的报道。

4. **更年期体质** 更年期是指人体由中年转入老年的过渡时期。由于体内出现一系列生理变化，加之疾病、精神、社会生活环境、饮食劳逸等因素影响，全身各系统的功能与结构渐进性衰退，从生理活动的高峰状态逐渐转向低谷。更年期是体质状态的特殊转折点。女性更年期多出现于 44——55 岁。在此阶段，肾气渐衰，冲任亏虚，精血不足，月经渐止而丧失生育能力，人的形体也随之同步衰老。男性更年期多出现于 45——60 岁，其体质特点为脏腑功能衰退，并以肾气虚衰为主而波及他脏。更年期综合征是很常见的表现，尤其是女性更容易出现更年期症状，但症状的轻重和多少有个体差异，与体质有直接关系。有些人体质健壮，内环境稳定，很快适应身体的变化，只有一两种或没有症状，平稳度过更年期。而有的人十几种症状同时出现，甚至会有厌世情绪。

5. **老年体质**　老年人脏腑功能衰退，各系统器官功能逐渐退化，阴阳气血俱衰。肾主藏精，为先天之本，肾精亏虚则诸脏皆不足，故肾精亏虚是老年体质的基本特点。人到老年营卫气血衰弱、运行不畅，是其体质的又一大特点。近代有学者提出"老人多瘀"的观点，主张延缓衰老不只需要补肾，调和气血当是重要原则。

任务七：男、女体质的特征

- 同学问：老师，男女体质的特征具体表现有哪些？
- 老师答：同学，男女有别，由于男女在形态结构、生理功能、物质代谢及遗传等方面的差异，形成了男女不同的体质特征。

◎ 女性体质

①女子以血为本，有余于气，不足于血；② 女子以肝为先天，主冲任二脉；③ 女子多愁善感，易发情志疾病。

◎ 男性体质

①男子气多血少，阴弱阳旺，易患阳证、热证；② 男子以肾精为本，精气易泄、易亏；③ 男子性格一般多外向，心胸较宽阔，多刚毅果断，勇敢好斗。

任务八：体质与心理、适应能力的关系

- 同学问：老师，体质和心理关系密切吗？
- 老师答：同学，体质不仅与机体的形态结构和生理功能密切相关，而且与人的心理状态密不可分。心理活动和个性心理特征以内脏的生理活动为基础，且影响人体生理功能活动。
- 同学问：老师，现代越来越多的年轻人适应社会能力很差，体质与一个人的适应能力有关系吗？
- 老师答：同学，体质与适应能力有密切关系。人的适应能力是人体体质在生理状态下的具体表现，体质的适应能力主要包括对自然环境与社会环境以及对有害心理因素的适应力。在人对气候及生态环境、社会环境的适应能力方面，体质起着决定性作用。

📖 拓展学习

1. 请查阅《灵枢·营卫生会》中"老壮不同气，……壮者之气血盛，其肌肉滑，气道通……老者之气血衰，其肌肉枯，气道涩"，理解机体处在不同的年龄阶段，气血津液的盈亏，脏腑功能活动的不同特点。

2. 请查阅《灵枢·通天》中"盖有太阴之人，少阴之人，太阳之人，少阳之人，阴阳和平之人。

凡五人者，其态不同，其筋骨气血各不等……"，理解人的性格、心理、精神在生理范围内的偏阴偏阳特点。

📖 学习检测

1. 为什么说"江山易改，秉性难移"？体现了体质的哪种特点？
2. 如何分析女性平均寿命比男性长的原因？
3. 如何理解"要想小儿安，常带三分饥和寒"？
4. 下列各项中哪项不属于体质的特点（　　）
   A. 具有个体差异性　　　B. 具有群类趋同性　　　C. 具有相对稳定性　　　D. 具有动态可调性
5. 女性更年期多出现在（　　）
   A. 35—40 岁　　　B. 40—45 岁　　　C. 44—55 岁　　　D. 50—55 岁

第二节　中医健康基础知识

任务一：健康描述及健康信息采集

> **问题情境**
>
> 小刘，25 岁，银行职员，皮肤微黄但明亮润泽，声音洪亮，反应灵敏、动作灵活，经过沟通交流了解到小刘先天禀赋良好，身体素质佳，很少生病，偶尔有个小感冒也不会影响学习、工作、生活；每天工作精力充沛，性格随和开朗，人缘较好。根据小刘的临床表现，评估其是否属于健康人的体质状态。

👤 **同学问**：老师，我们今后在工作中如何描述健康人的基本信息？

👤 **老师答**：同学，正常人体的健康状态，在中医角度可以从望、闻、问、切来进行描述。

基 本 知 识

1. **望**　我国人属于黄色人种，肤色一般呈微黄，红黄隐隐、明润含蓄为正色。在此基础上，有些人可有略白、较黑、稍红等差异。由于饮食、起居、寒热、情绪、生活条件以及四时、昼夜、阴晴等天时的变动，人的面色、肤色也相应改变，但是都必须明亮润泽，隐约含蓄。正常的人应是神志清楚，语言清晰，面色荣润含蓄，表情丰富自然；目光明亮，精彩内涵；体态舒适自然、运动自如，反应灵敏，呼吸平稳，肌肉不消，住行坐卧各随所愿，皆得其中。

2. **闻**　健康的声音，虽有个体差异，但发声自然，音调和畅，刚柔相济，为正常声音的共同特点。

由于人们的性别、年龄、身体等形质禀赋不同，正常人的声音亦各不相同，男性多声低而浊，女性多声高而清，儿童则声音尖利清脆，老人则声音浑厚低沉。声音与情志的变化也有关系，如怒时发声愤厉而急，悲哀则发声悲惨而断续。这些因一时感情触动而发的声音，也属于正常范围，与疾病无关。

3. 问　通过询问服务对象，了解其身体是否有所不适，不适的发生、发展、调理经过，以及需要重点调理的问题和其他情况，有利于评估服务对象是否需要调理以及如何进行有效调理。

4. 切　"切"是在服务对象躯体上一定的部位进行触、摸、按压，以了解人体的内在变化或体表反应，从而为调理方案的制订提供证据的一类方法。专业技术人员以手指或手掌轻轻接触身体局部，如额部及四肢部位等，以了解寒热、温凉、润燥等情况。"摸"是以手抚摸身体局部，如肿胀部位等，以探明局部的感觉情况及肿物的形态、大小等。"推"是以手稍用力在身体局部做前后或左右移动，以探测肿物的移动度及其周围组织的位置关系等情况。"按"是以手按压身体局部，如胸腹或肿物部位，以了解深部有无压痛，肿块的形态、质地，肿胀的程度、性质等。在临床上，触、摸、按压是综合运用的，常常是先触摸，后推按，由轻到重，由浅到深，逐层了解病变情况。

任务二：健康人的生理特征

同学问：老师，我们今后在临床工作中给服务对象进行体质评估，并介绍健康人的生理特征。您能指导我们健康人的生理特征有哪些吗？

老师答：同学，运用中医四诊进行综合诊断，健康人的生理特征如下。
①眼睛有神；②呼吸平稳；③面色红润；④形体匀称；⑤声音洪亮；⑥须发润泽；⑦双耳聪慧；⑧牙齿坚固；⑨食欲正常；⑩二便正常；⑪腰腿灵便；⑫脉象缓匀；⑬情绪稳定；⑭记忆良好。

任务三：温度、湿度与人体健康的关系

同学问：老师，人体的健康与外界环境的温度与湿度有直接的关系吗？如果有关系又是如何影响人体健康的？

老师答：同学，人体的健康与外界环境的温度与湿度直接相关。一般情况下，人体感觉舒适的温度冬季为17～22℃，夏季则为19～25℃，湿度为40%～70%。在这种环境下，人的体温可自我调节，保持恒定，感觉最为舒适。

基 本 知 识

当外界温度降低，人体自身温度比外界高，向外散热，会出现体温下降。早期明显表现为寒战；温度继续下降，则会出现呼吸、心率减慢，人体对痛觉刺激的感受消失，血压下降，反射消失，出现昏迷，甚至死亡。

当外界温度过高时，体温随之增高，人体热平衡及代谢紊乱，会出现心跳加速、大量出汗等情况。温度持续升高，则可出现全身性高温症状，如头晕、头痛、胸闷、心悸、视觉障碍（眼花）、恶心、呕吐等情况，最终可表现为虚脱、晕厥、烧伤、昏迷，直至死亡。

当外界湿度降低，表现为人体水分蒸发加快，皮肤干裂，口渴、干咳，声嘶，喉痛等情况。当外界湿度过大时，人可表现为无精打采、萎靡不振等情形。长时间在湿度较大的地方逗留，则容易患风湿性关节炎、类风湿关节炎等湿痹证。

📖 拓展学习

1. **基本知识和健康理念**　人身三宝精、气、神。情志调摄、饮食调养、起居调护、导引运动，是中医养生四大基石。中药是凭借药物自然性味之偏来调理人体气血阴阳的偏盛偏衰。春夏养阳，秋冬养阴是四季养生的基本原则。

2. **健康生活方式与行为**　①保持平和心态，蓄积正能量，积极乐观，这些是健康长寿的秘诀。②选择并坚持做适合自己的传统运动功法，如太极拳、五禽戏、八段锦等。③要想小儿安，三分饥与寒；捏脊对小儿脾胃不和有帮助。④妇女有月经期、妊娠期、哺乳期和更年期等生理周期，养生保健各有特点。⑤老年人气衰血少，脏腑功能减退，当处处加以呵护。⑥体质因人而异，并会因时、因地而变，应每年做 1 次中医体质辨识。⑦五谷为养、五果为助、五畜为益、五菜为充是中国传统的饮食法则。药补不如食补，知晓 10 种药食同源的常用中药。⑧常用感冒中成药应用有风寒、风热、气虚和暑湿的区别，选用有不同。⑨知晓中医急救三大要穴：人中、内关、百会。知晓中医保健四大要穴：三阴交、足三里、涌泉、关元。⑩高血压、糖尿病等慢性疾病中医治疗原则是已病防变，防治、减缓并发症的发生与发展，提高生活质量。

📖 学习检测

1. 正常人体的健康在中医角度可以从望、闻、问、切来描述。（　　　）
2. 在一般情况下，人体在冬季感觉到舒适的温度为 19～25℃。（　　　）

第三节　接待服务

任务一：接待的基本技能

问题情境

钱某，女，39 岁，近日总感头昏重不爽，胃脘不适，不欲饮食，下肢困重，舌质胖嫩、苔黄腻，大便黏腻不爽，小便短赤，经朋友介绍到一家专业的养生保健服务机构进行体质评估调理，针对钱女士的身体情况该机构应如何进行接待服务？重点要介绍哪些内容？

同学问：老师，在工作中，除了掌握中医体质评估理论知识和相关的调理技术，接待咨询环节是不是非常重要？我们作为新入职的人应该如何做到专业的咨询服务？

老师答：同学，接待咨询是顾客了解中医体质评估调理的主要途径，也是相关医疗机构、养生保健调理服务机构吸引、留住顾客的重要环节之一。

基 本 知 识

经过中医体质评估与应用职业技能等级证书培训的学员，其就业主要面向养生保健、健康管理行业的相关机构（综合性医院中医康复科、针灸理疗科、社区卫生服务中心、康复医院、乡镇卫生院、疗养院、社会福利机构、养生会所、保健中心、化妆品美容公司、医疗美容机构、医药公司、体育运动队、社区康复机构），从事健康咨询、保健调理及相关服务的工作岗位。

首先介绍养生保健服务机构的接待咨询流程。

1. **接待服务**　顾客进门的第一印象十分重要。顾客的感受，关系到你能否留住这位顾客。大型养生保健服务机构会专设迎宾岗位，而中小型养生保健服务机构则没有专职的迎宾人员，由养生保健技术人员负责接待咨询，多为轮岗排班制。养生保健技术人员都在工作时，可以由前台负责接待，接待时要求工作人员面带微笑说"您好，欢迎光临！请进"等日常礼貌用语。

2. **入座奉茶**　老顾客来了要询问是否先喝杯茶再做调理，而新顾客来了就一定要让她（他）先坐下来，再奉上一杯茶水，让她（他）感到亲切、温暖、有宾至如归的感觉。只有顾客愿意坐下来和我们谈一谈（沟通），你才可能有为她（他）服务的机会。

3. **填写顾客档案**　新顾客光临，要详细填写顾客档案，如姓名、年龄、生日、工作单位、身体状况，以前做过何种养生保健调理项目或治疗项目，填写要详细（类似医生填写患者的病历，可以为你提供诊断的依据）。由于每位顾客下次过来不一定是同一位养生保健技术人员接待，我们每次给顾客做完体质评估调理后，需仔细填写调理的程序及注意事项，以供下次接待的技术人员做参考。

4. **身体评估检测**　有条件的养生保健服务机构都必备电脑和中医体质评估检测仪，可分别对儿童（0—6岁）、成年人（7—65岁）、老年人（65岁以上）体质进行评估检测。中医体质评估检测仪在中医理论指导下，利用现代信息化技术，根据中医体质量表设计原理，以问询录入的方式，采集顾客信息，通过对九种体质分值的结果分析，判断体质类型，并根据体质类型给出基于健康、保健、养生方面的干预调理方案和建议，对"未病"的防治有广泛的指导意义。

5. **问题（需求）咨询**　了解顾客亟待解决的问题，找出顾客的需求，如增强体质，养生保健，慢病调理，敏感性皮肤调节，失眠，抑郁等。

6. **综合干预调理**　根据3～5条目的了解，综合评估顾客的体质类型，提供一套合理、科学的体质调理方案。

7. **向顾客介绍体质调理技术的主要作用**　顾客第一次来接受中医体质评估调理，在调理过程中一般是不会睡觉的，并希望对进行的养生保健项目、技术、产品详细地了解。因此，技术人员在操作过程中，每用一款产品都要给顾客介绍产品的功效；每做一个调理程序，也要告诉顾客该程序的作用，并适时介绍一些体质方面的知识。但在进行刮痧、拔罐、艾灸、贴敷等适宜技术操作时，不宜与顾客进行交流，防止出现异常情况。

8. **效果与感受的确认** 体质调理程序完成后，让顾客感受效果，帮顾客分析调理前后的差别，对顾客调理后的身体状态进行记录。

9. **居家保养建议** 顾客看到调理效果后，会充分信赖机构的产品、项目及服务，这时可以根据顾客的体质特点介绍适宜居家养护的产品，如养生茶、食养方、膏方、穴位贴、养生音乐、运动方案等。

10. **服务流程总结** 缴费、填写调理卡（会员卡、积分卡），根据机构对顾客的优惠政策，介绍机构的优惠项目，以及成为老顾客后所享受的特别待遇。

11. **预约下次调理时间** 很多人会忽视下次预约，其实这一点要引起重视。技术人员要时刻对顾客进行科普教育，调理需根据个体体质差异设计疗程，按疗程调理，效果才会稳固。

12. **送客出门** 用文明语言恭送顾客至门外，欢迎顾客下次光临。

13. **短信感谢** 新顾客经过体质评估调理后，技术人员发信息感谢顾客对工作的支持，指导其回到家中应注意的事项。

14. **电话回访** 新顾客在第一次体质评估调理后3~4天，要进行电话回访，让顾客感受到一片关爱之情，用真诚的心去打动顾客，让顾客能再次光临。特别是慢性病体质调理的顾客，更是要多打电话随时关怀，老顾客需要7天后电话回访，督促按时进行体质调理，以期效果稳固。

任务二：服务项目的注意事项

同学问：老师，我们在工作中，接待顾客咨询体质评估调理服务时，应注意哪些问题？

老师答：同学，向顾客介绍调理项目，要求用词简单，谈吐清晰，语速不快不慢，通俗易懂，使顾客容易理解，备感亲切，避免使用专业术语造成顾客不能理解的情况。

基 本 知 识

1. 介绍服务内容尽量简单明确，抓住重点，突出中医体质评估调理的特色。

2. 注意观察顾客的表情，根据顾客的兴趣决定介绍的重点，顾客感兴趣的调理项目可以详细介绍，否则应尽快转移话题，避免顾客不满意。

3. 介绍中医体质评估与应用的调理效果时，要求实事求是，不要过度夸张而误导顾客，以至产生纠纷。如说"项目能治疗某种疾病"就是不适宜的，多用"调理""改善""缓解""预防"等词语，强调体质评估调理的养生保健作用和对某些疾病的辅助调理作用。

4. 通过体质评估了解顾客身体状况时禁用"你有什么病？"等话语，可以问其身体有哪些不舒服或者身体有什么特别不舒服的感觉吗。

5. 牢记各类中医体质评估调理适宜技术的禁忌证，在咨询时一定要告知顾客，以免发生意外。

6. 不强行向顾客推荐项目或产品，如实报价，详细说明收费方式，让顾客明明白白消费。

任务三：适宜技术的方法和步骤

同学问：老师，工作中，我们将如何介绍体质调理技术的方法和步骤？

老师答：同学，在工作中，技术人员在介绍服务项目时，一般先用简单的话语介绍中医体质评估与应用常用适宜技术的方法与基本作用，如"这个体质调理方案是……能够起到……作用"，让顾客有个大致的了解；基本情况介绍完以后，有些顾客可能还有些不明白的地方或疑问，这时技术人员应针对顾客的问题进行详细的解答，消除顾客的心理疑惑，才能轻松愉快地进行调理。

任务四：接待的礼仪礼节

同学问：老师，现在各行各业都非常重视服务，我们毕业后很多同学都将在健康服务行业从事相关工作，我们到了工作岗位，接待礼仪礼节显得尤为重要，那么应注意哪些方面的礼仪礼节？

老师答：同学，我国拥有五千年文明史，素有"礼仪之邦"的美称，中国人也以彬彬有礼的风貌著称于世。礼仪、礼节不仅可以展现个人的教养、风度和魅力，还可以体现出个人对社会的认知水准、个人学识、修养和价值观。

基 本 知 识

良好的礼仪、礼节是提高个人素质和企业形象的必要条件。各行各业对礼仪、礼节越来越重视，在这方面的要求也越来越高，称为提升服务和企业形象的重要竞争力。同时，礼仪、礼节在个人求职、工作、晋升和社交中都有着举足轻重的作用。作为一名中医体质评估与调理的技术人员要注意以下四方面的礼仪、礼节。

1. **握手的礼仪、礼节**　向他人行握手礼时，应起身站立，与对方保持 1m 的距离，双腿立正，上身略向前倾，伸出右手，四指并拢，拇指自然张开与对方的手相握，握手时，神态专注，面带笑容，目视对方双眼，并且口道问候，表现出热情与友好，握手时做到用力适度，上下稍许晃动三四次，随后松手，恢复原状。

注意握手时不要用左手握手，不要争先恐后，应依次进行，不要戴着手套握手，不要将另一只手插在口袋或做其他事情，不要面无表情。

2. **点头礼**　行点头礼时，头部向下轻轻一点，同时面带微笑，不宜点头不正或点头的幅度过大。技术人员在工作场所遇到服务对象、领导或同事都应点头示意，体现出自己的友好。

3. **递接名片礼仪**　名片是一种经过设计，能表示自己的身份，便于交往和执行任务的卡片，是当代社会人际交往中一种介绍性媒介。

很多技术人员为了稳定自己的客源，通常会使用到名片。递接名片时应注意：①递名片给他人时，应起身站立，走上前去，

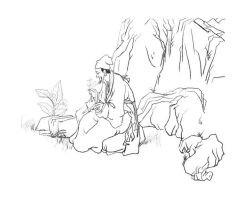

用双手（单方递）或右手（相互递）握住名片，将名片正面朝上郑重地交给对方，并简单自我介绍，表达希望常联系或获得关照之意。②接名片时应立即放下手中的事情，双手接过名片，并点头致谢，同时将对方的名片认真读一遍，然后放置于上衣口袋或公文包中，以示尊重。

4. **语言的礼仪、礼节**　与服务对象谈话时态度要诚恳、自然、大方，言语要和气、亲切，表达得体，注意使用礼貌用语。

（1）问候、打招呼的文明用语：早上好，中午好，下午好，晚上好，您好，您早，晚安。

（2）表示感谢时的文明用语：谢谢，多谢，非常感谢，十分感谢，麻烦您了。

（3）迎接时的文明用语：欢迎，欢迎光临，欢迎您。

（4）应答对话的文明用语：您不用客气；没关系，这是我应该做的；没关系，这是我的工作。

（5）不能立即接待顾客时的文明用语：请您稍候，请您稍等，请您等等。

（6）对等候的顾客招呼时的文明用语：让您久等了，让您等了。

（7）打扰或给顾客带来不便时的文明用语：对不起，实在对不起。

（8）失误或给顾客增添麻烦时的文明用语：抱歉，实在抱歉。

（9）当顾客向你致歉时的文明用语：没关系，这算不了什么。

（10）当顾客离开时的文明用语：再见，欢迎您再次光临。

拓展学习

接待人员的基本引导礼仪

礼仪是人类为维系社会正常生活而要求人们共同遵守的最起码的道德规范，是人们在长期共同生活和相互交往中逐渐形成，并且以风俗、习惯和传统等方式固定下来的。技术人员的基本引导礼仪包括以下几方面。

1. **门口接待引领**　手势：五指并拢，手心向上与胸齐，以肘为轴向外转；站位：引领者在宾客左前方1m处引领。

2. **楼梯的引导礼仪**　引导顾客上楼时，应让顾客走在前面，接待人员走在后面。若是下楼，应该由接待人员走在前面，顾客在后面。上下楼梯时，应注意顾客的安全。

女士引领男宾，顾客走在前面；男士引领女宾，男士走在前面；男士引领男宾，上楼宾客走前；下楼引领者走前；若顾客不清楚线路，则接待人员走在前。

3. **途中要注意引导提醒宾客**　拐弯或有楼梯台阶的地方应使用手势，并提醒顾客"这边请"或"注意楼梯"等。

4. **电梯的引导礼仪**　先按电梯让顾客进，若顾客不止一人，先进入电梯，一手按"开"，一手按住电梯侧门说"请进"；到达目的地后，一手按"开"，一手做出"请"的手势，说"到了，您先请"。遵循先下后上原则。

5. **客厅里的引导礼仪**　顾客走入客厅，接待人员用手示意，请顾客坐下，顾客落座后，行点头礼后离开。如顾客错坐下座，应请客人改坐上座（一般靠近门的一方为下座）。

6. **走廊的引导礼仪**　接待人员在顾客二三步之前，顾客走在内侧。

📖 学习检测

1. 向他人行握手礼时，应起身站立，与对方保持 1m 的距离。（　　）
2. 递名片给他人时，应起身站立，走上前去，用单手或左手握住名片，将名片正面朝上郑重地交给对方。（　　）

第四节　卫生消毒基础知识

任务一：卫生消毒的基本知识

问题情境

梁某，女，56 岁，一名退休的内科医生，平常热衷于中医养生保健。到当地一家比较知名的养生保健服务机构进行保健调理，每次保健调理之前梁女士特别关注保健场所的卫生消毒。一次，一位新入职的技术人员为其进行火罐调理时，梁女士发现罐口有污渍，立即让技术人员停止操作。作为一名医生，梁女士非常了解卫生消毒措施不当给患者或顾客带来的后果，要求机构退还所缴纳的调理费用。机构负责人立刻安排前台人员为梁女士办理退费手续，并诚恳地致歉。请说明这次养生保健事件中梁女士的行为是否妥当合理？

同学问：老师，中医体质评估与应用的操作技术很多都是中医的外治技术，在技术操作过程中您觉得卫生消毒环节是否必要？常用消毒方法有哪些？

老师答：同学，清洁消毒是中医体质评估与应用职业技能领域的基本要求，分为清洁和消毒两个方面。

基 本 知 识

清洁是指清水、清洁剂通过机械洗刷等物理方法清除物体表面的污垢、尘埃和有机物，目的是去除和减少微生物，适用于中医体质评估与应用调理场所地面、墙壁、罐具、刮具、砭具、床单等物体表面的处理，也是物品消毒的前期步骤。消毒指用物理、化学或生物的方法清除或杀灭传播媒介上的除芽孢以外的所有病原微生物。

体质调理场所是一个密集人群流动的公共场所，顾客进进出出，毛巾以及其他调理器具与顾客的身体密切接触，再加上体质调理技术人员双手直接接触顾客身体的多个部位等。因此，技术人员必须有较强的卫生观念和习惯，按照消毒隔离制度，对服务场所及物品进行清洁消毒。如果服务场所卫生管理不严，可能会造成技术人员和顾客的交叉感染，导致感染性疾病。

任务二：卫生消毒的常用方法

同学问：老师，通过您对我们的悉心指导，了解了卫生消毒在今后工作中的重要性，常用的消毒方法有哪些？

老师答：同学，常用的消毒方法有两大类，即物理消毒法和化学消毒法。

基 本 知 识

1. 物理消毒法

（1）热力消毒法：热力消毒法主要利用热力破坏微生物的蛋白质、核酸、细胞壁和细胞膜，从而导致其死亡，是效果可靠、使用最广泛的方法，分干热法和湿热法两类。干热法由空气导热，传热较慢；湿热法有空气和水蒸气导热，传热较快，穿透力强。相对于干热法消毒，湿热法所需的时间短，温度低。

①干热法分为燃烧和干烤。

燃烧：燃烧是一种简单、迅速、彻底的消毒方法。适用于不需保存的物品，如污染的废弃物、纸张等，可直接送入焚烧炉内焚烧。

干烤：干烤是利用专用密闭烤箱进行消毒，其热力传播和穿透主要依靠空气对流和介质传导，消毒效果可靠。适用于在高温下不变质、不损坏、不蒸发的物品，如拔罐器和金属制品等消毒；不适用于纤维织物、塑料制品等的消毒。干烤消毒所需的时间应根据物品种类和烤箱的类型来确定，一般160℃需要2小时，170℃需要1小时，180℃需要0.5小时。

注意事项：干热消毒前，先将物品洗刷干净，玻璃器皿需干燥；物品包装通常不超过10cm×10cm×20cm，不超过烤箱高度的2/3，放置时勿与烤箱底部及四壁接触。

②湿热法主要是煮沸消毒法。

煮沸消毒是最简单有效的消毒方法。适用于耐热、耐高温的物品，如金属、搪瓷、拔罐器等，一般100℃，煮沸5分钟，可以杀灭一切细菌的繁殖体。将物品洗刷干净，全部浸没在水中，加热煮沸。消毒时间从水沸后算起，如中途加入物品，则在第二次水沸后重新计时。

（2）光照消毒法（又称辐射消毒）：光照消毒法主要利用紫外线、臭氧及高能射线，使菌体蛋白发生光解、变性，菌体内的核酸、酶遭到破坏而至微生物死亡。

日光暴晒：由于日光具有热、干燥和紫外线的作用，有一定的杀菌力，常用于床垫、衣被、书籍等物品的消毒，通常将物品放在阳光下直射暴晒6小时，并定时翻动，使物品各面均能受到日光照射。

紫外线消毒：紫外线消毒可杀灭多种微生物，包括杆菌、病毒、真菌、细菌繁殖体、芽孢等。紫外线辐射能量低，穿透力弱，主要适用于空气、物品表面的消毒。

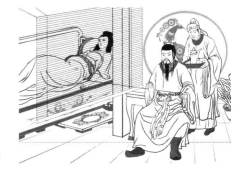

（3）微波消毒法：微波可以杀灭各种微生物，包括细菌繁殖体、病毒、真菌和细菌芽孢、真菌孢子等，常用于食物、拔罐器、耐热非金属材料器械消毒灭菌。

注意事项：微波对人体有一定的伤害，应避免小剂量长期接触或大剂量照射，微波无法穿透金属面，故不能以金属容器盛放消毒物品；水是微波的强吸收介质，用湿布包裹物品或在炉内放一杯水会提高消毒效果，被消毒的物品应为小件。

（4）机械除菌法：机械除菌法指用机械的方法，如冲洗、刷、擦、扫、抹、铲除或过滤等以除掉物品表面、水中、空气中及人体体表的有害微生物。这种方法虽不能杀灭病原微生物，但可大大减少其数量和引起感染的机会。如自然通风，每天打开门窗1~2次，一次20~30分钟。

2. 化学消毒法 化学消毒法是利用化学药物使微生物的蛋白凝固变性，酶蛋白失去活性，抑制微生物的代谢、生长和繁殖，或杀灭微生物的消毒灭菌方法。凡不适用于物理消毒的物品都可以选用化学消毒灭菌法，如对顾客的皮肤、排泄物及周围环境、金属锐器以及某些塑料制品的消毒。

（1）化学消毒的常用方法主要是浸泡法、擦拭法、喷雾法和熏蒸法。

浸泡法是将被消毒的物品洗净，擦干后浸没在消毒液内的方法。注意打开物品的轴节或套盖，管腔内要灌满消毒液，按规定的浓度和时间进行浸泡。

擦拭法是用消毒剂擦拭被污染物品的表面或皮肤、黏膜的消毒方法。一般选用宜溶于水、穿透力强、无显著刺激性的消毒剂。如用含氯消毒剂擦拭地面、墙壁。

喷雾法常用于地面、墙壁、空气等消毒。利用机械或化学气雾设备将含氯的消毒剂等喷洒在空气中，依靠悬浮在空气中的气溶胶对空气进行净化或消毒。本法操作简便，并且可使物体及织物表面进行多种角度的喷射消毒。含氯消毒液对物品有腐蚀性，喷洒时注意对室内物品的保护。

熏蒸法是将消毒液加热或加入氯化剂，使其产生气体进行消毒的方法。如空气消毒。

（2）常用化学消毒剂包括含氯消毒剂、乙醇、含碘消毒剂。

①含氯消毒剂属于高、中效消毒剂，常用的有液氯、漂白粉、次氯酸钠等。

使用范围及方法：适用于环境的消毒。常用消毒方法有浸泡、擦拭、喷洒及干粉消毒等。

注意事项：使用含有效氯500mg/L的消毒液浸泡10分钟以上；如使用喷洒法，则有效氯的含量、消毒时间均要加倍。

②乙醇属于中效消毒剂。

使用范围及方法：70%~75%乙醇溶液作为消毒剂，适用于皮肤、物品表面及调理器具的消毒。多用于皮肤消毒。

注意事项：乙醇易挥发易燃，需加盖保存于避火处，保持有效浓度；乙醇消毒需一定量水分，使用浓度不超过80%，浓度过高或过低均影响消毒效果；乙醇有刺激性，不宜用于黏膜及创面消毒。

③含碘消毒剂属于中效消毒剂，常用的有碘伏。

使用范围及方法：适用于皮肤、黏膜等消毒；0.5%~2.0%有效碘溶液用于皮肤消毒。

注意事项：碘伏应避光密闭保存于阴凉、干燥处；皮肤消毒后无须乙醇脱碘。

任务三：场所环境、物品的清洁与消毒

（图）**同学问**：老师，服务场所环境和顾客使用的物品该如何进行消毒？

（图）**老师答**：同学，环境的消毒主要是针对室内空气的消毒，尤其是冬天，通风差，室内空气更容易污染。室内空气微生物主要来源于空气飞沫。人在深呼吸、说话、打喷嚏时，会将寄生于人口腔、咽喉部位的微生物以飞沫的形式散布到空气中；随着人在室内的活动，皮屑与尘埃可悬浮于空气中污染空气。特别是家中有感染性疾病患者时，在空气中可查找到相应的病原菌。服务场所需要消毒的工具包括砭贴、罐具、刮具、砭具、灸具、推拿用具等。

基 本 知 识

常用的室内空气消毒方法如下。

1. **自然通风法**　定时开窗通风换气，可有效降低室内空气中微生物的数量，改善室内空气质量。在流通的空气中，病原菌仅能活 30 分钟，开窗通风是最简单、最有效的室内空气清洁方法。每天上午、下午各开窗通风 1~2 次，每次 15~30 分钟，以达到净化空气的目的。

2. **食醋空气熏蒸消毒法**　食醋中含有醋酸等多种成分，具有一定的杀菌能力，常用作室内空气消毒。10m² 左右的房间，可用食醋 100~150g，加水 2 倍，放于铁的容器内用文火慢蒸，也可以直接洒在暖气片上，熏蒸时要关闭门窗，一般熏蒸 15 分钟左右，30 分钟后打开门窗通风换气。

3. **艾卷空气熏蒸消毒法**　关闭门窗后，点燃艾卷熏，每 25m² 用 1 个艾卷，30 分钟后在打开门窗通风换气。

4. **紫外线或臭氧空气消毒与灭菌**　详见本节"1. 物理消毒法"下"光照消毒法"中的紫外线消毒。

5. **喷雾空气消毒法**　详见本节"2. 化学消毒法"下"化学消毒的常用方法"中的"喷雾法"。

体质评估调理器具常用清洁消毒方法有冲、刷、擦、削、铲除和过滤等机械除菌方法，也是日常清洁和消毒，具有简便、实用、价廉的优点。砭石可以通过煮沸、暴晒或紫外线照射消毒；对于玻璃器具可以采用煮沸消毒和浸泡消毒的方法进行清洁和消毒；牛角刮痧板不能用消毒液浸泡，可以使用擦拭消毒或紫外线消毒。

体质评估调理过程中顾客使用的毛巾、床单等，除了及时清洗，还要定期进行日光暴晒，擦手或者局部擦拭的毛巾，要经过微波炉消毒和加热后使用。

任务四：技术人员的自身清洁

🎓 **同学问**：老师，在工作中，技术人员自身的清洁卫生应该怎么做？有哪些要求？

👨‍🏫 **老师答**：同学：作为技术人员必须要做好个人的清洁，对每位顾客进行服务之前都要洗手，工作期间要穿工作服。离开工作场所要脱掉工作服，定期对工作服进行清洗。每次上岗前都要注意检查指甲，及时修剪指甲并保持清洁。

基 本 内 容

洗手是切断接触传播最重要的措施之一。技术人员在操作前和操作后正确的洗手可以有效避免交叉感染，将双手涂满清洁剂并对其所有的表面按序进行适度揉搓，然后用流水冲洗的过程称洗手。有效的洗手可清除手部 99% 以上的暂住菌，切断通过手传播感染的途径，清洁剂通常用肥皂或含杀菌成分的洗手液。正确的洗手方法如下。

| 第一步 | 洗手前摘除戒指等饰物，用流动水浸湿双手，涂抹洗手液（或肥皂），掌心相对，手指并拢相互揉搓。 |

| 第二步 | 洗背侧指缝。手心对手背，沿指缝相互揉搓，双手交换进行。 |

| 第三步 | 洗掌侧指缝。掌心相对，双手交叉沿指缝相互揉搓。 |

| 第四步 | 洗指背。弯曲各手指关节，半握拳，把指背放在另一手掌心旋转揉搓，双手交换进行。 |

| 第七步 | 洗手腕、手臂。揉搓手腕、手臂、双手交换进行。特别要注意彻底清洗戴戒指、手表和其他装饰品的部位。 |

| 第六步 | 洗指尖。弯曲各手指关节，指尖合拢放在另一手掌心旋转揉搓，双手交换进行。 |

| 第五步 | 洗拇指。一只手握另一只手拇指，旋转揉搓，双手交换进行。 |

任务五：施术部位的清洁与消毒

🎓 同学问：老师，体质评估后，进行体质调理前，调理部位清洁消毒应怎么做？需要注意什么？

🧑‍🏫 老师答：同学，体质调理前，要注意局部皮肤的清洁，尤其是进行刮痧、砭石、贴敷、拔罐等技术操作。由于器具直接与皮肤接触，操作时，可能会导致局部皮肤的充血甚至破损，所以，在调理前对局部皮肤可以用温热消毒的毛巾进行擦拭消毒。擦拭时注意沿着同一个方向，从上到下，从内到外进行擦拭，禁忌上下来回擦拭，有条件的体质调理场所，可以要求顾客洗澡，进行全身清洗，也利于顾客放松、舒适地接受调理。

📖 学习检测

1. 物理消毒法不包括燃烧。（　　　）
2. 含氯消毒剂属于高、中效消毒剂。（　　　）

第五节　常用体质调理的器具及介质

任务一：常用器具的分类、应用及养护知识

🎓 同学问：老师，中医体质调理常用哪些工具？

老师答：同学，中医体质调理技术包括砭术、刮痧、拔罐、艾灸、推拿、穴位贴敷、膏方、食疗、运动疗法等多项技术。

同学问：老师，常用的砭术器具有哪些？应如何对砭具进行养护？

老师答：同学，砭术常用器械有砭石板、砭石梳、砭石锥、砭石链、砭佩等，常规砭具使用后，可用温水冲洗，用软布擦干，置于阴凉，干燥处收纳即可；注意避免与硬物碰撞，避免强光直射，避免用化学试剂清洗。

基 本 知 识

中医体质调理技术分类及养护方法如下。

1. 刮痧常用器具及养护方法　常用的刮痧工具有砭石刮痧板、水牛角刮痧板、陶瓷刮痧板、玉石刮痧板等。刮痧器具使用后，可用温水冲洗，用软布擦干，置于阴凉，干燥处收纳即可；牛角刮板可用油均匀涂抹后，垫上软布，放置于阴凉处。

2. 拔罐常用器具及养护方法　拔罐常用器具有玻璃罐、竹罐、真空罐、陶瓷罐、硅胶罐等。拔罐器具使用后，可用温水清洗，用软布擦干，置于阴凉、干燥处收纳即可；竹罐适宜在阴凉处存放，不能长时间浸泡于水中；玻璃罐、陶瓷罐、真空罐等质地较脆的罐具注意不要碰撞，否则易造成毛口，破损。

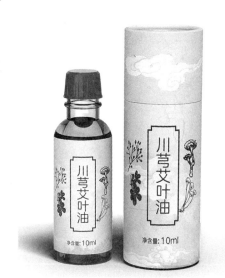

3. 砭术常用器具及养护方法　砭术常用器械有砭石板、砭石梳、砭石锥、砭石链、砭佩、砭镰等。砭术器具使用后，可用温水冲洗，用软布擦干，置于阴凉，干燥处收纳即可。注意避免与硬物碰撞，避免强光直射，避免用化学试剂清洗。

4. 经穴推拿常用器具及养护方法　经穴推拿常用器具有点穴双锥按摩器、点穴按摩锥、点穴筋络笔、穴位经络拍、穴位按摩棒、砭石筋膜枪等。经穴推拿器具使用后，可用温水冲洗，软布擦干，置于阴凉处，需要通电的器具长时间不使用时，应每月给电池充一次电；长时间不使用设备，请存放入包装盒内，设备应存放于通风良好，无腐蚀性气体的空间，离地250mm，以防受潮。

5. 艾灸常用器具及养护方法　艾灸常用器具有艾条、太乙神针、雷火神针、灸架、灸筒、灸盒。艾灸结束后，未使用的艾条置于阴凉、干燥处收纳即可；灸具置于通风处，待艾灰完全熄灭后，集中处理。灸具长时间使用，艾油会堵塞孔洞，可用清洁剂清洗后，晾干，置于阴凉、干燥处收纳。

6. 贴敷常用器具及养护方法　贴敷常用器具有砭贴、艾灸贴、中药贴等。贴敷器具使用后，将剩余砭贴、艾灸贴、中药贴等放置于阴凉、干燥处收纳，避免强光直射。

任务二：常用介质的种类、作用和选择

🎓 **同学问**：老师，体质调理介质都有哪些？

🎓 **老师答**：同学，常用的体质调理介质有干性介质、乳质介质、液体介质。干性介质有滑石粉、爽身粉、痱子粉等；乳质介质有冬青膏、凡士林、乳质护肤品等；液体介质有香油、红花油、传导油、麻油、刮痧油、温开水、凉水、葱姜汁、薄荷水、白酒等。

🎓 **同学问**：老师，体质调理介质具有什么作用？可以不用吗？

🎓 **老师答**：同学，在中医体质调理过程中，为了减少对皮肤的摩擦损害，或者为了借助某些药物的辅助作用，可在操作部位皮肤上涂些液体、膏剂或撒些粉末，这些液体、膏体、粉末统称为介质。介质不仅可以起到润滑作用，还兼具药物功效。

基 本 知 识

滑石粉能润滑皮肤，适用于各种病证，在小儿推拿中运用最多；爽身粉有润滑皮肤、吸水的作用。冬青膏具有温经散寒和润滑作用，常用于软组织损伤及治疗小儿虚寒性腹泻。红花油有消肿止痛作用，常用于急性、慢性软组织损伤；葱姜汁能加强温经散寒的作用，常用于冬春季及小儿虚寒证；薄荷水具有清凉解表、清利头目的润滑作用，常用于小儿虚寒性腹泻以及软组织损伤，配合擦法、按揉法可加强透热效果；白酒有活血祛风、散寒除湿、通经活络的作用，适用于成人推拿按摩，对发热者尚有降温作用，一般用于急性扭挫伤；麻油可加强手法透热的效果，提高疗效，用于刮痧疗法中；传导油有消肿止痛、祛风散寒的作用，适用于软组织慢性劳损和痹证；凉水有清凉肌肤和退热的作用，一般用于外感热证。

📖 学习检测

1. 刮痧常用器具包括砭石刮痧板、陶瓷刮痧板、牛角刮痧板、玉石刮痧板。（　　　）
2. 冬青膏具有清凉解表、清利头目的润滑作用。（　　　）

第 2 章

体质辨识与评估

基础技能要点

○ 掌握九种体质的特征

○ 分析九种体质的成因

○ 运用中医体质量表进行体质分析

核心技能要点

○ 运用整体性原则进行体质评估

○ 运用形神结合原则进行体质评估

○ 运用四诊合参原则进行体质评估

○ 制订体质调理及健康服务方案

第一节　中医体质分类方法

任务：熟记体质的分类和特点

问题情境

王某，男，35岁，面圆头大，肩背丰厚，肌肉丰满，上下匀称，性情平稳，不易患病，请判断王先生体质分别属于五行分类法和阴阳分类法中的哪一类？

🎓 **同学问**：老师，体质分类方法有哪些？最适宜我们临床应用的是哪种分类方法？

🧑‍🏫 **老师答**：同学，古代医家对体质现象的分类，是在中医理论指导下，通过长期实践经验的观察、总结得出来的。从《内经》及明清时期各医家对体质类型的分类方法和分类内容来看，如张景岳的藏象阴阳分类法、叶天士的阴阳属性分类法、陆晋生的病性分类法等，都具有鲜明的中医学特色。现代体质分类就是根据人群中个体的不同体质特征，按照一定的标准，采用一定的方法，通过分析、归纳而进行相应的区分，分成若干体质类型。目前多以体质九分法为行业标准。

基 本 知 识

体质分类的理论依据是体质的个体差异性和群类趋同性。只有具备个体差异性，才能将人群中的个体加以区分；只有具备群类趋同性，才能将人群中一定数量的个体加以归类。体质分类研究应从形态结构、生理功能、心理特征、反应状态等几个方面入手，运用分子生物学、遗传学、流行病学等手段，对人类生命现象进行现代诠释。体质在很多情况下决定个体对某些致病因子的易感性和病理过程的倾向性，从而成为疾病预防和治疗的重要依据。不同的体质是产生疾病差异的内在基础，因而研究体质分类，探讨体质类型与疾病的关系，可以从深层次认识疾病，整体把握疾病。

1. **古代体质分类方法**　早在春秋战国时期，《内经》就对体质类型的分类方法进行了阐述，初步形成了中医体质分类的基本框架。其中，《灵枢·阴阳二十五人》是世界医学史上最早对体质类型进行观察、总结并做出分类的重要文献，如篇中所云："先立五行金、木、水、火、土，别其五色，异其五形之人，而二十五人具矣。"《内经》以后，历代医家在其基础上，结合各自的临床实践，丰富和发展了中医体质分类的内涵。

（1）五行分类法：运用阴阳五行学说，根据人群中皮肤颜色、形态特征、生理功能、行为习惯、心理特征、对环境的适应调节能力、对某些疾病的易感性和倾向性等各方面的特征，归纳总结出金、木、水、火、土五种基本类型。

（2）阴阳分类法：根据个体阴阳多少或阴阳之气盛衰的不同，将体质分为不同类型。主要分类方法有四分法：重阳型、重阳有阴型、阴多阳少型和阴阳调和型。五分法：太阴型体质、少阴型体质、太阳型体质、少阳型体质、阴阳和平型。

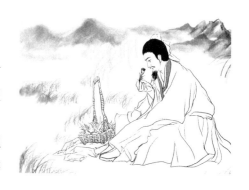

阴阳五行的分类方法是将人体的形体结构、生理功能、心理特征等体质要素，与个体对环境的适应能力、对疾病的易感性等相结合，属于整体分类法。

2. **现代体质分类法**　现代体质分类就是根据人群中个体的不同体质特征，按照一定的标准，采用一定的方法，通过分析、归纳而进行相应的区分，分成若干体质类型。目前多以体质九分法为行业标准。

（1）九种基本体质类型的分类依据：继承古代体质分型的基本原则，结合分析现代以阴阳、气血津液的盛衰、虚实变化为主的分类方法，并进行临床实践和流行病学调查加以分析与验证。

（2）九种基本体质的命名：根据人体阴、阳、气、血、津液的偏颇失衡为命名原则，分为平和质、气虚质、阳虚质、阴虚质、痰湿质、湿热质、血瘀质、气郁质、特禀质九种体质。

（3）九种基本体质类型特征表述内容：按照定义、体质特征、成因进行体质类型表述，从形体特征、常见表现、心理特征、发病倾向、对外界环境适应能力5个方面进行特征表述。常见表现主要从面色、眼目、口鼻、精神状态、饮食、二便、舌脉等方面的特征进行表述。

📖 拓展学习

1. 请查阅《灵枢·阴阳二十五人》中木、火、土、金、水五种体质类型人的形态特征、性格心态、寒热特点。

2. 请查阅《灵枢·通天》中"盖有太阴之人，少阴之人，太阳之人，少阳之人，阴阳和平之人。凡五人者，其态不同，其筋骨气血各不等"，理解五种体质类型人的性格、心理、精神在生理范围内的偏阴偏阳特点。

📖 学习检测

1. 五行分类法将体质分为哪五种类型？
2. 阴阳分类法将体质分为哪五种类型？
3. 现代分类法将体质分为哪九种类型？

第二节　体质评估的原则与内容

任务一：体质评估辨体原则

问题情境

刘某，女，35 岁，最近总是乏力，饭后胃胀不适，有不消化的感觉，入睡困难。她想了解自己属于什么样的体质。请根据刘女士提供的基本信息梳理问诊思路并设计问诊方案。

同学问：老师，体质调理的基本原则是什么？

老师答：同学，体质调理要遵循辨体原则、整体性原则、形神结合原则、舌脉合参原则。

基 本 知 识

中医体质辨识，即以人的体质为认知对象，从体质状态及不同体质分类的特性，把握其健康与疾病的整体要素与个体差异。辨清体质能有针对性地做预防性调理，及时纠正体质偏差，防止疾病发生，中医学称为"治未病"。对广大民众而言，尽管没有明显不适，但进行体质辨识，预知自己属于哪一类疾病的易感人群，也便于采取综合措施加以防范和养生。

1. **辨体原则**　对人的体质评估必须从整体观念出发，全面审查其神、色、形、态、舌、脉等体征及性格、饮食、二便等情况，结合中医辨体论治的实践经验进行综合分析。

2. **整体性原则**　人的体质特点受多种因素影响，因禀赋、性别、年龄、民族、种族等不同而表现出不同的特点。人和外部环境的关系，如地区、气候、水质、土壤、阳光、空气等自然因素，以及社会制度、劳动条件、阶级地位等社会因素互相交织，不断地影响着人的体质，所以中医体质评估要从整体观念出发。中医体质评估中的整体性原则，一方面要求利用望、闻、问、切即中医四诊的手段全面广泛地收集体质资料，而不能只看到局部的体质状况；另一方面是指从整体上进行多方面的考虑，并结合时、地、人的特殊性，对人体体质状态进行全面分析，综合判断。

3. **形神结合原则**　神是机体生命活动的体现。形健则神旺，形衰则神疲，人的精神状态和面部气色常能显示出体质的强弱。神色是五脏气血盛衰的表现，体质平和的人五脏无偏胜，气血调和，阴平阳秘，必然精神健旺，气色明润，目光有神，语言响亮，耳听聪敏。反之，偏颇体质必然反映不同气色。人体的形态结构与心理特征存在特异性的对应关系，一定的形态体貌必然对应一定的性格特点，只有全面观察，形神结合，才能对体质类型做出准确的判别。

4. **舌脉合参原则**　诊察舌脉在分辨体质的差异性上有重要参考价值，如阳虚质多舌胖，血瘀质多舌紫等，因此要对舌的神、色、形、态以及苔色、苔质进行全面观察。诊脉时应注意，身躯高大的人则脉的显现部位较长；矮小的人则脉的显现部位较短；瘦小的人脉常濡软；肥胖的人脉常沉细；阳盛质多见阳脉,阴盛质多见阴脉。还须注意不同季节对脉象的影响,"春生、夏长、秋收、冬藏"是大自然的正常现象,人体脉象亦必须适应环境改变而出现相应的变化,可出现春天主弦脉,夏天略洪大,秋天则偏浮,冬天脉象会像石头一样向下沉一些的规律特征。

任务二:中医体质评估辨体内容

同学问:老师,中医体质评估的内容包括哪些?

老师答:同学,中医体质评估内容包括辨形态结构特征、辨生理功能特征、辨心理特征等几个方面。

基 本 知 识

辨体的基本内容综合了形态结构、生理功能和心理特征三个方面,概括了构成体质的基本要素,也深刻把握了个体生命的本质特征,能对体质特点做出准确判断。如痰湿体质的人,形态结构表现为体形肥胖、腹部肥满松软;生理功能多见皮肤出油较多、多汗、汗黏、眼胞轻微浮肿、容易困倦、对梅雨季节和潮湿环境适应能力较差等;心理特点以温和稳重多见。

1. **辨形态结构特征** 人体形态结构上的差异性是辨析个体体质的重要内容。人体的形态结构是生理功能和心理活动的基础,又是精气盛衰和代谢情况的客观表现,包括外部形态结构和内部形态结构。外部形态结构是由体表直接表现出的特性,是用感觉器官直接观测到的体质要素,包括体格、体型、姿势、营养状况等。内部形态结构包括脏腑、经络、精、气、血、津液等,是体表直观性体质要素的决定因素,是决定其外显特征的内在基础。关于形态结构的辨析,中医主要通过望诊观察形态,如体型体态、头面、五官、躯干、四肢、皮肤、面色、毛发及舌象等,以了解个体的体质状况及体质差异。

2. **辨生理功能特征** 人体生理功能的差异性也是个体体质辨析的重要内容。一定的形态结构必然表现为一定的生理功能,人体的生理功能是内部形态结构完整性、协调性的反映,是脏腑经络及精气血津液盛衰的体现。机体对外界的反应和适应能力、自我调节能力、防病抗病能力、新陈代谢情况等,均是脏腑经络及精气血津液生理功能的体现。中医主要通过望目光、色泽、神情、体态,以及呼吸、舌象、脉象等,重点了解个体的精神意识、思维活动以及对外界的反应和适应能力、自我调节能力、防病抗病能力、新陈代谢情况等,从而可以判断机体各脏腑生理功能的个体差异性。

3. **辨心理特征** 心理是指客观事物在大脑中的反映,是感觉、知觉、情感、记忆、思维性格、能力等的总称,属于中医学"神"的范畴。《素问·阴阳应象大论》云:"人有五脏化五气,以生喜怒悲忧恐。"神志活动的产生和维持有赖于内在脏腑的功能活动,以脏腑精气为物质基础,但脏腑精气藏于内而不能直接得以观察,精气显象于外可以形成相应的心理活动,使个体容易表现出相应的心理特征。

心理特征的差异主要表现为人格、气质、性格的差异。中医辨心理特征主要通过观察情绪倾向、感情色彩、认知速度、意志强弱、行为表现等方面,了解人体气质特点与人格倾向。

📖 拓展学习

请查阅《素问·异法方宜论》所云："东方之域，天地之所始生也……西方者……北方者……南方者……中央者……故圣人杂合以治，各得其所宜，故治所以异而病皆愈者，得病之情，知治之大体也。"一是要求医生根据天时、地理、生活习惯、体质等不同情况，使用不同的治疗方法。二是倡导各种治法和治疗措施可以根据患者的具体情况，结合运用，杂合以治。三是强调医生要准确分析病情，合理选用治疗方法。

📖 学习检测

如何理解同病异治、异病同治？

第三节　九种体质特征

任务：九种体质的特征要点

> ### 问题情境
>
> 菲菲，女，27岁，备孕期想综合调理身体。平时月经延期7～14天，爱生气，总觉得嗓子里有痰黏在上面，运动时才会咳出来少许黄白相间的黏痰，耳前、下颌处可见痤疮，平时喜吃辛辣油炸食品。舌淡红，舌苔中后部黄厚腻，脉弦滑。请判断菲菲的体质属于哪种或哪几种。

👤 同学问：老师，我们工作中应从哪些体质特征进行九种体质评估？

👤 老师答：同学，九种体质评估辨识应分别从总体特征、形体特征、常见表现、心理特征、发病倾向、对外界环境适应能力六个方面进行评估。

基 本 内 容

辨析体质类型，主要是依据不同体质在形态结构、生理功能及心理活动三个方面的特征，经过综合分析，将其进行分类的思维与实践过程。常见的中医体质类型主要有平和质、气虚质、阳虚质、阴虚质、痰湿质、湿热质、血瘀质、气郁质、特禀质九种。

1. 平和体质（A型）

（1）定义：先天禀赋良好，后天调养得当，以体态适中，面色红润，精力充沛，脏腑功能状态强健壮实为主要特征的体质状态。

（2）特征：①总体特征：阴阳气血调和，以体态适中、面色红润、精力充沛等为主要特征。②形体特征：体形匀称健壮。③常见表现：面色、肤色润泽，头发稠密有光泽，目光有神，鼻色明润，嗅觉通利，唇色红润，不易疲劳，精力充沛，耐受寒热，睡眠良好，胃纳佳，二便正常，舌色淡红，苔薄白，脉和缓有力。④心理特征：性格随和开朗。⑤发病倾向：平素患病较少。⑥对外界环境适应能力：对自然环境和社会环境适应能力较强。

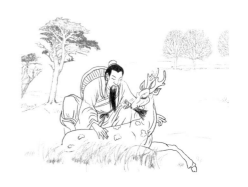

2. 气虚体质（B型）

（1）定义：由于一身之气不足，以气息低弱、脏腑功能状态低下为主要特征的体质状态。

（2）特征：①总体特征：元气不足，以疲乏、气短、自汗等气虚表现为主要特征。②形体特征：肌肉松软不实。③常见表现：平素语音低弱，气短懒言，容易疲乏，精神不振，易出汗，舌淡红，舌边有齿痕，脉弱。④心理特征：性格内向，不喜冒险。⑤发病倾向：易患感冒、内脏下垂等病；病后康复缓慢。⑥对外界环境适应能力：不耐受风、寒、暑、湿邪。

3. 阳虚体质（C型）

（1）定义：由于阳气不足，失于温煦，以形寒肢冷等虚寒现象为主要特征的体质状态。

（2）特征：①总体特征：阳气不足，以畏寒怕冷、手足不温等虚寒表现为主要特征。②形体特征：肌肉松软不实。③常见表现：平素畏冷，手足不温，喜热饮食，精神不振，舌淡胖嫩，脉沉迟。④心理特征：性格多沉静、内向。⑤发病倾向：易患痰饮、肿胀、泄泻等病；感邪易从寒化。⑥对外界环境适应能力：耐夏不耐冬；易感风、寒、湿邪。

4. 阴虚体质（D型）

（1）定义：由于体内津液精血等阴液亏少，以阴虚内热等表现为主要特征的体质状态。

（2）特征：①总体特征：阴液亏少，以口燥咽干、手足心热等虚热表现为主要特征。②形体特征：体形偏瘦。③常见表现：手足心热，口燥咽干，鼻微干，喜冷饮，大便干燥，舌红少津，脉细数。④心理特征：性情急躁，外向好动，活泼。⑤发病倾向：易患虚劳、失精、不寐等病；感邪易从热化。⑥对外界环境适应能力：耐冬不耐夏；不耐受暑、热、燥邪。

5. 痰湿体质（E型）

（1）定义：由于水液内停而痰湿凝聚，以黏滞重浊为主要特征的体质状态。

（2）特征：①总体特征：痰湿凝聚，以形体肥胖、腹部肥满、口黏苔腻等痰湿表现为主要特征。②形体特征：体形肥胖，腹部肥满松软。③常见表现：面部皮肤油脂较多，多汗且黏，胸闷，痰多，口黏腻或甜，喜食肥甘甜黏，苔腻，脉滑。④心理特征：性格偏温和、稳重，多善于忍耐。⑤发病倾向：易患消渴、中风、胸痹等病。⑥对外界环境适应能力：对梅雨季节及湿重环境适应能力差。

6. 湿热体质（F型）

（1）定义：以湿热内蕴为主要特征的体质状态。

（2）特征：①总体特征：湿热内蕴，以面垢油光、口苦、苔黄腻等湿热表现为主要特征。②形体特征：形体中等或偏瘦。③常见表现：面垢油光，易生痤疮，口苦口干，身重困倦，大便黏滞不畅或燥结，小便短黄，男性易阴囊潮湿，女性易带下增多，舌质偏红，苔黄腻，脉滑数。④心理特征：容易心烦急躁。⑤发病倾向：易患疮疖、黄疸、热淋等病。⑥对外界环境适应能力：对夏末秋初湿热气候，湿重或气温偏高环境较难适应。

7. 血瘀体质（G型）

（1）定义：体内有血液运行不畅的潜在倾向或瘀血内阻的病理基础，以血瘀表现为主要特征的体质状态。

（2）特征：①总体特征：血行不畅，以肤色晦暗、舌质紫暗等血瘀表现为主要特征。②形体特征：胖瘦均见。③常见表现：肤色晦暗，色素沉着，容易出现瘀斑，口唇暗淡，舌暗或有瘀点，舌下络脉紫暗或增粗，脉涩。④心理特征：易烦，健忘。⑤发病倾向：易患癥瘕及痛证、血证等。⑥对外界环境适应能力：不耐受寒邪。

8. 气郁体质（H型）

（1）定义：由于长期情志不畅、气机郁滞而形成的以性格内向不稳定、忧郁脆弱、敏感多疑为主要表现的体质状态。

（2）特征：①总体特征：气机郁滞，以神情抑郁、忧虑脆弱等气郁表现为主要特征。②形体特征：形体瘦者为多。③常见表现：神情抑郁，情感脆弱，烦闷不乐，舌淡红，苔薄白，脉弦。④心理特征：性格内向不稳定、敏感多虑。⑤发病倾向：易患脏躁、梅核气、百合病及郁证等。⑥对外界环境适应能力：对精神刺激适应能力较差；不适应阴雨天气。

9. 特禀体质（I型）

（1）定义：由于先天禀赋不足和禀赋遗传等因素造成的一种特殊体质，包括先天性、遗传性的生理缺陷与疾病，过敏反应等。

（2）特征：①总体特征：先天失常，以生理缺陷、过敏反应等为主要特征。②形体特征：过敏体质者一般无特殊；先天禀赋异常者或有畸形，或有生理缺陷。③常见表现：过敏体质者常见哮喘、风团、咽痒、鼻塞、喷嚏等；患遗传性疾病者有垂直遗传、先天性、家族性特征；患胎传性疾病者具有母体影响胎儿个体生长发育及相关疾病特征。④心理特征：随禀质不同情况各异。⑤发病倾向：过敏体质者易患哮喘、荨麻疹、花粉症及药物过敏等；遗传疾病如血友病、先天愚型等；胎传疾病如五迟（立迟、行迟、发迟、齿迟和语迟）、五软（头软、项软、手足软、肌肉软、口软）、解颅、胎惊、胎痫等。⑥对外界环境适应能力：适应能力差，如过敏体质者对易致敏季节适应能力差，易引发宿疾。

📖 拓展学习

请查阅王琦教授所著《九种体质使用手册》《解密中国人的九种体质》，进一步掌握九种体质的特点，熟悉九种体质产生的原因，并了解相应的养生、保健、祛病方法。

📖 学习检测

1. 湿热体质主要表现为内外皆"不清洁"。（　　　）

2. 阳虚体质主要表现为脾肺功能偏弱。（　　　）

3. 长期情志不调、伤筋动骨、久病不愈易导致血瘀体质。（　　　）

4. 痰湿体质易导致肥胖、高血压、糖尿病、脂肪肝等。（　　　）

第四节　九种体质评估及工具

任务一：根据《中医体质量表》辨识九种体质

问题情境

王某，男，39 岁，按照《湿热质体质量表》中症状评价计算原始分是 34 分，请问他的转化分是多少？

👨‍🎓 同学问：老师，工作中，是否有专业工具指导我们进行体质评估？

👨‍🏫 老师答：同学，今后在工作中，你们可以根据《中医体质量表》条目进行问诊，计算得分并判断属于哪种体质。《中医体质量表》和《中医体质分类与判定》标准是经中医临床专家、流行病学专家、体质专家多次论证而建立的体质辨识标准化工具，旨在为体质辨识及与中医体质相关疾病的防治、养生保健、健康管理提供依据，使体质分类科学化、规范化。

基 本 内 容

中医体质量表

平和质（A 型）					
请根据近一年的体验和感受，回答以下问题	没有（从不）	很少（偶尔）	有时（有些）	经常（相当）	总是（非常）
①您精力充沛吗？					
②您容易疲乏吗？*					
③您说话声音低弱无力吗？*					
④您感到闷闷不乐、情绪低沉吗？*					
⑤您比一般人耐受不了寒冷（冬天的寒冷，夏天的冷空调、电扇）吗？*					
⑥您能适应外界自然和社会环境的变化吗？					
⑦您容易失眠吗？*					
⑧您容易忘事吗？*					

注：标有*的条目需先逆向计分，即 1→5，2→4，3→3，4→2，5→1，再用公式转化分

气虚质（B型）					
请根据近一年的体验和感受，回答以下问题	没有（从不）	很少（偶尔）	有时（有些）	经常（相当）	总是（非常）
①您容易疲乏吗？					
②您容易气短（呼吸短促，接不上气）吗？					
③您容易心慌吗？					
④您容易头晕或站起时晕眩吗？					
⑤你比别人容易患感冒吗？					
⑥您喜欢安静、懒得说话吗？					
⑦您说话声音低弱无力吗？					
⑧您活动量稍大就容易出虚汗吗？					

阳虚质（C型）					
请根据近一年的体验和感受，回答以下问题	没有（从不）	很少（偶尔）	有时（有些）	经常（相当）	总是（非常）
①您手足发凉吗？					
②您胃脘部、背部或腰膝部怕冷吗？					
③您感到怕冷、衣服比别人穿得多吗？					
④您比一般人耐受不了寒冷（冬天的寒冷，夏天的冷空调、电扇）吗？					
⑤您比别人容易患感冒吗？					
⑥您吃（喝）凉的东西会感到不舒服或者怕吃（喝）凉的东西吗？					
⑦您受凉或吃（喝）凉的东西后，容易腹泻（拉肚子）吗？					

阴虚质（D型）					
请根据近一年的体验和感受，回答以下问题	没有（从不）	很少（偶尔）	有时（有些）	经常（相当）	总是（非常）
①您感到手足心发热吗？					
②您感觉身体、脸上发热吗？					
③您皮肤或口唇干吗？					
④您口唇的颜色比一般人红吗？					
⑤您容易便秘或大便干燥吗？					
⑥您面部两颧潮红或偏红吗？					
⑦您感到眼睛干涩吗？					
⑧您感到口干咽燥，总想喝水吗？					

痰湿质（E型）					
请根据近一年的体验和感受，回答以下问题	没有（从不）	很少（偶尔）	有时（有些）	经常（相当）	总是（非常）
①您感到胸闷或腹部胀满吗？					
②您感到身体沉重不轻松或不爽快吗？					
③您腹部肥满松软吗？					
④您有额部油脂分泌多的现象吗？					
⑤您上眼睑比别人肿吗？					
⑥您嘴里有黏黏的感觉吗？					
⑦您平时痰多，特别是咽喉部总感到有痰堵着吗？					
⑧您舌苔厚腻或有舌苔厚厚的感觉？					

湿热质（F型）					
请根据近一年的体验和感受，回答以下问题	没有（从不）	很少（偶尔）	有时（有些）	经常（相当）	总是（非常）
①您面部或鼻部有油腻感或者油亮发光吗？					
②您易生痤疮或者疮疖吗？					
③您感到口苦或嘴里有异味吗？					
④您大便黏滞不爽、有解不尽的感觉吗？					
⑤您小便时尿道有发热感、尿色浓（深）吗？					
⑥您带下色黄（白带颜色发黄）吗？（限女性回答）					
⑦您的阴囊部位潮湿吗？（限男性回答）					

血瘀质（G型）					
请根据近一年的体验和感受，回答以下问题	没有（从不）	很少（偶尔）	有时（有些）	经常（相当）	总是（非常）
①您的皮肤常在不知不觉中出现青紫瘀斑（皮下出血）吗？					
②您两颧部有细微红丝吗？					
③您身体上有哪里疼痛吗？					
④您面色晦暗，或容易出现褐斑吗？					
⑤您容易有黑眼圈吗？					
⑥您容易忘事吗？					
⑦您口唇颜色偏暗吗？					

气郁质（H型）					
请根据近一年的体验和感受，回答以下问题	没有（从不）	很少（偶尔）	有时（有些）	经常（相当）	总是（非常）
①您感到闷闷不乐、情绪低沉吗？					
②您容易精神紧张、焦虑不安吗？					
③您多愁善感、感情脆弱吗？					
④您容易感到害怕或受到惊吓吗？					
⑤您胁肋部或乳房胀痛吗？					
⑥您无缘无故叹气吗？					
⑦您咽喉部有异物感且吐之不出、咽之不下吗？					

特禀质（I型）					
请根据近一年的体验和感受，回答以下问题	没有（从不）	很少（偶尔）	有时（有些）	经常（相当）	总是（非常）
①您不感冒也会打喷嚏吗？					
②您不感冒也会鼻塞、流鼻涕吗？					
③您有因季节变化、温度变化或异味儿等原因而咳喘的现象吗？					
④您容易过敏（对药物、食物、气味、花粉或在季节交替、气候变化时）吗？					
⑤您的皮肤容易起荨麻疹（风团、风疹块、风疙瘩）吗？					
⑥您的皮肤因过敏出现过紫癜（紫红色瘀点、瘀斑）吗？					
⑦您的皮肤一抓就红，并出现抓痕吗？					

任务二：解读《中医体质量表》条目

- 同学问：老师，根据《中医体质量表》中的内容，我们应如何用通俗易懂的语言给顾客进行解读？
- 老师答：同学，《中医体质量表》中除重复项，共有61个条目，我们都可以用通俗易懂的语言为顾客进行解读。具体条目解读如下。

基 本 内 容

《中医体质量表》条目解读

条 目	解 释
1. 您精力充沛吗？	指精神头足，乐于做事
2. 您容易疲乏吗？	指不能耐受正常的工作或学习强度，活动量增加容易感到劳累
3. 您容易气短（呼吸短促，接不上气）吗？	指在一定负荷下如爬三层楼等，感觉呼吸短促，接不上气
4. 您容易心慌吗？	指自觉心跳速度快的不适感觉
5. 您容易头晕或站起时晕眩吗？	指头晕、头重脚轻、眼花等的感觉，或者站立时天旋地转或眼前发黑
6. 您喜欢安静、懒得说话吗？	指不愿意参与人多或热闹的场合，说话会觉得累
7. 您说话声音低弱无力吗？	指说话有气无力
8. 您感到闷闷不乐、情绪低沉吗？	指心情不愉快、情绪低落
9. 您容易精神紧张、焦虑不安吗？	指遇事如工作压力或不良刺激等，不能及时调整、排解的精神状态
10. 您多愁善感、感情脆弱吗？	指遇到不顺心的事容易发愁或伤感，经受不起挫折
11. 您容易感到害怕或受到惊吓吗？	指胆子小，境遇不佳或遇到突然掉落的物品、突然发出的声响等状况，心中不安或发慌
12. 您胁肋部或乳房胀痛吗？	指自觉两侧肋骨或乳房部位胀满疼痛（胸侧自腋下至第12肋骨的区域为胁肋）
13. 您感到胸闷或腹部胀满吗？	指胸口郁闷不畅，感觉像压着什么东西，或自觉腹部胀满
14. 您无缘无故叹气吗？	指没有什么特别的原因，不自觉地呼出长气
15. 您感到身体沉重不轻松或不爽快吗？	指感觉身上像负着厚重的东西而不轻松，或黏黏糊糊不舒服
16. 您感到手足心发热吗？	指手、足心有热乎乎的感觉，想接近凉的东西。排除暂时性周围气温较高、穿着过多导致的手足发热
17. 您手足发凉吗？	指手、足有冰冷的感觉，想接近热的东西。排除暂时性周围气温较低、穿着太少导致的手足发凉
18. 您胃脘部、背部或腰膝部怕冷吗？	指上腹部（剑突下）、背部或腰部、膝关节等处畏寒怕冷，喜欢保暖
19. 您感到怕冷、衣服比别人穿得多吗？	与周围人相比，在同样温度下因畏寒怕冷而多穿衣服。排除感冒等原因
20. 您感觉身体、脸上发热吗？	身体或脸上有热烘烘的感觉，须排除感冒和其他疾病引起的发热
21. 您比一般人耐受不了寒冷（冬天的寒冷，夏天的冷空调、电扇）吗？	指同样温度下比别人感觉畏寒怕冷，需要多穿衣服
22. 您比别人容易患感冒吗？	指成年人一年感冒次数超过2～4次
23. 您不感冒也会打喷嚏吗？	指一闻到异味、花粉或遇到冷空气等就会打喷嚏
24. 您不感冒也会鼻塞、流鼻涕吗？	指一闻到异味、花粉或遇到冷空气等就会鼻子堵、流鼻涕

（续表）

条　目	解　释
25. 您有因季节变化、温度变化或异味儿等原因而咳喘的现象吗？	指因季节变化、温度变化或异味儿等原因引起咳嗽、呼吸困难、喉中痰鸣
26. 您活动量稍大就容易出虚汗吗？	指不因气温过高、衣服过厚等情况下，比一般人活动量稍大就容易出汗
27. 您容易忘事吗？	指经常拿东往西，刚刚说过的话或做过的事情，一会儿就忘了
28. 您有额部油脂分泌多的现象吗？	额头部皮脂分泌物较多，用纸擦一下纸会变得油光光的，或者用手揩一下会有油腻腻的感觉
29. 您口唇的颜色比一般人红吗？	非指正常人的唇色红润，而是指口唇的颜色比正常人鲜红但不润泽
30. 您容易过敏（对药物、食物、气味、花粉或在季节交替、气候变化时）吗？	指接触到某些药物、食物、气味、花粉或者在季节交替、气候变化时，引起打喷嚏流鼻涕、皮肤起风团或红疹、咳喘等过敏反应
31. 您的皮肤容易起荨麻疹（风团、风疹块、风疙瘩）吗？	指接触到某些药物、食物、气味、花粉或者在季节交替、气候变化时，突然皮肤起风团（风疹块、风疙瘩）
32. 您的皮肤因过敏出现过紫癜（紫红色瘀点、瘀斑）吗？	指因接触某过敏原，多在下肢大关节附近及臀部等部位出现丘疹样皮下瘀点
33. 您的皮肤常在不知不觉中出现青紫瘀斑（皮下出血）吗？	不明原因出现皮下青紫、瘀斑现象，排除外伤原因
34. 您的皮肤一抓就红，并出现抓痕吗？	用指甲或其他钝物划过皮肤后，局部皮肤立即发红，甚至出现抓痕
35. 您皮肤或口唇干吗？	指在正常饮水、气候不干燥的情况下，比一般人容易出现皮肤或口唇干裂现象（气候干燥时口唇干裂程度更甚，甚至出血）
36. 您两颧部有细微红丝吗？	指两侧颧骨部位长期出现细小的红血丝，是皮下小毛细血管扩张现象
37. 您身体上有哪里疼痛吗？	指身体某部位出现不明原因的疼痛感。排除外伤所致
38. 您面部两颧潮红或偏红吗？	指比正常人的面部偏红或两颧部潮红。排除剧烈运动或寒冷环境等情况下所致
39. 您面部或鼻部有油腻感或者油亮发光吗？	指面部或鼻部出油较多，用纸擦拭可吸出明显的油脂，甚至使纸质变得透亮
40. 您面色晦暗，或容易出现褐斑吗？	指面色发暗无光泽，或有黄褐斑，排除偏暗的自然肤色
41. 您易生痤疮或者疮疖吗？	指比一般人稍微多食油腻、辛辣刺激等食物，或者情绪波动时，就会新生或加重痤疮、皮肤疮疖
42. 您上眼睑比别人肿吗？	指早晨起床后，自觉上眼睑有轻微隆起的现象。排除睡前大量饮水、俯卧姿势睡眠、睡前哭闹流泪以及老年人眼袋自然下垂等情况
43. 您容易有黑眼圈吗？	指正常睡眠状态下出现的黑眼圈。排除睡眠不足或涂眼影
44. 您感到眼睛干涩吗？	指没有长时间看书、使用电脑等，在正常学习、工作状态下，比一般人容易感到眼睛干涩不适

（续表）

条　目	解　释
45.您口唇颜色偏暗吗？	指口唇颜色不红润，而呈现暗红、暗紫等颜色
46.您感到口干咽燥，总想喝水吗？	指经常口干，咽干，喝水量大
47.您咽喉部有异物感且吐之不出、咽之不下吗？	指咽喉部位有异物阻塞的感觉，且吐之不出，咽之不下，但不伴有进食困难和（或）呼吸困难等不适症状
48.您感到口苦或嘴里有异味吗？	指自我感觉口中有苦味，或有口臭等异常的气味
49.您嘴里有黏黏的感觉吗？	指自我感觉嘴里黏腻不爽
50.您腹部肥满松软吗？	指腹大腰圆，腹部皮肉松弛
51.您平时痰多，特别是咽喉部总感到有痰堵着吗？	指平时痰量较多，甚至总感到痰堵在咽喉部
52.您吃（喝）凉的东西会感到不舒服或者怕吃（喝）凉的东西吗？	平时吃（喝）凉的东西之后，比一般人容易出现腹部不适、大便质稀等不适症状，或由此而怕吃（喝）凉东西，喜欢吃（喝）温热的东西
53.您能适应外界自然和社会环境的变化吗？	指当季节更换、居住条件、人际、工作环境发生变化时能较好地进行自我调节，容易适应以上改变
54.您容易失眠吗？	指较长时期不能在安静状态下，于30分钟内正常入睡；或睡后易醒，醒后不能再入睡，时睡时醒，或彻夜不眠。排除因出差、室外吵闹等环境因素以及遇到烦恼事情所致的一过性失眠
55.您受凉或吃（喝）凉的东西后，容易腹泻（拉肚子）吗？	凉东西指温度接近冰箱冷藏室温度，不包括室温放置的水果等物品，也不包括冷冻食品
56.您大便黏滞不爽、有解不尽的感觉吗？	指解大便时不痛快、不易解尽，所解大便容易黏在便器上，不易冲净；排便后仍有解不尽的感觉
57.您容易便秘或大便干燥吗？	每周排便少于2～3次，每次排便粪便干燥难以排出，或粪便不干亦难排出。排除因进食过少导致的大便次数减少
58.您舌苔厚腻或有舌苔厚厚的感觉吗？	指舌苔覆盖住舌质，看不到舌体，且舌苔质地滑腻，与舌体附着较紧密不宜刮掉
59.您小便时尿道有发热感、尿色浓（深）吗？	每天正常饮水情况（1000ml/天）下，仍有尿道发热感、尿色浓（深）
60.您的阴囊部位潮湿吗？（限男性回答）	指男性阴囊部位潮湿不干爽，甚至出汗
61.您带下色黄（白带颜色发黄）吗？（限女性回答）	指白带量多，质稠色黄，略带腥味或无味

任务三：《中医体质分类与判定》标准解读

👤 **同学问**：老师，《中医体质分类与判定》的标准应该如何专业解读？

👤 **老师答**：同学，《中医体质分类与判定》标准解读分为判定方法解读和判定标准解读两个方面。

基 本 知 识

1. 判定方法解读

（1）五级评分：与《中医体质量表》相同，《中医体质分类与判定》表中的全部问题均按 5 级评分。

没有（从不）：根本不，似乎没有发生过。

很少（偶尔）：好像有，不过很久没有发生过了。或好像是偶然的事情，觉得没有必要放在心上。

有时（有些）：间或不定出现，好像也没有什么规律，我觉得有一点儿担心。

经常（相当）：是的，我有这个问题，好像已经摸到一些规律了。

总是（非常）：是的，这是一直以来困扰我的问题。

（2）逆向计分：由于平和质中部分条目为逆向提问，如您容易疲乏吗，回答总是，则在平和质中得分最少，回答没有，则得分最多。此时需要逆向计分。即选择 1 → 计 5 分，选择 2 → 计 4 分，选择 3 → 计 3 分，选择 4 → 计 2 分，选择 5 → 计 1 分。

（3）原始分：各个条目分值直接相加所得。

（4）转化分：［（原始分－该体质问题的条目数）/（该体质问题的条目数 ×4）］×100。

如：气虚质原始分为 32，转化分 = ［（32 － 8）/（8×4）］×100=75。

2. 判定标准解读
平和质为正常体质，其他 8 种体质为偏颇体质。判定标准见下表。

平和质与偏颇体质判定标准表

体质类型	条 件	判定结果
平和质	转化分≥ 60 分	是
	其他 8 种体质转化分均＜ 30 分	
	转化分≥ 60 分	基本是
	其他 8 种体质转化分均＜ 40 分	
	不满足上述条件者	否
偏颇体质	转化分≥ 40 分	是
	转化分 30～39 分	倾向是
	转化分＜ 30 分	否

判定标准中均使用转化分进行比较。需要注意的是，平和质转化分≥ 60 分，且同时其他 8 种体质转化分均＜ 30 分才可判定为"是"，转化分≥ 60 分，且同时其他 8 种体质转化分均＜ 40 分才可判定为"基本是"。

任务四：特殊体质的处理原则

同学问：老师，工作中，遇到特殊的体质，该如何进行处理？处理原则有哪些？

老师答：同学，当有两种以上偏颇体质达到了评为"是"的标准，只考虑分数排在最前面的两种体质，作为兼夹体质。如有两种以上偏颇体质得分相同，且分数最高，则根据具体条目得分判定。

基本内容

《中医体质分类与判定》对于一些特殊情况的处理原则，按各体质高分值条目数排列，从选择 5 分的条目开始比较，如选择 5 分条目数相同，则比较 4 分的条目数，如选择 4 分条目数相同，则比较 3 分条目数，以此类推，出现高分值条目数最多的前两位，可判定兼夹体质。

如痰湿质、气虚质、血瘀质均为 55 分，痰湿质 5 分条目出现 2 次，气虚质无 5 分条目，血瘀质 5 分条目出现 1 次，则判定为痰湿兼血瘀质。若痰湿质、气虚质、血瘀质 5 分条目均出现 1 次，则比较 4 分的条目，痰湿质 4 分条目出现 2 次，气虚质 4 分条目出现 3 次，血瘀质 4 分条目出现 2 次，此时，需要进一步比较痰湿质、血瘀质 3 分条目，痰湿质 3 分条目出现 2 次，血瘀质 3 分条目出现 1 次，则判定为气虚兼痰湿质。相似的情况可以此类推。如果平和质小于 60 分，所有偏颇体质均小于 30 分，则需要请填表人 2 周后重新填写，或在技术人员指导下重新填写，必要时结合中医师的诊断。

任务五：使用《中医体质量表》的注意事项

同学问：老师，《中医体质量表》在使用中应注意什么？

老师答：同学，根据问答题中五个选项的界定标准，以一年内自身身体的感觉为判定依据，思考判断后认真填写；逐项阅读每一个问题，在最符合的选项上打"√"，每一个问题只能选一个选项；要在安静的环境下填写；要在心平气和的情绪下填写；要克服不必要的心理障碍，如实填写；需要文字表达的，一定要做到字迹清晰，如姓名、年龄等；要逐条逐项填写，杜绝漏填；要排除"正在服用的药物"对自身症状或感觉的影响。

📖 拓展学习

请查阅朱燕波（北京中医药大学）的文章《用雷达图看体质——基于中医体质分类判定的兼夹体质综合评价思路》，进一步学习雷达图评价兼夹体质的方法，从图形直观的形态上对体质辨析结果做出综合评价。

📖 学习检测

运用《中医体质量表》和《中医体质分类与判定》的方法，评价身边的两例案例，并分享讨论。

第 3 章

体质调理技术方案

基础技能要点

○ 能运用中医体质评估调理技术制订概略性指导调理方案

○ 能运用中医体质基本内容制订指导调理方案

○ 能运用三因原则、主次原则、可行性原则制订中医体质调理专业技术方案

核心技能要点

○ 平和体质保健方案　　○ 气虚体质调理方案

○ 阳虚体质调理方案　　○ 阴虚体质调理方案

○ 痰湿体质调理方案　　○ 湿热体质调理方案

○ 血瘀体质调理方案　　○ 气郁体质调理方案

○ 特禀体质调理方案

任务一：体质调理的三项原则

问题情境

姜某，女，36岁，律师，上海人，长期定居北京，近年来经常出现面部痤疮，缠绵不愈，十分焦虑。她不能理解这个年龄还像年轻人一样满脸痤疮。请问通过体质辨识，姜女士的体质调理方案制订应遵循哪些原则？

学生问：老师，在工作中，体质调理方案制订应把握哪些原则？采用哪些适宜技术进行调理？

老师答：同学，体质调理应在体质评估的基础上进行，日常调理可以采用饮食调理、运动调理、起居调理及经络调理的方式。在调理方案的制订上，应把握三方面的原则：三因原则、主次原则、可行性原则。

基 本 知 识

体质调理应在体质评估的基础上进行，日常调理可以采用饮食调理、运动调理、起居调理、精神调理以及经络调理的方式，在调理方案的制订上，应把握以下三方面的原则。

1. **三因原则** 中医学历来有因时、因地、因人制宜的原则，体质调理时也应关注这三个方面，调理方案制订不是一成不变的，应根据季节、地域特点和调理人员的实际情况进行调整。因此应在评估体质的基础上建立调理档案，调理时间宜以2～3个月（结合当地的气候变化）为周期，调理周期结束后进行再次评估，根据评估结果进行调理方案的调整。

首先，在调理方案制订时，考虑到季节气候（包括天时）的问题。中医学认为，一年分五季，春季多风、夏季多暑、长夏季多湿、秋季多燥、冬季多寒。因此，在基础调理方案的基础上，应该根据季节情况进行适当的调整，遵从"春夏养阳，秋冬养阴"的基本原则。此外还可能有突发的气候变化，非其时而有其气，如冬季本多寒，但又多雨，就造成了该季节兼夹有湿，这种情况下调理方案也应及时进行调整。

其次，在调理方案制订时，要考虑到调理人员所在的地域特点。不同区域的地理特点、饮食结构不同，对人体体质的影响也不同。如西北地处高原，气候多燥寒，人体腠理多致密，体格多壮实，多食用牛羊肉，对于该地区的人员来说，在基础调理的基础上应注意加入滋阴、润燥、清热、化痰的方案。此外，该地区人员的体质普遍较强，方案中的方法刺激量也可稍大。

最后，在调理方案制订时，个人的年龄、机体条件、生活习惯、工作特点也是需要特别注意的。调理方案如果不能切合顾客的工作生活特点，他们是难以坚持的，方案效果也难以体现出来。如一位从事

IT 行业的青年人员，长期久坐，经常熬夜，在调理时应注重对其容易气郁、阴虚的特点进行调理，但是很难要求他们改变现有的工作状态，只能够希望他进行适当调整。喜欢食用油炸油腻食品、饮用含糖饮料的顾客在调理时可以注重他们在本身体质之外易生痰湿、湿热的状态，同时建议他们改变可自我控制的生活、饮食习惯。处于生长发育期的儿童，由于生长发育迅速，每个阶段各有其特点，体质调理一定要关注其生长发育的阶段。女性因有"经、带、胎、产"等生理阶段，人体气血变化较大，在这些时期体质调理也应有所差别。

2. 主次原则　调理方案制订应分清主次，根据评估的结果，针对主要体质，兼顾兼夹体质进行调理。在调理的方法中也要注意主次，调理的方法有很多，但是对于个体来说，不可能所有的方法同时使用，而应该根据具体情况，选择 1～3 种主要方法来进行调理，并确定其实施的频率，配合饮食、心理、生活习惯等方面的调理，形成容易操作且行之有效的综合调理方案。

3. 可行性原则　调理方案不是治疗方案，而是需要顾客长期坚持，在生活工作中，从精神、营养、起居、锻炼等方面进行调整，从而纠正或改善由于阴阳气血偏盛偏衰所导致的体质偏颇，以降低因偏颇体质造成的疾病易感性。因此，方案的可行性是非常重要的，需要结合顾客的实际情况，包括工作特点、生活习惯、饮食口味习惯、心理特点、经济条件等因素，并在充分沟通的基础上完善确定，才能有效保障方案持续、稳定地实施，有效发挥作用。

任务二：体质调理的常用经穴

问题情境

杨某，男，68 岁，退休。平素面色少华，静卧少动，腰膝酸软，食欲不佳。近期因长夏季节多暑湿，发现身体项背部、下肢后侧出现成片湿疹。杨先生想通过刮痧调理祛湿清热，请对其刮痧选用穴位搭配给予指导，并对其生活起居注意事项以适当的建议。

👨‍🎓 **学生问**：老师，人体经穴很多，在体质调理中常用的有哪些？

👨‍🏫 **老师答**：同学，体质调理常用经穴选取，根据不同体质特点给予搭配，具体参见下文。

基 本 知 识

一、常用经络

1. 任脉　任脉中行走腹胸；腧穴分布在会阴部、腹部、胸部、颈部、颏部的正中线上，起于会阴穴，止于承浆穴（图 3-1）。

起于小腹内（女子为"胞宫"即"子宫"，男子为"精室"，相当于前列腺部位及睾丸连系组织），下出于会阴部（会阴穴）；向前经过外阴，沿着腹部正中（神阙）、胸部正中（膻中），上至咽喉（天突），上行环绕口唇（与督脉交会于龈交穴），经过面部，进入目眶下。

常用穴位：关元、中极、气海、神阙、中脘、膻中、天突、承浆。

2. **督脉**　督脉中行走脊柱；腧穴分布在尾骶、腰背、头项、面部的正中线上，起于长强，止于龈交（图3-2）。

起于小腹内（同任脉），下出于会阴部（与任脉交会于会阴穴）；向后经过肛门（长强），贯通脊柱并沿脊柱上行，经过腰部正中（腰阳关、命门）、背部正中（至阳、身柱），与足太阳经交会，上达头项（风府），入脑，还出上巅（百会），沿前额正中（印堂）下行鼻柱（素髎），过人中沟（水沟），终于上唇系带（龈交穴），与任脉交会。

常用穴位：腰阳关、命门、脊中、筋缩、至阳、身柱、大椎、百会、印堂、素髎、水沟。

3. **手太阴肺经**　从胸走手；行于上肢内侧前缘；在食指末端交手阳明大肠经；属肺络大肠；起于云门，止于少商（图3-3）。

起于中焦，下络大肠，环循胃口，贯膈属肺。从肺系横出肩前腋上（云门、中府），沿上肢内侧前缘下行，过肘（尺泽）、达腕（太渊），经鱼际（鱼际），终于拇指内侧端（少商）。支脉从腕上（列缺）分出，至食指内侧端，交手阳明大肠经。

常用穴位：尺泽、孔最、列缺、太渊、鱼际、少商。

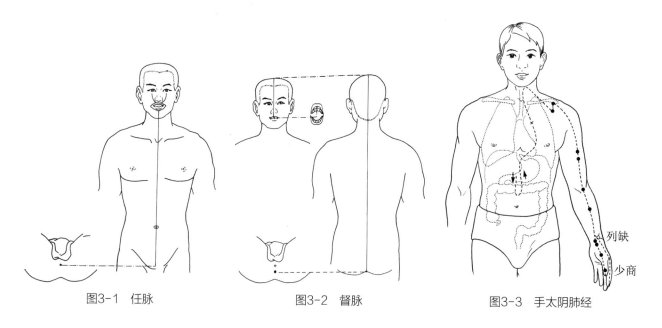

图3-1　任脉　　　　　　　图3-2　督脉　　　　　　　图3-3　手太阴肺经

4. **手阳明大肠经**　从手走头；行于上肢外侧前缘；在食指末端受手太阴肺经之交，于鼻旁交足阳明胃经；属大肠络肺；起于商阳，止于迎香（图3-4）。

起于食指内侧端（商阳），经第1、2掌骨之间（合谷），达腕（阳溪），沿上肢外侧前缘，过肘（曲池），抵肩（肩髃），会于大椎，转入缺盆。一支入胸中，络肺，贯膈，属大肠；一支沿颈侧（距任脉3寸）上行，贯面颊，入下牙龈，回绕口唇，交水沟，左至右，右至左，终于对侧鼻孔旁（迎香），交足阳明胃经，经气散于面部。

常用穴位：合谷、阳溪、偏历、手三里、曲池、肩髃、迎香。

5. **足阳明胃经**　从头走足；行于面部、胸部、腹部、下肢外侧前缘；在鼻旁受手阳明经之交，于足大趾端交足太阴脾经；属胃络脾；起于承泣，止于厉兑（图3-5）。

起于鼻旁，上至鼻根，斜行目下（承泣），沿鼻侧下行，入上牙龈，回绕口唇，交额唇沟（任脉承浆穴），回经下颌角（颊车）、耳前（下关）至头角（头维），经气系于额中。主干经额唇沟左至右、右至左，从下颌角前（大迎）分出，经颈侧（距任脉1.5寸）下行，向后交大椎，转入缺盆（缺盆）。一支入胸中，贯膈，属胃，络脾，至腹股部（气冲）；一支经胸部（距任脉4寸）、腹部（距任脉2寸）下行至腹股沟部与前支汇合。总循下肢外侧前缘，过膝（犊鼻），至踝（解溪），经足背终于次趾外侧端（厉兑）。支脉从足背（冲阳）分出，至大趾内侧端交足太阴脾经。

常用穴位：四白、地仓、颊车、下关、头维、梁门、天枢、伏兔、梁丘、足三里、上巨虚、下巨虚、丰隆、解溪、内庭。

6. 足太阴脾经　从足走腹、胸；分布在下肢内侧前缘（内踝上8寸以下行于正中，在踝上8寸交足厥阴之前）、腹部、胸部；在足大趾端受足阳明胃经之交，于胸中交手少阴心经；属脾络胃；起于隐白，止于大包（图3-6）。

起于大趾内侧端（隐白），经跖趾赤白肉际，至内踝前（商丘），沿小腿内侧正中上行，在踝上8寸交足厥阴之前，过膝（阴陵泉），循大腿内侧前缘上行，入腹，贯通任脉，属脾，络胃，贯膈，经咽喉，系于舌本。体表主干经腹部（距任脉4寸）、胸部（距任脉6寸），散于胁下（大包）。支脉从胃分出，贯膈，注心中，交手少阴心经。

常用穴位：隐白、太白、公孙、三阴交、地机、阴陵泉、血海、大横、大包。

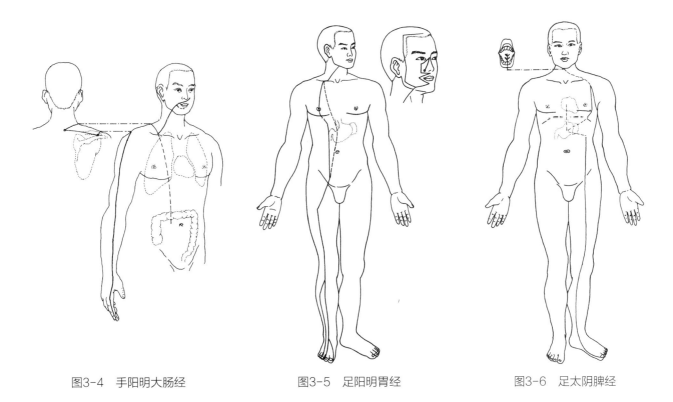

图3-4　手阳明大肠经　　　　　图3-5　足阳明胃经　　　　　图3-6　足太阴脾经

7. 手少阴心经　从胸走手；行于上肢内侧后缘；在胸部受足太阴脾经之交，于小指端交手太阳小肠经；属心络小肠；起于极泉，止于少冲（图3-7）。

起于心中，属于心系，分3支而行，一支下行，贯膈，络小肠；一支沿食管上行，贯面颊，联络目系；

一支上肺，横出腋窝（极泉），沿上肢内侧后缘下行，过肘（少海），达腕（神门），经第4、5掌骨之间（少府），终于小指内侧端（少冲），交手太阳小肠经。

常用穴位：少海、通里、阴郄、神门、少府。

8. 手太阳小肠经 从手走头；行于上肢外侧后缘及肩胛区；在小指端受手少阴心经之交，于目内眦交足太阳膀胱经；属小肠络心；起于少泽，终于听宫（图3-8）。

起于小指外侧端（少泽），经指掌赤白肉际，达腕（腕骨），沿上肢外侧后缘，过肘（小海），绕肩胛（天宗），会于大椎，转入缺盆。一支入胸中，络心，贯膈，属小肠；一支经颈侧（距任脉3.5寸）上行，贯面颊（颧髎）转入耳前（听宫）。支脉从颧髎分出，经鼻旁至目内眦交足太阳膀胱经。

常用穴位：少泽、后溪、腕骨、阳谷、小海、肩贞、天宗、颧髎、听宫。

9. 足太阳膀胱经 从头走足；行于头项、背部、腰部和下肢后面正中；在面部受手太阳小肠经之交，于足小趾交足少阴肾经；属膀胱络肾；起于睛明，止于至阴（图3-9）。

起于目内眦（睛明），沿前额上行（距督脉1.5寸），交巅，从百会入脑，还出项后（天柱），交大椎，挟脊1.5寸下行，经背部、腰部，从肾俞入腰中，属肾络膀胱。体表主干经臀部、大腿后面正中，至腘窝（委中）。另一支从项后天柱分出，挟脊3寸下行，经背部、腰部、臀部，至腘窝，与前支汇合。总循小腿后面正中（承山），经外踝后（昆仑），沿跖趾赤白肉际终于小趾外侧端（至阴），交足少阴肾经。

常用穴位：睛明、攒竹、天柱、风门、肺俞、厥阴俞、心俞、膈俞、肝俞、胆俞、脾俞、胃俞、三焦俞、肾俞、大肠俞、小肠俞、膀胱俞、秩边、承扶、殷门、委中、承山、飞扬、昆仑、至阴。

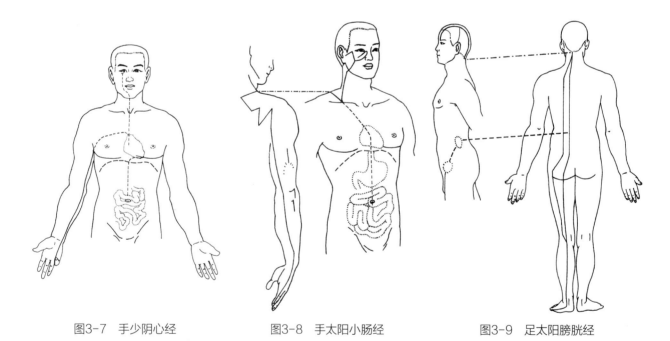

图3-7 手少阴心经　　　　　图3-8 手太阳小肠经　　　　　图3-9 足太阳膀胱经

10. 足少阴肾经 从足走腹、胸；行于下肢内侧后缘及腹部、胸部；在足小趾末端受足太阳经之交，于胸中交手厥阴心包经；属肾络膀胱；起于涌泉，终于俞府（图3-10）。

起于足小趾之下，斜走足心（涌泉），绕内踝后（太溪），别入跟中，沿下肢内侧后缘上行，过膝（阴谷），入腹，贯通任、督二脉，属肾，络膀胱。体表主干经腹部（距任脉旁开0.5寸）、胸部（距任脉旁开2寸），至锁骨下缘（俞府）。支脉由肾分出，经肝、贯膈，入肺，沿咽喉，系于舌本；又从肺分出一支流注胸中，交手厥阴心包经。

常用穴位：涌泉、照海、太溪、复溜、阴谷。

11. 手厥阴心包经　从胸走手；行于上肢内侧正中；在胸中受足少阴肾经之交，于上肢末端交手少阳三焦经；起于天池，止于中冲（图3-11）。

起于胸中，属于心包，从胸至腹依次联络上、中、下三焦。主干从心包横出乳旁（天池），至肩前腋上，沿上肢内侧正中下行，过肘（曲泽），达腕（大陵），入掌中（劳宫），终于中指端（中冲）。支脉从掌心劳宫分出，至无名指外侧端交手少阳三焦经。

常用穴位：曲泽、郄门、间使、内关、大陵、劳宫、中冲。

12. 手少阳三焦经　从手走头；行于上肢外侧正中、侧头部；在无名指受手厥阴心包经之交，于侧头部交足少阳胆经；起于关冲，终于丝竹空（图3-12）。

起于无名指外侧端（关冲），经手背第4、5掌骨之间（中渚），达腕（阳池），沿上肢外侧正中，过肘（天井），抵肩（肩髎），会于大椎，转入缺盆。一支入胸中，络心包，从胸至腹属于三焦；一支经颈侧上行，绕耳后（翳风），下耳前（耳门），至眉梢（丝竹空），交足少阳胆经。

常用穴位：阳池、外关、支沟、肩髎、翳风、耳门、丝竹空。

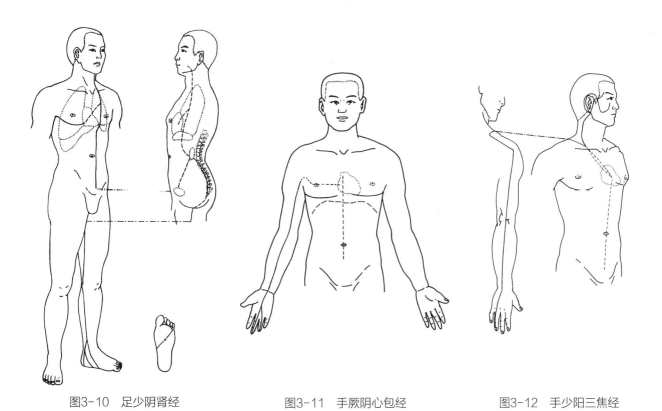

图3-10　足少阴肾经　　　　　图3-11　手厥阴心包经　　　　　图3-12　手少阳三焦经

13. 足少阳胆经　从头走足；行于侧头、胸胁、下肢外侧正中；在侧头受手少阳三焦经之交，于足蹈趾外端交足厥阴肝经；起于瞳子髎，终于足窍阴（图3-13）。

起于目外眦（瞳子髎），斜行耳前（听会），上至头角，下行绕耳后，至乳突（完骨），复折向上至眉上方（阳白），转折向后（距督脉2.25寸），落项（风池），会于大椎，转入缺盆。从项后风池分出一支，入耳中，出耳前，至目外眦，下走大迎，上折至目下，下经颊车，沿颈侧下行，至缺盆与前支汇合。一支经胁肋，过髂嵴，绕骶骨，至髀枢（环跳）；一支入胸中，贯膈，络肝，属胆，至腹股沟部，经外阴，横出髀枢，与前支汇合。总循下肢外侧正中（风市），过膝（阳陵泉），至外踝前（丘墟），经第4、5跖骨之间（足临泣），终于第4趾外侧端（足窍阴）。支脉从足背足临泣分出，斜行至足大趾外侧端，交足厥阴肝经。

常用穴位：瞳子髎、听会、阳白、风池、环跳、风市、阳陵泉、光明、悬钟、丘墟、足临泣。

14．足厥阴肝经　从足走腹胸；分布在下肢内侧正中、侧腹、胸胁部；在足跗趾外侧端受足少阳胆经之交，于胸中交手太阴肺经；起于大敦，止于期门（图3-14）。

起于足跗趾外侧端（大敦），经第1、2跖骨之间（太冲）至内踝前（中封），沿小腿内侧前缘上行，在踝上8寸交足太阴之后，过膝（曲泉），沿大腿内侧正中上行，至腹股沟，绕阴器，循腹侧，经第11肋端（章门），终于乳下2肋（期门）。体内支脉从腹股沟入腹，贯通任脉，挟胃，属肝，络胆，贯膈注肺，经咽喉上行，贯面颊，绕口唇，注目交巅。支脉从肝分出，在中焦胃脘部交手太阴肺经。

常用穴位：大敦、行间、太冲、曲泉、章门、期门。

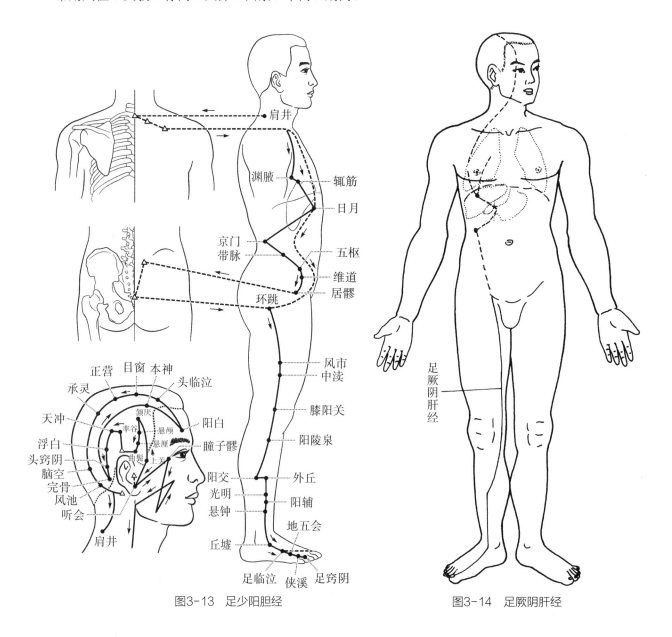

图3-13　足少阳胆经　　　　　　　图3-14　足厥阴肝经

二、常用穴位

1. **头部常用穴的定位、主治及操作**　头部常用穴有百会、四神聪、上星、头维、角孙、率谷、翳风、翳明、风池、安眠、健脑、供血等（图3-15，表3-1）。

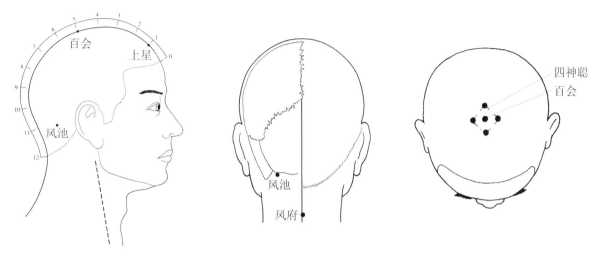

图3-15　头部常用穴

表3-1　头部常用穴的定位、主治及操作

穴　位	经　络	定　位	主治病证	操作方法
百会	督脉穴	头顶正中线上，两耳尖直上与督脉连线的交点（距前发际5寸，后发际7寸）	主治头晕、头痛、失眠、健忘、痴呆、抑郁症、精神病、高血压病、低血压、休克、昏迷、小儿脑瘫、胃下垂、脱肛、子宫脱垂等	可用指压、按摩、艾灸、针刺、皮肤针叩刺、采血针点刺出血；小儿囟门未合者禁用
四神聪	经外奇穴	百会穴上下左右各1寸	主治头晕、头痛、失眠、健忘、痴呆、抑郁症、精神病、高血压病、低血压、休克、昏迷、小儿脑瘫、胃下垂、脱肛、子宫脱垂等	可用指压、按摩、艾灸、针刺、皮肤针叩刺、采血针点刺出血；小儿囟门未合者禁用
风池	胆经穴	后项部，枕骨下方两侧凹陷中（俗称"颈后窝"），发际内1寸	主治感冒、头痛、落枕、近视、鼻病、耳鸣、耳聋、口腔咽喉病等	宜用指压、按摩、皮肤针叩刺，初学者勿用针刺法
风府	督脉穴	位于项部，当后发际正中直上1寸，枕外隆凸直下，两侧斜方肌之间凹陷处	主治头痛，项强，眩晕，咽喉肿痛，失音，癫狂，中风	拔罐、刮痧、砭术等

2. **面部常用穴的定位、主治及操作**　面部常用穴有印堂、素髎、水沟、承浆、迎香、四白、地仓、颊车、下关、阳白、太阳、攒竹、丝竹空、牵正（图3-16，表3-2）。

3. **胸腹部常用穴的定位、主治及操作**　常用穴有天突、膻中、中脘、神阙、期门、天枢、大横、中极、关元、气海（图3-17，表3-3）。

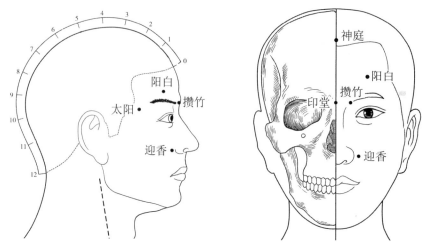

图3-16 面部常用穴位

表3-2 面部常用穴的定位、主治及操作

穴 位	经 络	定 位	主治病证	操作方法
印堂	经外奇穴	两眉头连线中点	主治头晕、头痛、近视、红眼病、鼻窦炎、高血压病、失眠、小儿惊风、夜啼不安，并有美容作用	用指压、按摩、刮痧、磁疗、针刺、皮肤针、灯火灸、采血针点刺出血
神庭	督脉穴	在头部，前发际正中直上0.5寸	主治头痛，眩晕，目赤肿痛，泪出，目翳，雀目，鼻渊，鼻衄，癫狂，痫证，角弓反张	拔罐、刮痧、砭术等
迎香	大肠经穴	鼻翼外缘中点旁开5分，鼻唇沟中	主治各种鼻病、面瘫、面肿、面痒，并有美容作用	用指压、按摩、皮肤针叩刺
阳白	胆经穴	眉毛的正中点直上1寸	主治偏正头痛、面瘫、眼病，并有美容作用	用指压、按摩、艾灸、磁疗、针刺、皮肤针叩刺、采血针点刺出血
太阳	经外奇穴	眉梢与外眼角连线中点后1寸左右的凹陷中	主治头晕、偏头痛、眼病、面瘫等	用指压、按摩、艾灸、拔罐、刮痧、皮肤针叩刺、采血针刺血等
攒竹	膀胱经穴	眉头处	主治眉棱骨疼痛、近视、红眼病、面瘫、呃逆、腰痛等	用指压、按摩、艾灸、磁疗、针刺、皮肤针叩刺、采血针点刺出血

表3-3 胸腹部常用穴定位、主治及操作

穴 位	经 络	定 位	主治病证	操作方法
天突	任脉穴	颈下正中，胸骨柄上窝中	主治咳嗽、气喘、恶心、呕吐、呃逆、咽喉疼痛、吞咽不利等	用指压、刮痧、磁疗、皮肤针叩刺
膻中	任脉穴	两乳头连线中点（女子平第4肋间隙）	主治胸闷、胸痛、咳嗽、哮喘、呃逆、产后乳少、乳腺炎，并有丰乳作用	用指压、按摩、叩击、磁疗、刮痧、艾灸、拔罐、针刺、皮肤针叩刺，手法和针刺方向一般向下，治疗乳房病证朝向乳房基底部
日月	胆经穴	当乳头直下，第7肋间隙，前正中线旁开4寸	主治胁肋疼痛，胀满，呕吐，吞酸，呃逆，黄疸	拔罐、刮痧、砭术等
京门	胆经穴	人体的侧腹部，当第12肋游离端的下方	主治腹胀，腹痛，肠鸣，泄泻，腰痛，肾炎等	拔罐、刮痧、砭术等

（续表）

穴　位	经　络	定　位	主治病证	操作方法
上脘	任脉穴	在上腹部，前正中线上，脐中直上5寸	主治胃痛，呕吐，吞酸，呃逆，腹胀，泄泻，黄疸，癫狂	拔罐、刮痧、砭术等
中脘	任脉穴	在上腹部，前正中线上，脐中直上4寸	主治胃痛、呕吐、呃逆、腹痛、腹泻、痢疾、便秘，并有减肥作用	用指压、按摩、艾灸、拔罐、刮痧、皮肤针叩刺
下脘	任脉穴	在上腹部，前正中线上，脐中上直2寸	腹坚硬胀，食谷不化，痞块连脐上；呕逆，泄泻；虚肿，日渐消瘦；胃炎，胃溃疡，胃痉挛，胃扩张，肠炎	拔罐、刮痧、砭术等
神阙	任脉穴	肚脐正中，又称"脐中"	主治寒性呕吐、胃痛、腹痛、腹泻、痢疾、休克、皮肤瘙痒等	用指压、按摩、艾灸、拔罐或敷药
天枢	胃经穴	脐旁2寸	主治腹痛、腹泻、痢疾、便秘、月经不调、痛经、闭经、子宫肌瘤等，并有减肥作用	用指压、按摩、艾灸、拔罐、刮痧、磁疗、皮肤针叩刺
大横	脾经穴	脐旁4寸	主治腹痛、腹泻、痢疾、便秘、月经不调、痛经、闭经、子宫肌瘤等，并有减肥作用	用指压、按摩、艾灸、拔罐、刮痧、磁疗、皮肤针叩刺
气海	任脉穴	脐下1.5寸，即肚脐与关元连线中点	主治泌尿、生殖系统病变如泌尿系感染、尿频、尿急、遗尿、尿失禁、尿潴留、遗精、阳痿、早泄、月经不调、痛经、闭经、带下、阴痒、子宫脱垂等，另外还用于腹痛、腹泻、肾虚咳喘、休克和强身保健、益寿延年，并有减肥作用	用指压、按摩、热敷、艾灸、拔罐、刮痧、磁疗、皮肤针叩刺
关元	任脉穴	脐中直下3寸	主治泌尿、生殖系统病变如泌尿系感染、尿频、尿急、遗尿、尿失禁、尿潴留、遗精、阳痿、早泄、月经不调、痛经、闭经、带下、阴痒、子宫脱垂等，另外还用于腹痛、腹泻、肾虚咳喘、休克和强身保健、益寿延年，并有减肥作用	用指压、按摩、热敷、艾灸、拔罐、刮痧、磁疗、皮肤针叩刺
水道	胃经穴	在下腹部，脐中下3寸，前正中线旁开2寸	主治小腹胀满、小便不利等水液输布排泄失常性疾病，痛经，不孕等妇科病、疝气	拔罐、刮痧、砭术等
归来	胃经穴	在下腹部，脐中下4寸，前正中线旁开2寸	主治腹痛，疝气，月经不调，白带，阴挺	拔罐、刮痧、砭术等
中极	任脉穴	脐中直下4寸	主治泌尿、生殖系统疾病	用指压、按摩、热敷、艾灸、拔罐、刮痧、磁疗、皮肤针叩刺
府舍	脾经穴	下腹部，脐中下4寸，冲门上0.7寸，距前正中线4寸	主治腹痛，疝气，积聚	拔罐、刮痧、砭术等
滑肉门	胃经穴	在上腹部，当脐中上1寸，距前正中线2寸	胃痛，呕吐，精神病	拔罐、刮痧、砭术等
关门	胃经穴	在上腹部，当脐中上3寸，前正中线旁开2寸	腹胀，腹痛，肠鸣泄泻，水肿	拔罐、刮痧、砭术等
带脉	胆经穴	位于侧腹部、第11肋骨游离端垂线与脐水平线的交点上	通调气血，温补肝肾	拔罐、刮痧、砭术等
章门	肝经穴	位于腹侧，腋中线第11肋游离端下方	腹痛，腹胀，泄泻，胁痛，痞块	拔罐、刮痧、砭术等
期门	肝经穴	乳头直下2个肋间隙（即第6肋间）	主治肝胆病、胁痛、肝气郁结、肝气犯胃引起的胸闷、胃痛、反酸、恶心、呕吐、呃逆、月经不调、痛经等	用指压、按摩、艾灸、拔罐、刮痧、磁疗、皮肤针叩刺等

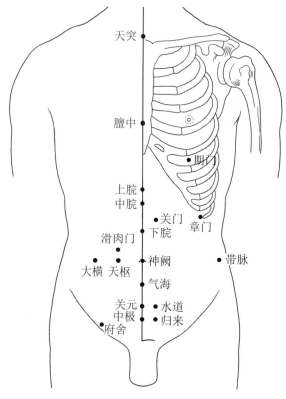

天突

膻中

期门

上脘
中脘

关门　章门
下脘

滑肉门

神阙　带脉

大横　天枢

气海

关元　水道
中极　归来
府舍

图3-17　胸腹部常用穴位

4. 背腰部常用穴的定位、主治及操作　背腰部常用穴有大椎、定喘、肩井、身柱、至阳、天宗、风门、肺俞、厥阴俞、膏肓、心俞、膈俞、肝俞、胆俞、脾俞、胃俞、三焦俞、痞根、命门、肾俞、志室、腰阳关、腰眼、夹脊穴（图3-18，表3-4）。

表3-4　背腰部常用穴的定位、主治及操作

穴　位	经　络	定　位	主治病证	操作方法
大椎	督脉穴	肩背正中最高骨头（第7颈椎）下方凹陷中	主治落枕、颈椎病、肩背疼痛、伤风感冒、发热、疟疾、咳喘、高血压病、癫狂、抽搐等	用指压、按摩、捶打、艾灸、拔罐、刮痧、磁疗、皮肤针叩刺、采血针点刺出血；初学者慎用针刺，成年人针刺深度不可超过 1.5 寸，防止刺中脊髓，导致意外
肩井	胆经穴	大椎穴与肩峰连线中点（图3-19）	主治落枕、肩背疼痛、目赤肿痛、高血压病、乳腺炎等	用指压、按摩、捶打、艾灸、拔罐、刮痧、磁疗、皮肤针叩刺、采血针点刺出血；穴下为肺尖，初学者切勿针刺；成年人针刺深度不可超过 1 寸，防止刺中肺尖，导致气胸；本穴较为敏感，各种刺激也不宜过重
风门	膀胱经穴	第2胸椎下旁开1.5寸（后正中线与肩胛骨内缘垂直线的中点）	主治肩背疼痛、伤风感冒、咳嗽、哮喘、皮肤瘙痒等	用指压、按摩、艾灸、拔罐、刮痧、磁疗、皮肤针叩刺；针刺宜向下或者朝脊椎方向斜刺；切忌直刺、深刺，以免伤及内脏
身柱	督脉穴	第3胸椎下凹陷中，平肩胛冈脊柱端	主治伤风感冒、咳嗽、哮喘、胸背疼痛、脊柱强痛等，并有促进小儿发育、强身健体的功能	用指压、按摩、捶打、艾灸、拔罐、刮痧、磁疗、皮肤针叩刺

（续表）

穴 位	经 络	定 位	主治病证	操作方法
肺俞	膀胱经穴	第3胸椎下旁开1.5寸	治疗背痛、感冒、咳嗽、肺结核、咯血、盗汗、鼻病、皮肤病、肩背疼痛	用指压、按摩、艾灸、拔罐、刮痧、磁疗、皮肤针叩刺；针刺宜向下或者朝脊椎方向斜刺；切忌直刺、深刺，以免伤及内脏
神道	督脉穴	在背部，在后正中线上，第5胸椎棘突下凹陷中	主治心痛、惊悸、怔忡、失眠健忘、中风不语、癫痫、腰脊强、肩背痛、咳嗽、气喘	拔罐、刮痧、砭术等
心俞	膀胱经穴	第5胸椎下旁开1.5寸	主治背痛、胸痛、胸闷、冠心病、心绞痛、心律失常、心动过速、心烦、心悸、失眠、多梦、嗜睡、健忘、癫狂等	用指压、按摩、艾灸、拔罐、刮痧、磁疗、皮肤针叩刺；针刺宜向下或者朝脊椎方向斜刺；切忌直刺、深刺，以免伤及内脏
至阳	督脉穴	第7胸椎下凹陷中，平肩胛下角	主治肝胆病、胃痛、咳喘、胸背疼痛等	用指压、按摩、捶打、艾灸、拔罐、刮痧、磁疗、皮肤针叩刺
膈俞	膀胱经穴	第7胸椎下旁开1.5寸	主治胸背痛、胸闷、咳嗽、气喘、呃逆、皮肤瘙痒、诸血症（如各种慢性出血、贫血、白细胞减少、瘀血、月经病等）	用指压、按摩、艾灸、拔罐、刮痧、磁疗、皮肤针叩刺；针刺宜向下或者朝脊椎方向斜刺；切忌直刺、深刺，以免伤及内脏
肝俞	膀胱经穴	第9胸椎下旁开1.5寸	主治背痛、肝胆病、眼病、贫血、白细胞减少等	用指压、按摩、艾灸、拔罐、刮痧、磁疗、皮肤针叩刺；针刺宜向下或者朝脊椎方向斜刺；切忌直刺、深刺，以免伤及内脏
胆俞	膀胱经穴	第10胸椎下旁开1.5寸	主治背痛、肝胆病	用指压、按摩、艾灸、拔罐、刮痧、磁疗、皮肤针叩刺；针刺宜向下或者朝脊椎方向斜刺；切忌直刺、深刺，以免伤及内脏
脾俞	膀胱经穴	第11胸椎下旁开1.5寸	主治背痛、慢性胃痛、胃下垂、消化不良、腹胀、腹泻、水肿、月经过多或功能性子宫出血、贫血、白细胞减少、脱肛、子宫脱垂等	用指压、按摩、艾灸、拔罐、刮痧、磁疗、皮肤针叩刺；针刺宜向下或者朝脊椎方向斜刺；切忌直刺、深刺，以免伤及内脏
胃俞	膀胱经穴	第12胸椎下旁开1.5寸	主治范围同"脾俞"穴	用指压、按摩、艾灸、拔罐、刮痧、磁疗、皮肤针叩刺；针刺宜向下或者朝脊椎方向斜刺；切忌直刺、深刺，以免伤及内脏
三焦俞	膀胱经穴	第1腰椎下旁开1.5寸	主治范围同"脾俞"穴	用指压、按摩、艾灸、拔罐、刮痧、磁疗、针刺、皮肤针叩刺
命门	督脉穴	第2腰椎下凹陷中（约平肋弓下缘）	主治肾虚腰痛、耳鸣、耳聋、遗尿、尿闭、遗精、阳痿、月经不调、白带、五更腹泻、畏寒、下肢瘫痪，并有强壮保健、益寿延年作用	用指压、按摩、捶打、艾灸、拔罐、刮痧、磁疗、皮肤针叩刺
肾俞	膀胱经穴	命门穴旁开1.5寸	主治肾虚腰痛、耳鸣、耳聋、遗尿、尿闭、遗精、阳痿、月经不调、白带、五更腹泻、畏寒、下肢瘫痪，并有强壮保健、益寿延年作用	用指压、按摩、捶打、艾灸、拔罐、刮痧、磁疗、皮肤针叩刺，针刺宜向内侧倾斜，防止刺伤肾
腰阳关	督脉穴	第4腰椎下凹陷中（平髂嵴）	主治各种腰痛、坐骨神经痛、下肢瘫痪	用指压、按摩、捶打、艾灸、拔罐、刮痧、磁疗、针刺、皮肤针叩刺
大肠俞	膀胱经穴	在腰部，第4腰椎棘突下，旁开1.5寸	寒则先泻后补或补之灸之，热则泻之	拔罐、刮痧、砭术等

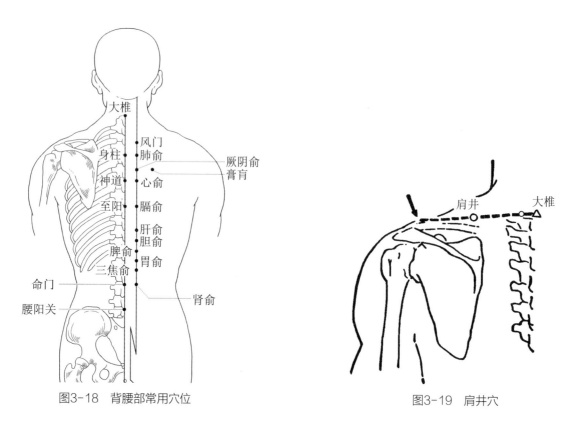

图3-18 背腰部常用穴位

图3-19 肩井穴

5. 上肢常用穴的定位、主治及操作 上肢常用穴位有肩髎、尺泽、曲泽、曲池、手三里、少海、孔最、大陵、列缺、阳溪、阳池、内关、外关、支沟、合谷、后溪、少商（图 3-20，表 3-5）。

表3-5 上肢常用穴的定位、主治及操作

穴 位	经 络	定 位	主治病证	操作方法
肩髎	三焦经穴	上臂平举抬肩，肩上出现两个凹陷，前一个是肩髃，后一个即是本穴（肩髃后约 1 寸）	主治各种肩关节病证及上肢瘫痪	用指压、按摩、艾灸、磁疗、刮痧、针刺、皮肤针叩刺
尺泽	肺经穴	肘横纹上，大筋（肱二头肌腱）拇指侧	主治肘关节病、咳喘、咯血、咽喉疼痛、中暑、急性胃肠炎上吐下泻等	用指压、按摩、拍打、刮痧、磁疗、皮肤针叩刺
曲泽	心包经穴	肘横纹上，大筋小指侧	主治肘关节病、心烦、心慌、中暑、急性胃肠炎	用指压、按摩、拍打、刮痧、磁疗、皮肤针叩刺
曲池	大肠经穴	尽量屈肘，肘横纹外端（拇指侧）尽处	主治肘关节病、上肢疼痛或麻痹瘫痪、面瘫、迎风流泪、热病、呃逆、腹痛、腹泻、痢疾、便秘、高血压病、皮肤瘙痒等，并有减肥、美容作用	用指压、按摩、艾灸、拔罐、刮痧、磁疗、针刺、皮肤针叩刺
手三里	大肠经穴	曲池穴下 2 寸	主治前臂疼痛、上肢痿软无力、瘫痪失用、面瘫、急性腰扭伤	用指压、按摩、艾灸、拔罐、刮痧、磁疗、针刺、皮肤针叩刺
少海	心经穴	尽量屈肘，肘横纹内端（小指侧）尽处	主治肘关节病变、心烦、心痛	用指压、按摩、艾灸、拔罐、刮痧、磁疗、针刺、皮肤针叩刺

（续表）

穴 位	经 络	定 位	主治病证	操作方法
孔最	肺经穴	肘横纹大筋外尺泽穴直下 5 寸	主治前臂疼痛、急性咳嗽、哮喘、咯血、咽喉疼痛、痔疮下血	用指压、按摩、艾灸、拔罐、刮痧、磁疗、针刺、皮肤针叩刺
阳池	三焦经穴	腕背横纹（手背与下臂交界处）中点	主治腕关节病、偏头痛、耳鸣、水肿、腹泻或便秘等	用指压、按摩、艾灸、刮痧、磁疗、针刺、皮肤针叩刺
大陵	心包经穴	掌面腕横纹中点	主治腕关节病、心痛、胃痛、口臭、癫狂	用指压、按摩、磁疗、皮肤针叩刺，因位于桡动脉搏动处，故不宜灸和刺血
列缺	肺经穴	腕背横纹拇指侧上 1.5 寸，两虎口自然平直交叉，食指尖所抵达处	主治腕关节痛、咳嗽、哮喘、感冒头痛、咽喉病、落枕、遗尿或尿闭	用指掐、艾灸、针刺、皮肤针叩刺
阳溪	大肠经穴	腕背横纹拇指侧凹陷中	主治腕关节病、上肢外侧前缘疼麻、阳明头痛、目赤肿痛、面瘫、上牙疼痛等	用指压、按摩、艾灸、刮痧、磁疗、针刺、皮肤针叩刺
内关	心包经穴	掌面腕横纹中点（大陵穴）直上 2 寸，两筋（掌长肌腱、桡侧屈腕肌腱）之间	主治各种心脏病、胸痛、胸闷、冠心病、心绞痛、心律失常、心动过速或心动过缓、心烦、心慌、失眠、高血压病、低血压病、恶心、呕吐、呃逆、胃痛、腹痛、腹泻、咽喉疼痛、神志疾病等	用指压、按摩、刮痧、磁疗、穴位贴敷、皮肤针叩刺
清冷渊	三焦经穴	臂后区，肘尖与肩峰角连线上，当肘尖直上 2 寸处	缓解治疗头痛、项强、肩臂痛等	拔罐、刮痧、砭术等
臑会	三焦经穴	在肘尖和肩髎连线上，肩髎穴下 3 寸，三角肌后下缘	降浊除湿	拔罐、刮痧、砭术等
消泺	三焦经穴	位于人体上臂外侧，当清冷渊与臑会穴连线中点处	除湿降浊	拔罐、刮痧、砭术等
外关	三焦经穴	腕背侧横纹中点（阳池）直上 2 寸	主治腕关节病、上肢酸软无力或瘫痪、感冒发热、偏头痛、耳鸣耳聋、胸胁痛等	用指压、按摩、艾灸、拔罐、刮痧、磁疗、针刺、皮肤针叩刺
支沟	三焦经穴	外关穴上 1 寸	主治上肢酸软无力或瘫痪、偏头痛、耳鸣耳聋、便秘、胸胁疼痛	用指压、按摩、艾灸、拔罐、刮痧、磁疗、针刺、皮肤针叩刺
合谷	大肠经穴	手背第 1、2 掌骨之间（虎口）略靠第 2 掌骨中点。简易取穴法：①当拇指与食指并拢时，肌肉隆起最高点；②拇指横纹压在对侧拇、食二指间的指蹼上，拇指往下按，指尖所达处	主治手背红肿、上肢痛麻或瘫痪、感冒发热、头痛、一切头面五官疾病、下牙痛、咽喉疼痛、失音、癫狂、痉症、昏迷、抽搐、小儿惊风、胃痛、腹痛、腹泻或便秘、闭经、痛经、滞产、难产、小便不通等，并有减肥及美容作用	用指压、按摩、磁疗、刮痧、艾灸、针刺、皮肤针叩刺；治疗面部病证应左右交叉取穴；本穴比较敏感，针刺能引起子宫的强力收缩，孕妇慎用，尤其是有习惯性流产史的孕妇禁用，以免动胎流产
后溪	小肠经穴	握拳，第 5 指掌关节后纹头端	主治手指疼痛麻木、中风瘫痪、面瘫或痉挛、落枕、颈椎病、疟疾、癫狂、急性腰扭伤	用指压、按摩、磁疗、刮痧、艾灸、针刺、皮肤针叩刺，还可以随时随地经常摩擦
少商	肺经穴	拇指内侧（掌心向后位）指甲角旁开 1 分	主治高热、中暑、昏迷、癫狂、咽喉疼痛、失音	用指掐、针刺、采血针点刺出血等法

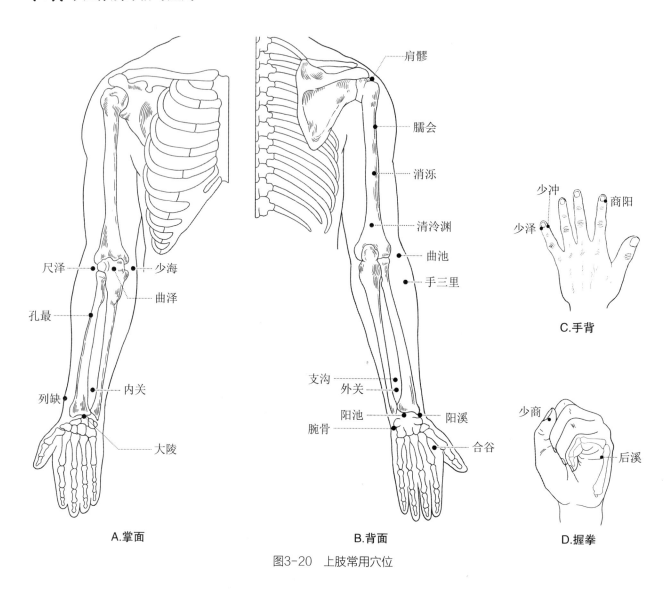

图3-20　上肢常用穴位

6. 下肢常用穴的定位、主治及操作　下肢常用的穴位有环跳、风市、伏兔、殷门、委中、膝眼、血海、梁丘、足三里、中平、阑尾穴、上巨虚、下巨虚、丰隆、阳陵泉、胆囊穴、阴陵泉、地机、承山、光明、悬钟、三阴交、昆仑、申脉、丘墟、太溪、复溜、照海、解溪、胫上（脑清）、太冲、行间、公孙、隐白、大敦、内庭、足临泣、至阴、涌泉、八风（图 3-21，表 3-6）。

表3-6　下肢常用穴的定位、主治及操作

穴 位	经 络	定 位	主治病证	操作方法
伏兔	胃经穴	大腿前面，膝关节髌骨外上缘上 6 寸	主治大腿疼痛、麻木，下肢瘫痪、肌肉萎缩	用指压、按摩、艾灸、拔罐、刮痧、磁疗、针刺、皮肤针叩刺
委中	膀胱经穴	膝弯腘窝正中处	主治膝关节病、下肢疼痛、坐骨神经痛、腰背疼痛、中暑、急性胃肠炎	用指压、按摩、刮痧、磁疗、针刺、皮肤针叩刺、采血针或三棱针点刺出血

（续表）

穴位	经络	定位	主治病证	操作方法
曲泉	肝经穴	在膝内侧，在膝盖内侧面横纹内侧端，肱骨内侧髁的后缘，半肌腱和半膜肌止端的前缘凹陷处	月经不调，痛经，带下，阴挺，阴痒，产后腹痛等妇科病证	拔罐、刮痧、砭术等
阴谷	肾经穴	在腘窝的内侧，屈膝时半肌肌腱与半膜肌腱之间	泌尿生殖系统疾病：泌尿系感染，阳痿，遗精，阴茎痛	拔罐、刮痧、砭术等
血海	脾经穴	膝关节髌骨内上缘上2寸，在医者与患者体型对等的情况下，医者面对患者，将左（右）手掌心正对患者的右（左）髌骨上（虎口向上），拇指端抵达之处	主治膝关节病、皮肤瘙痒、虫证、多种血证、妇科病证	用指压、按摩、艾灸、刮痧、磁疗、针刺、皮肤针叩刺
梁丘	胃经穴	膝关节髌骨外上缘上2寸，可反用如同血海穴的简易取穴方法，即医者的左手比量患者的左膝关节，右手比量患者的右膝关节	主治膝关节病、急性胃痛、急性乳腺炎	用指压、按摩、艾灸、刮痧、磁疗、针刺、皮肤针叩刺
足三里	胃经穴	外膝眼直下3寸（一夫），胫骨前嵴外开1中指宽	主治膝关节病、下肢痛麻、痿软无力、瘫痪失用、各种消化系统疾病、黄疸、贫血、白细胞减少、低血压病、高血压、糖尿病、遗尿等并有强身健体、延年益寿作用	用指压、按摩、艾灸、拔罐、刮痧、磁疗、针刺、皮肤针叩刺
丰隆	胃经穴	外膝眼与外踝连线之中点	主治下肢疼痛、麻木、瘫痪，头重眩晕、咳喘痰多、高血压、高脂血症、便秘、癫狂、瘰疬等，全身减肥要穴	用指压、按摩、艾灸、拔罐、刮痧、磁疗、针刺、皮肤针叩刺、采血针点刺出血
阳陵泉	胆经穴	膝关节外下方、腓骨小头前下方凹陷中	主治膝关节病、下肢疼痛、麻木、抽筋、瘫痪，肝胆病、肋间神经痛、心绞痛、胃肠痉挛疼痛、泌尿系统痛、各种扭伤	用指压、按摩、艾灸、拔罐、刮痧、磁疗、针刺、皮肤针叩刺、采血针点刺出血
胆囊穴	经外奇穴（应为胆经穴）	腓骨小头前下方（阳陵泉穴）下2~3寸压痛点处	主治胆囊炎及其他肝胆疾病、下肢外侧痛麻	用指压、按摩、艾灸、拔罐、刮痧、磁疗、针刺、皮肤针叩刺、采血针点刺出血
光明	胆经穴	外踝高点直上5寸	主治小腿疼痛、麻木，近视、夜盲、白内障、视神经萎缩等多种眼病，乳胀（回乳）	用指压、按摩、艾灸、拔罐、刮痧、磁疗、针刺、皮肤针叩刺、采血针点刺出血
阴陵泉	脾经穴	膝关节内下方高骨下凹陷中	主治膝关节病、腹胀、痢疾、黄疸、泌尿系感染、膀胱炎、尿闭、水肿、白带等	用指压、按摩、艾灸、刮痧、磁疗、针刺、皮肤针叩刺
三阴交	脾经穴	内踝高点直上3寸，胫骨内侧面后缘	主治踝关节病、下肢冷痛、麻木、瘫痪，腹胀、肠鸣、腹泻、遗尿、尿闭、水肿、遗精、阳痿、疝气、月经不调、痛经、闭经、白带、男子不育、女子不孕、失眠、贫血、高血压、低血压病、糖尿病、低血糖病、皮肤瘙痒，并有强身健体、延年益寿作用	用指压、按摩、艾灸、刮痧、磁疗、针刺、皮肤针叩刺
太溪	肾经穴	内踝高点与跟腱连线中点	主治踝关节病、足跟痛、下肢寒凉、肾虚腰痛、耳鸣耳聋、虚火牙痛、咽干口燥、失眠、遗尿、遗精、阳痿、月经不调等	用指压、按摩、艾灸、刮痧、磁疗、针刺、皮肤针叩刺

（续表）

穴 位	经 络	定 位	主治病证	操作方法
照海	肾经穴	内踝下方凹陷中	主治踝关节病、月经不调、子宫脱垂、咽干喉燥而痛、便秘、癫痫夜晚发作	用指压、按摩、艾灸、刮痧、磁疗、针刺、皮肤针叩刺
太冲	肝经穴	足背1、2趾跖关节结合部前方凹陷中，趾缝后约2寸	主治足背红肿疼痛、下肢瘫痪、行步难移、肝胆病、胁痛、疝气、月经不调、功能性子宫出血、阴痒、头顶痛、眩晕、高血压病、面瘫或痉挛、红眼病、全身风湿疼痛、抽风、昏迷、癫狂	用指压、刮痧、磁疗、针刺、皮肤针叩刺、采血针或三棱针点刺出血
内庭	胃经穴	足背第2、3趾缝纹头端	主治足背肿痛、胃痛、便秘、糖尿病、前额疼痛、面瘫、上牙疼痛、咽喉疼痛、全身发热，也是减肥要穴	用指压、刮痧、磁疗、针刺、皮肤针叩刺、采血针或三棱针点刺出血
涌泉	肾经穴	足底（不包括足趾）前1/3与后2/3交点	主治足底疼痛、足心发热、高血压病、头顶痛、咽干喉燥而痛、虚火牙痛、盗汗、失眠、虚喘、昏迷、癫狂、癔症等	用指压、搓法、艾灸、磁疗、穴位贴敷、皮肤针叩刺
八风	经外奇穴	足背5个足趾之间的4个趾缝纹头端（包括内庭、行间穴）	主治足背红肿疼痛、麻木、脚气病	用指压、刮痧、磁疗、针刺、皮肤针叩刺、采血针或三棱针点刺出血

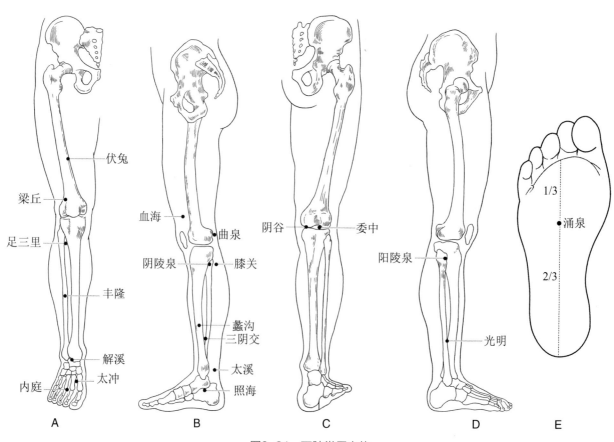

图3-21 下肢常用穴位

📖 拓展学习

手到穴来——简便、准确取穴绝招

穴位保健，准确取穴，直接影响到保健效果。为了将穴位取准，首先要学习和掌握常用的定位取穴方法。

1. 体表标志取穴法 根据人体表面的一些自然标志来取穴。固定的标志有五官、眉毛、发际、乳头、肚脐、指（趾）甲以及骨性标志等，如鼻旁5分取迎香，两眉头连线中点取印堂，两乳头连线中点取膻中，脐旁2寸取天枢。

需要采取某种动作姿势才会出现的活动标志有皮肤的皱褶，肌肉的隆起或凹陷，肌腱的显露以及某些关节凹陷等，如咬牙时，下颌角咬肌隆起处取颊车；屈曲肘关节，肘横纹头取曲池穴；上臂平举抬肩，肩峰前下凹陷中定肩髃；握拳，第5指掌关节后方纹头取后溪；弯曲膝关节取足三里、阳陵泉等。

2. 简便取穴法 利用简便易行的方法取穴。如两耳尖直上与头顶正中线交点取百会穴；拇指向食指并拢，虎口处肌肉隆起最高点取合谷穴；两虎口自然平直交叉，食指尖所抵达处取列缺穴；屈膝，掌心盖住膝关节髌骨，手指垂直向下（食指紧靠在小腿胫骨前嵴外缘），中指尖所达之处取足三里等。

3. 手指测量法 以手指的长短、宽窄为依据定穴，因为此法只限于自身使用，故又称"手指同身寸法"（图3-22）。其中，以拇指指节的宽度为1寸；食、中二指并拢后第2指节的宽度为1.5寸；食指上两节的长度或拇指端到1、2掌骨指蹼连接处为2寸；食指、中指、无名指、小指并拢后经过中指第2指节的宽度为3寸（古代简称"一夫法"）。

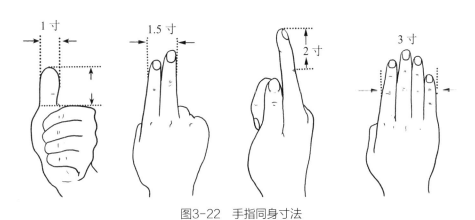

图3-22 手指同身寸法

这样，我们取穴的标准1寸、1.5寸、2寸、3寸都有了。如果距离是2.5寸，可以用1.5寸再加1寸；如果是4寸，则"一夫法"加1寸；如果是5寸，可用"一夫法"加2寸；要是6寸呢？我们来2个"一夫法"就可以了。

很多人（包括有些医生）习惯将食指、中指、无名指并拢的宽度视为2寸来定穴，这是不准确的。很明显，四指并拢（一夫法）是3寸，如果食指、中指、无名指这三根较粗的指头并拢才2寸的话，那么，细细的一根小指头的宽度怎么可能有1寸呢？其实，食指、中指、无名指并拢的宽度已经不止2寸，接近2.5寸了。

4. 骨度分寸法 将正常成年人身体各部位按一定的尺寸折量，规定为一定的尺寸。如头部前后发际之间为12寸，肚脐正中至胸剑结合部为8寸，小腿外膝眼至外踝尖高点为16寸。不论男女老幼、高矮胖瘦一律如此（表3-7，图3-23）。

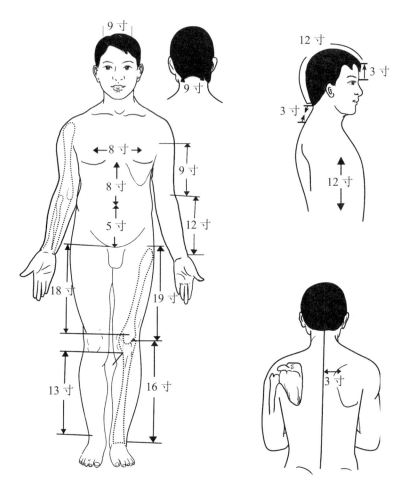

图3-23　全身骨度分寸

表3-7　常用骨度分寸

部　位	起止点	折量分寸	度量法	说　　明
头部	前发际至后发际	12寸	直寸	如前后发际不明,眉心至前发际加3寸;大椎至后发际加3寸;眉心至大椎为18寸
	前额两发角之间	9寸	横寸	
	两耳后高骨(乳突)之间	9寸		
胸腹部	心口窝(胸剑联合)至脐中	8寸	直寸	前正中线旁开的胸胁部取穴骨度,一般根据肋骨计算
	脐中至耻骨联合上缘	5寸		
	两乳头连线之间	8寸	横寸	女性用锁骨中线取代
背腰部	第7颈椎(大椎)以下至尾骶骨	21椎	直寸	第3胸椎下与肩胛冈脊柱缘平齐;第7胸椎下与肩胛下角平齐;第2腰椎下与肋弓下缘或肚脐平齐;第4腰椎下与髂嵴平齐
	肩胛骨内侧缘至后正中线	3寸	横寸	
上肢部	腋前纹头至肘横纹	9寸	直寸	
	肘横纹至腕横纹	12寸		

（续表）

部　位	起止点	折量分寸	度量法	说　明
下肢部	股骨大转子至膝中	19寸	直寸	膝中的水平线，前平膝盖下缘；后平膝弯横纹；屈膝时平膝眼穴
	臀横纹至膝中	14寸		
	膝中至外踝尖	16寸		
	膝关节内下方高骨下至内踝高点	13寸		

5. 自制"简易测穴尺" 为了初学者能够运用骨度分寸法准确地取穴，我们不妨用一根弹性很好、长20cm（以上）、宽约1cm的新松紧带，自制一个"简易测穴尺"，上面按1cm划1个小格，总共划20个格子就可以了（因为人体的骨度分寸，最长的是19寸，有20个格子足够了）。这样，就可以根据某个穴位的实际分寸，利用松紧带测穴尺可长可短的伸缩性，比较准确地确定穴位的具体位置。比如治疗胸痛、胸闷、心绞痛的郄门穴在掌面腕横纹中点上5寸，而腕横纹到肘横纹是12寸，你就可以一手将松紧带上的"0"固定在掌面腕横纹中点处，另一手找到"12"cm处，拉直，置于肘横纹处，然后找到"5"cm所在的地方，此处就是郄门穴；同样，治疗消化系统疾病以及强身保健要穴足三里位于外膝眼直下3寸、距小腿胫骨前嵴外缘一中指宽，外膝眼至踝关节为16寸，你就可以一手将松紧带上的"0"固定在外膝眼正中央，另一手找到"16"cm处，拉直，置于踝关节横纹处，然后找到"3"cm所在的地方，再向胫骨前嵴外缘外移一中指宽的地方就是足三里穴；人体化痰降脂第一要穴丰隆位于足外踝高点上8寸、距小腿胫骨前嵴外缘两中指宽，外膝眼至外踝高点同样是16寸，你同样可以一手将松紧带上的"0"固定在外膝眼正中央，另一手找到"16"cm处，拉直，置于足外踝高点处，然后找到"8"cm所在的地方，距胫骨前嵴外缘两中指宽的地方就是丰隆穴，因为是8寸，所以也可以直接在外膝眼与足外踝连线（16寸）的中点取穴。

📖 学习检测

1. 用体表标志法在自己和同学身上取迎香、印堂、膻中、天枢穴。
2. 用简便取穴法在自己和同学身上取百会、合谷、列缺、足三里穴。
3. 用手指同身寸法，在自己和同学身上取大椎、关元、足三里、三阴交穴。

第一节　平和体质保健方案

任务一：平和体质饮食保健

问题情境

王某，女，32岁，未婚，办公室行政人员。平素身体健康、性格开朗、精力充沛。近日天气潮湿闷热，王女士自觉胃口不佳、体倦乏力，于是大量食用冷饮，如冰汽水、冰奶茶，晚间又常食用烧烤，请对其饮食是否合理进行判断，并给予适当的建议。

同学问：老师，平和体质的人在饮食方面应该注意什么？如何进行饮食保健？

老师答：同学，平和体质的人本身体质平和少偏颇，因此，饮食中应注意平衡调和之意，包括膳食的寒热、性味以及营养都要平衡调和。第一，膳食的寒热属性应注意平衡，在一餐中，避免食物过寒或过热，而要注意寒热的食物均有，也要避免烹饪方式引起的寒或热，如某一餐纯为肉食，且使用煎炸的方式，加入辛香热性调料，就会导致餐饮过热。第二，应注意膳食的性味，在各种口味中，辛、甘、淡属阳，酸、苦、咸属阴，每天的饮食应进行平衡调和，不可嗜食单种口味，如过食辛辣食物容易伤阴，过食苦味食物清热太过而伤阳，打破原有的体内平衡。第三，要密切关注膳食的营养平衡，做到食品种类的多样化，荤素搭配，而不可偏嗜某种食物或某类食物。第四，平和体质的人饮食应注意与天时相应，根据四时季节选择适宜的饮食。

基 本 知 识

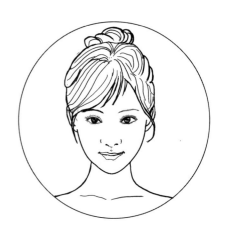

平和体质的人属于先天禀赋良好，后天调养得当，以体态适中，面色红润，精力充沛，脏腑功能状态强健壮实为主要特征的一种体质状态。

平和体质的人平素患病较少，对自然环境和社会环境适应能力较强；体态适中，体形匀称健壮，面色、肤色润泽，目光有神，鼻色明润，唇色红润，头发稠密有光泽；在日常工作生活中，不易疲劳，精力充沛，耐受寒热，对各季节气候适应良好，平时睡眠良好，胃纳佳，二便正常，舌色淡红，苔薄白，脉和缓有力。

平和体质的人平时应注意摄生保养，饮食有节，劳逸结合，生活规律，坚持锻炼。

平和体质人员饮食应注意与天时相应，根据四时季节选择适宜的饮食。

春季：五行属木，五脏应肝。此时万物生发，食宜升补，菠菜、芹菜、春笋等食物比较适宜，也可以多吃一些微温而辛的食物，少吃酸味的东西。辛有助于肝气的生发，如古人就有在立春之日食用"五辛盘"的风俗，即"葱、蒜、韭菜、芸苔、芫荽是也"，也就是现在的葱、蒜、韭菜、油菜、香菜。其他的如白萝卜、洋葱、芹菜、菇类等食物也是很好的食材。五味中，酸味入肝，具有收敛的作用，不利于阳气的生发。因此春季在饮食调养方面一定要注意，宜少食酸。

夏季：五行属火，五脏应心。此时天气炎热，万物生长旺盛，食宜清补，西瓜、番茄、绿豆等清热解暑、清淡芳香之品，以及芦根、苦瓜、豆芽等清热生津之品。五味宜苦、酸，苦能泻火、酸能生津开胃，敛汗杀菌，预防胃肠道疾病。此时饮食应以清淡、质软，易于消化为主，少吃高脂厚味及辛辣上火之物。清淡饮食能清热、防暑、敛汗、补液，还能增进食欲。新鲜蔬菜瓜果，既可满足所需营养，又可预防中暑。主食以稀为宜，如绿豆粥、莲子粥、荷叶粥等，可适当饮些清凉饮料，如酸梅汤、菊花茶等。此外，夏季不可贪凉饮冷，可以适当饮用菊花茶、金银花茶、绿豆汤或含水量多的水果。

长夏：五行属土，五脏应脾。此时天地多湿，气候闷热，万物在化生过程中，食宜淡补，可选用茯苓、藿香、莲子、薏苡仁、扁豆、丝瓜等淡渗利湿、健运脾胃。长夏时节食物种类要多样，适当吃些清热类食物，如冬瓜、豆类、小白菜、苦瓜，富含维生素、矿物质的水果、蔬菜，如梨、苹果、香蕉、猕猴桃、桃、西红柿等，以满足身体消耗所需要的营养供给。此时人易出汗，所以要特别注意补水，要经常、少量地喝水。除了矿泉水，牛奶、豆浆、粥、汤等流食也是补充水分的好食物。脾胃不好的人，可以用莲子、荷叶、薏苡仁、丝瓜、大枣、山楂、砂仁等，也可以用健脾、醒脾、消食的中药制作凉茶或药粥调养。这个季节要注意少吃油腻、易上火的食物，尽量少饮酒，瓜果冷饮也要慎食，以免食用过多损伤脾胃，引起消化不良。

秋季：五行属金，五脏应肺。此时天气多燥，前期秉长夏之温热，后期又有向冬之凉意，食宜平补、润补，如黄豆、甘蓝、山药、红薯等平补之品，甘草、木耳等润补之品。秋季应肺，肺为娇脏，不耐寒热，且娇嫩喜润，易为火热之邪上行克伐。肺主皮毛，肺气阴虚，则可导致皮毛干枯。因此，饮食上宜以清淡、软烂、滋润而易消化者为主，少食生冷及辛辣上火之物。清淡饮食如新鲜蔬菜瓜果，能清热、滋阴、补液，还能增进食欲，既可满足所需营养，又能润肺养肺。秋季应注意不可多食烧烤、火锅类易引起"上火"现象的食物。

冬季：五行属水，五脏应肾。此时天气寒冷，应激发阳气以抵御寒凉，但忌单纯食用大热辛温食物，损伤人体阴液。饮食宜温热软烂的食物，也可选用温热助阳的食物，如肉桂、胡椒、羊肉、牛肉、姜、八角茴香等，但应进行适当的配伍，如加入一些性平和或稍寒凉的蔬菜进行调和，如白菜、土豆、红薯、豆芽等。此季食物不宜过咸，咸易入肾，量大则伤肾，使人皮肤晦暗，水液潴留。此外冬季受到天气的影响，多数人的食量都会增加，加上冬季少动，很容易造成脂肪的堆积。因此，需要控制饮食的摄入量。

平和体质的人在日常生活中会因外邪、情绪变化、起居不当等造成身体不适，因此，在适应天时之外，还应根据情况及时进行饮食调整。

📖 拓展学习

1. 请查阅《素问·脏气法时论》中对于"五谷为养，五果为助，五畜为益，五菜为充，气味合而服之，以补精益气"的论述，并清楚五谷、五果、五畜、五菜各为何食物？

2. 请查阅《素问·宣明五气》中"五味所入，五味所禁"的具体内容，并加以理解。

📖 **学习检测**

1. 食物的寒热属性可因烹饪的方式变化而受到影响。（　　　）
2. 平和体质的人在夏季炎热时期应大量食用寒凉食物，以避免"上火"。（　　　）
3. 民间习俗"贴秋膘"，说明秋季宜大量食用温热食物、肉类食物。（　　　）

任务二：平和体质运动保健

问题情境

刘某，男，20岁，在校大学生，身高176cm，体重72kg。平素身体健康，生活规律，饮食二便佳，性格活泼外向，喜爱运动，是长跑爱好者。但近期刘某连续参加了几次体育比赛，感到腰部下肢出现酸痛感，请对其运动是否合理进行判断，并给予适当的建议。

👨 **同学问**：老师，平和体质的人适宜做哪些运动？注意事项有哪些？

👨 **老师答**：同学，平和体质的人运动方式应根据个人的年龄、性别及体能差异指导选择适宜的运动，以有氧运动为主，运动量适度即可，如年轻力壮者可选择球类、长跑、游泳等竞技运动，年老者可选择散步、八段锦或太极拳等运动，不可做不适宜身体能力的运动，如过于激烈的运动，以免造成运动损伤，影响体质。

基 本 知 识

1. 运动方案建议

（1）散步：散步可在清晨或饭后进行30～40分钟，宜由慢走到快走，微出汗为宜，适用于年龄较大的平和体质人员。

（2）跑步：慢跑可每周进行2～3次，每次30～50分钟，达到中等强度心率水平，适于各年龄段的平和体质人员。

注：最大心率=220－年龄（岁）或最大心率=207－0.7×年龄（岁）

中等强度心率=（60%～75%）×最大心率

（3）健身导引、八段锦、太极拳：每次可练习其中的一个或几个动作，亦可练习整套动作。在整个运动过程中要注重动作与呼吸的配合，做到以形领气，守神御形。这些运动对于年龄较大的平和体质人员尤为适合。平和体质但偶有体质偏颇的人员可选择其中的一到两式进行练习。

2. 养生经络操

（1）揉摩腹部健脾胃：五指并拢，双手交替从天突向下推至下腹部20次，然后双手叠掌，顺时针揉摩腹部5分钟，注意沉肩坠肘，精神放松，将注意力集中在腹部施术部位。

（2）叩打胃经生气血：用拇指点揉双侧足三里 1 分钟，以局部酸胀为度，然后手握空拳，沿着胃经循行（胫骨前嵴向外旁开 1 横指）路线，自上而下轻轻敲击双侧小腿外侧 20 遍。

📖 拓展学习

八段锦是用形体活动结合呼吸提炼出来的一种健身功法，可以舒展拉伸筋骨、疏通经络，与呼吸相配合，起到防病、调理、保健的作用，是非常适宜推广的一种导引功法。

八段锦包括：第一势，双手托天理三焦；第二势，左右开弓似射雕；第三势，调理脾胃臂单举；第四势，五劳七伤往后瞧；第五势，摇头摆尾去心火；第六势，两手攀足固肾腰；第七势，攒拳怒目增气力；第八势，背后七颠百病消。每一势均有其功效与作用。

📖 学习检测

1. 某男，45 岁，在进行跑步锻炼时，心率为 100 次 / 分，请问其锻炼的强度是否合适？并说明原因。

2. 平和体质的人运动调理时摩腹采用逆时针摩腹是否正确？请说明原因。

任务三：平和体质起居保健

问题情境

李某，男，27 岁，电脑程序员。平素身体健康、性格开朗、精力充沛。自半年前进入 IT 行业以来，因工作繁忙经常熬夜加班，呈"996"工作模式，大量挤占睡眠时间，且生活作息不规律，长期零点后入睡，早上 7 点起床。请对其起居是否合理进行判断，并给予适当的建议。

👤 **同学问**：老师，平和体质者起居指导原则有哪些？

👤 **老师答**：同学，平和体质的人生活应有规律，不要过度劳累，也不宜多睡少动，不宜食后即睡。作息应有规律，应劳逸结合，保持充足的睡眠时间。应根据季节情况进行调养。

基 本 知 识

春季：春季气候适合外出活动，与自然相应，注重升发。但是春季的气候变化也是非常大，忽冷忽热，因此，春季应注意保暖，不宜太早减衣。春季在睡眠上要做到早睡早起，早上可以适当参加室外活动，舒展筋骨，使精力充沛。儿童此时锻炼更应与天地相应，起到助长的作用。

夏季：夏季起居可"夜卧早起"，是指夏季可适当晚睡，但也不宜超过 23:00，起床时间在早晨 5:30 到 6:30，中午时可适当补充睡眠，小睡 30 分钟，与自然界阳光同步，以达到"养阳"的目的。夏季既不要总在空调房内活动，需适当出汗，谨防"空调病"出现；又要避免日光直晒，造成汗出过多，并对皮肤造成伤害。

长夏：长昼、湿兼有热是长夏的主要特点。人体也应该适应自然界规律，晚睡早起。此时注意不要过于贪凉，适宜的室内气候是保障健康起居的重要环节，勿让室内外温度相差太大，室内温度以25～28℃，室内外温差不超过10℃为宜，可利用空调机的除湿功能，将室内相对湿度调到40%～60%。谨防"空调病"。勿因贪凉而采用凉水淋浴，不宜长时间室外活动，应适当汗出，要防出汗过多，但也不能不出汗。

秋季：秋季睡眠应遵循"早睡早起"规律，即一般21:00－22:00睡眠，起床时间是早晨6:00－7:00。天凉时可适当通过空调调节居处的温度，但应注意通风，保持空气清新，可适当使用加湿器，以防干燥。

冬季：冬季睡眠应遵循"早睡晚起"规律，是指冬季可适当早睡，适当晚起，但也不宜超过8:00，不建议早起进行室外锻炼，可选择上午阳光充足时锻炼为宜。冬季气候寒冷，要注意防寒保暖，及时增加衣物，尤其要保护好身体下半部（如下腹部、腰腿、足部）。此时室外寒冷，大家长期在室内，故室内宜在阳光好时进行通风，同时避免长期待在空调房内，易出现上火的情况。

📖 拓展学习

1. 请查阅《素问·四气调神大论》中对于"春夏养阳，秋冬养阴"的相关论述，并理解其在养生保健和体质调理中的意义。

2. 空调病：长期处在空调环境中而出现的头晕、头痛、食欲缺乏、上呼吸道感染、关节酸痛等症状称为空调病或空调综合征。空调病多发生于夏季，老人、儿童和妇女是其易感人群，呼吸道、关节肌肉、神经系统最易受累。空调病以预防为主，注意开启空调的时间不要过长，室内外温差不要过大，切勿贪凉。

📖 学习检测

1. 立春后万物复苏，气温逐步回升，宜尽早脱去冬装，有助于调动体内阳气。（　　　）
2. 较强的紫外线能穿透玻璃射入室内，因此无须到户外晒太阳。（　　　）
3. 因夏季酷暑难耐，由室外进入室内后，应将空调温度尽量调低以尽快防暑降温。（　　　）

任务四：平和体质经络保健

能对平和体质人员制订刮痧、砭术、拔罐等保健方案，并能准确、熟练操作。

问题情境

赵某，男，38岁，公司部门经理。一日晚间因工作应酬与客户饮酒吃饭，酒醉饭饱后因身体疲劳赴某中医养生馆做推拿、拔罐、经络调理等项目。请对赵先生的做法是否合理进行判断，并给予适当的建议。

同学问：老师，平和体质的人进行经络保健，重点在哪些经脉进行操作？操作手法注意事项有哪些？

老师答：同学，平和体质的人进行经络保健时，经络的选择上应以脾经、胃经、膀胱经及督脉为主，并且在保健中应以平补平泻为主，操作时间适中，手法宜轻柔和缓渗透，以期温补脾胃，补益气血，固本培元。忌用泻法，手法过重、操作时间过长都易耗伤气血，引起不适症状。忌过用温补之法，以免化热化火。

同学问：老师，初级技术人员针对平和体质的人进行经络保健，可选用哪些中医适宜技术？

老师答：同学，初级技术人员进行经络调养时可应用刮痧、拔罐、砭术等简便效廉的中医药适宜技术。

基 本 知 识

1. 刮痧是在中医经络腧穴理论指导下，使用不同材质和形状的刮痧器械和介质，在体表进行相应的手法刮拭，以防治疾病的中医外治技术。刮痧技术具有疏通经络，改善血液循环，调整关节结构和功能等作用，常用于外感性疾病和骨关节疼痛性疾病等。

2. 砭石治疗技术，简称"砭术"，是指使用特制的砭具，按照中医经络理论治疗疾病的一种外治方法。砭术的主要适用范围包括腰腿痛、颈肩背痛、四肢关节风湿痛等骨关节疾病，肌肉痉挛、肌肉粘连等软组织疾病和痛经、月经不调等妇科疾病。

3. 拔罐技术古称角法，又称吸筒法，是以罐为工具，利用燃烧、抽吸、蒸汽等方法造成罐内负压，使罐吸附于腧穴或相应体表部位，使局部皮肤充血或瘀血，以达到防治疾病的外治方法。常用于感冒、不寐、肩凝症、腰痛病、项痹病等疾病。

调 理 方 案

1. 平和体质刮痧保健

（1）操作部位：背俞功能带，即第1胸椎至第4骶椎棘突下缘之间脊柱旁开3寸范围内的带状区域（包括督脉、夹脊穴及足太阳膀胱经第一、二侧线），肾俞（双）、脾俞（双）。

（2）操作步骤

 第一步　受术者取俯伏坐位或俯卧位，暴露背部，常规清洁消毒。

 第三步　刺激强度由轻到重，刮至皮肤出现紫红色瘀点、瘀斑，且以受术者能忍受为度。

第二步　涂上适量的刮痧油，用刮痧板先刮背俞功能带，以第 9 胸椎至第 2 腰椎为重点，从上到下，从内到外，从左到右进行刮拭，刮至皮肤出现紫红色瘀点、瘀斑为度。刺激部位为脊柱及两侧区域之皮肤。每侧分 3 列，第一列距脊柱（正中线）0.5 寸，第二列距脊柱 1.5 寸，第三列距脊柱 3 寸，两侧共 6 列，共刮 7 列，重点操作脾俞、肾俞。补法（刮拭按压力小，速度慢，刺激时间稍长，出痧点少）。

（3）操作时间及频率：一般每个部位或穴位刮 15～20 次，时间以 15～20 分钟为宜，每周 1 次。

（4）禁忌证：不能长时间俯卧者；背部皮肤有伤口或明显破溃及感染病灶者；合并其他重大疾病（如重度高血压、冠心病、糖尿病、急性脑血管疾病）或精神疾病不能配合治疗者；妇女妊娠及月经期。

（5）注意事项：①操作前需检查刮痧板边缘有无破损，边缘是否光滑、圆润，以免刮伤皮肤。②刮痧后 3 小时刮痧部位勿着冷水，不宜洗澡，适当多饮温开水，注意保暖，多休息。

2. 平和体质砭术保健

（1）操作部位：①重点经络选取头部督脉、膀胱经、胆经循行部位；②重点穴位选取印堂、神庭、百会、四神聪、太阳穴（双）、攒竹（双）、阳白（双）、风府、风池（双）。

（2）操作步骤

 第一步　受术者取端坐位或卧位，操作者体位应以利于手法操作及减轻体力消耗为原则，采用站立位或坐位。

第六步　使用砭具（砭锥）在印堂、神庭、百会、四神聪、风府、阳白、太阳、风池施以压力做穴位点法，其力度由轻到重，以不刺破皮肤，能够耐受为度，尽量出现酸、麻、胀的得气感。每穴点按 1～2 分钟（该法起到类似针刺的调节作用）。

 第二步　施术者做好手部消毒、工具消毒。

 第五步　使用砭具（砭锥）从阳白穴至风池穴用直线拨法 3～5 遍。

第三步　使用砭具（砭锥）从受术者印堂穴至风府穴进行拨法（砭石在受术部位进行与肌肉、经络走向垂直运动的方法）3～5 遍。

 第四步　使用砭具（砭锥）从攒竹穴至后发际用直线拨法 3～5 遍。

第七步 使用砭石梳子从前发际正中（督脉）神庭穴梳至后发际正中（督脉）风府穴3～5遍。

 第九步 从左侧头部胆经梳至后头胆经风池穴3～5遍，从右侧头部胆经梳至后头部胆经风池穴3～5遍。

第八步 从左侧头部膀胱经前发际梳至后发际3～5遍，从右侧头部膀胱经梳至后发际3～5遍。

（3）操作时间及频率：实施砭术手法一般每次20～30分钟，疗程根据症状或个体情况可采取每天或隔天1次，7～10次为1个疗程。

（4）操作程度：操作时用力要均匀，由轻到重，以受术者能承受为度；进行穴位点按时，力度以受术者有酸、麻、胀得气感为度，太轻无得气感觉，太重主要感觉为疼痛，受术者不易接受。

（5）禁忌证：某些感染性疾病或急性传染病，如丹毒、骨髓炎、急性肝炎、肺结核；有出血倾向者，如血友病或外伤出血者；手法操作区域有烫伤、皮肤病或化脓性感染的患者；对患有皮肤病者使用砭具应保证专人专用；凡遇到过饱、过饥、酒醉、大怒、大惊、疲劳过度、精神紧张等情况，不宜立即使用砭术。

（6）注意事项：①在砭术操作过程中，操作者要全神贯注，手法操作要由轻到重，切忌使用暴力。②使用砭具操作前，应检查砭具边缘有无破损、裂痕，以免划伤皮肤，不合格的砭具不能使用。③施术后应对砭具进行消毒处理，可以浸泡于1：1000的新洁尔灭消毒液中30分钟，然后置于硬纸盒中，存放在阴凉、干燥处备用。

3. 平和体质拔罐保健

（1）操作部位：①重点经络选背部督脉及膀胱经循行部位，包括膀胱经第一、二侧线。②重点穴位选脾俞（双）、胃俞（双）、肾俞（双）、中脘、天枢（双）、气海（双）、关元（双）、足三里（双）、丰隆（双）。

（2）操作步骤

 第一步 受术者取俯卧位，暴露背部，常规清洁消毒。

 第五步 在受术者下肢适当涂抹刮痧油后，沿胃经路线自上而下走罐5～9遍，在足三里、丰隆处留罐8～10分钟。

 第二步 在督脉及膀胱经第一、二侧线上自上而下进行闪罐，适当涂抹刮痧油后，自上而下走罐5～9遍，在脾俞、胃俞、肾俞处留罐8～10分钟。

 第四步 在腹部任脉、胃经、脾经自上而下进行闪罐3～5遍，在中脘、天枢、气海、关元处留罐8～10分钟。

第三步 受术者取仰卧位，暴露腹部及下肢，常规清洁消毒。

（3）操作时间及频率：每个部位闪罐及走罐 5～8 分钟，留罐 8～10 分钟。

（4）禁忌证：拔罐疗法安全可靠，但是对于特殊部位、特殊情况下，使用拔罐疗法可能导致人体受到伤害，在临床中注意避免：①颈部、心尖部以及体表大血管处禁止拔罐。②局部皮肤溃烂破损或严重过敏者，局部禁止拔罐。③皮下有不明包块处，局部禁止拔罐。④妊娠妇女的腹部、腰部、乳房部禁止拔罐，妇女月经期腹部及腰骶部不宜拔罐。⑤骨关节及软组织损伤急性期，局部禁止拔罐。⑥精神高度紧张、过度疲劳、过饥、过饱、酒后不能配合者禁止拔罐。

（5）注意事项：①受术者应体位舒适，局部舒展、松弛，在拔罐过程中保持体位，少产生移动，以防罐具脱落。②初次接受拔罐者，拔罐数量宜少，留罐时间宜短。③选择合适口径大小和质地较好的罐具，避免罐口不平、有裂痕毛刺或底阀漏气等情况出现。④拔罐手法要熟练，动作要轻、快、稳、准。用于燃火的引火棒，不可吸含乙醇过多，以免拔罐时滴落到患者皮肤而造成烧烫伤。⑤起罐操作时不可硬拉或旋转罐具，否则会引起疼痛，甚至损伤皮肤。

📖 拓展学习

拔罐的作用

1. **负压作用**　人体在火罐负压吸附的时候，皮肤表面有大量气泡溢出，从而加强局部组织的气体交换。通过检查，也观察到负压使局部的毛细血管通透性变化和毛细血管破裂，少量血液进入组织间隙，从而产生瘀血，红细胞受到破坏，血红蛋白释出，出现溶血现象。在机体自我调整中产生行气活血、舒筋活络、消肿止痛、祛风除湿等功效，起到一种良性刺激，促其恢复正常功能的作用。

2. **温热作用**　局部皮肤有温热刺激作用，以大火罐、水罐、药罐最明显。温热刺激能使血管扩张，促进以局部为主的血液循环，改善充血状态，加强新陈代谢，使体内的废物、毒素加速排出，改变局部组织的营养状态，增强血管壁通透性，增强白细胞和网状细胞的吞噬活力，增强局部耐受性和机体的抵抗力，起到温经散寒、清热解毒等作用，从而促使疾病好转。

3. **调节作用**　拔罐的调节作用是建立在负压或温热作用的基础之上的，首先是对神经系统的调节作用，由于溶血等给予机体一系列良性刺激，作用于神经系统末梢感受器，经向心传导，达到大脑皮质。

📖 学习检测

1. 足太阳膀胱经可通行人体一身之阳气，督脉为阳脉之海，二者走形均为从上到下。（　　）
2. 刮痧操作时，刮痧板应与刮痧方向约成 45°。（　　）
3. 砭术操作方向总的原则为从上到下，从内到外，单方向施术操作。（　　）
4. 拔罐的作用主要体现在负压作用、温热作用及调节作用。（　　）

第二节　气虚体质调理方案

任务一：气虚体质饮食调理

问题情境

韩某，男，3岁，早产，出生体重2.4kg，平素面色少华，少气懒言，语声低微，形体消瘦，食少纳呆，运动量少。其父母为促进孩子生长发育，每天喂养3个鸡蛋，每周喂其吃排骨、牛肉、鱼肉等肉食，请对其饮食是否合理进行判断，并给予适当的建议。

同学问：老师，气虚体质的人饮食调理原则有哪些？为顾客指导时应注意什么？

老师答：同学，气虚体质者应注重选用健脾益气作用的食物及药食同源食物，脾为后天之母，气血生化之源，只有脾功能正常健旺，才能保证人体气能够生成充足，供人体正常所需。

气虚体质者不宜食用有耗气或有较强的理气作用的食物，避免使气更虚，如槟榔、空心菜、芹菜、生萝卜、韭菜、茴香、芫荽、生蒜等，以及一些性较滋腻、不易消化、碍胃的食物，如糯米及其制品、猪肥肉等。此外，药食同源中的香橼、佛手、玫瑰花、薄荷、莱菔子也不宜服用。

基 本 知 识

日常饮食中具有益气作用的食物如粳米、小米、大麦、莜麦、扁豆、山药、薯类、豆腐、鸡肉、鹌鹑、牛肉、兔肉、狗肉、黄花鱼、青鱼、鲢鱼、鲫鱼、香菇、牛奶、大枣、芡实、栗子、莲子等均可选择食用。气虚体质饮食中也适宜加用一些补血的食物，以促进气血双补，如桑椹、桂圆、松子、胡萝卜、猪肉、羊肉、牛肝、羊肝、海参、草鱼、阿胶、当归等。可根据实际情况，酌情服用药食同源的人参、西洋参、党参、太子参、黄芪、茯苓、甘草、山药等。

气虚体质者多有其他的兼夹体质，可参考其他各体质调理食物宜忌进行调配。需要注意的是补益是一个需要长期坚持的过程，不可心急，盲目求快，更不可通过增加用量来达到速效的目的。正如古人所说"气有余便是火"，气虚体质者食用补气食物时应避免补之太过，还需要注意在使用"药食同源"的食（药）物时，因用量用法的不当、生活心情的影响等因素，容易出现"上火"或"痰湿内停"的现象。因此也需要根据个体情况在补益之品中加入一些理气、化痰、消积之品。

📖 拓展学习

1. 朱丹溪提出"气有余便是火"，是由于阳气偏盛，阴液不足引起的目赤、咽痛、牙龈肿痛等虚火上炎症状。气虚体质不可大补，严重者虚不受补，过度补益可使胃火炽盛，出现"火化食"。

2. 气虚之人应少吃的食物

（1）槟榔：虽可消食，但气虚体质禁食，因其有破气、耗气之弊。

（2）薄荷：性凉，味辛甘，可疏散风热，但亦可耗伤正气。

（3）胡椒：味辛辣，多食有动火耗气之害，不宜多吃。

📖 学习检测

1. 脾为先天之本，气血生化之源。（　　　）

2. 气虚体质人可在通过药物、食物补气之余，佐以化痰、理气、消积之品。（　　　）

任务二：气虚体质运动调理

问题情境

周某，女，7岁，平素喜欢平卧，不爱运动，气虚多汗。家长想让孩子加强体育锻炼，增强体质，于是让其参加学校运动队，每天训练短跑项目。经过一段时间，孩子汗出加重，常因运动后感受风寒而出现咳嗽、流涕、头痛等症状。请对其运动是否合理进行判断，并给予适当的建议。

🧑 同学问：老师，气虚体质人适合做哪些运动？注意事项有哪些？

👨‍🏫 老师答：同学，气虚体质人的运动方式应以有氧运动为主，宜进行低强度、多频次、柔和舒缓的运动，单次消耗人体能量较少，循序渐进，持之以恒，这样可以使气血调整、脾胃健运，以达到固本培元、身体强壮的目的。如可以采用散步、慢跑、太极拳、八段锦等轻缓的运动，而不宜做运动负荷过大、单次时间较长、出汗过多的剧烈运动。忌用力过猛和做长时间的憋气动作，因此类运动耗气伤津，将加重气虚症状。

基 本 知 识

气虚体质人运动调理应注重方式，避免操之过急，适得其反。

1. 运动方案建议

（1）散步：可在清晨或晚饭后进行 15～20 分钟的散步，持续半个月后，可延长至 30 分钟，待活动量的增加和运动效果的显现，可将散步时间延长至 40～60 分钟。

（2）慢跑、快走：最初可进行 5～10 分钟的慢跑或快走，持续一段时间后，待人体适应此种运动强度后，时间增加至 15～20 分钟，后期可逐步将增加至 30 分钟。

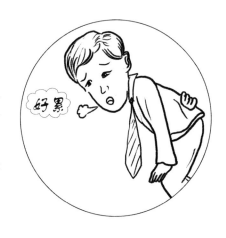

（3）健身气功八段锦、太极拳：最开始应以单式的学习和锻炼为主，待各式的动作熟练掌握后，可一次练习3～4式,后期可整套动作同时练习。在整个运动过程中要注重动作与呼吸的配合,做到以形领气,守神御形。

2. 养生经络操

（1）推腹运腑理气机：五指并拢，双手交替从天突向下推至下腹部20次，然后双手叠掌，顺时针揉摩腹2分钟。

（2）拉伸阴经补气血:侧弓步分别拉伸双腿内侧30秒,双手掌面自上而下推大腿内侧和前侧各20次，然后直立，微屈膝，双手以拇指和中指分别点按在血海和梁丘穴，做膝关节环转运动，顺时针、逆时针各30次。

（3）按揉三里敲胃经：双手拇指点揉双侧足三里30秒，然后手握空拳，自上而下轻轻敲击双侧小腿外侧20遍。

📖 拓展学习

1. 观看视频学习二十四式太极拳中起势、野马分鬃、白鹤亮翅、云手等招式。

2. 六字诀养生法:中医气功中一种吐纳法,是通过嘘、呵、呼、呬、吹、嘻六个字的不同发音口型,唇齿喉舌的用力不同,以牵动不同的脏腑气血运行。其中,嘘字平肝气,呵字补心气,呼字培脾气,呬字补肺气,吹字补肾气,嘻字理三焦。练习时采用顺腹式呼吸,每个字念6遍。

📖 学习检测

1. 血海、梁丘分别归脾经、胃经，其位置在髌底上3寸。（　　　）

2. 气虚体质不适宜参加激烈的篮球赛、足球赛。（　　　）

3. 气虚体质可通过跑马拉松增强体质。（　　　）

任务三：气虚体质起居调理

问题情境

陈某，女，50岁，餐厅服务员。平素因工作需要经常熬夜，导致睡眠不足，面容憔悴，神疲乏力，倦怠喜卧，休息时间经常卧床看手机，日久并未因卧床休息而感受到精力充沛，反而愈发感到劳累。请对其起居方式是否合理进行判断，并给予适当的建议。

👤 **同学问**：老师，气虚体质的人起居方面应该遵循哪些原则？

👤 **老师答**：同学，气虚体质人宜起居规律，保持充足睡眠；适当劳作，固护正气；气虚体质的人卫外能力不足，容易感冒，应注重衣物增减，避寒保暖。

🎓 同学问：气虚体质人员起居应注意哪些问题？

🎓 老师答：气虚体质人员应避免睡眠不足或睡眠过多，或起居不规律，长期熬夜；静卧少动，造成气血阻滞，倦怠乏力；避免过于劳作，损伤正气；过度保暖，机体卫外能力更差，易于受风。

基 本 知 识

气虚体质人应注意熬夜或过度劳累，季节交替时要注意适当增减衣物，特别是秋冬寒冷季节，既要注意保暖，又不能过分增添衣物，造成汗出而引起受风。此外，气虚体质人应尽量避免劳动或激烈运动，如果有较为频繁的运动，又要注意避免汗出受风。平日不可久坐久卧，应过段时间就适当活动四肢，使气血流通，促进脾胃运化，改善体质。

1. **居住环境建议** 气虚体质人员居住应考虑向阳温暖的居所，居处宜干燥、通风，尽量避免居住在水边、潮湿度较高、寒凉的地方。居室应注意保暖，天冷通风时应注意避免直吹，夏季不宜过多使用冷风空调。

2. **睡眠建议** 气虚体质人需保证规律睡眠，与自然界阳气相应，避免晨昏颠倒，白天阳光充足时应保持工作活动状态，午间宜适当休息以养阳气，特别是夏季午间，是阳气旺盛之时，此时适当休息可以固护阳气。

📖 拓展学习

《素问·宣明五气》云："五劳所伤，久视伤血，久卧伤气，久坐伤肉，久立伤骨，久行伤筋。"长期卧床会使气机运行放缓，体内新陈代谢速率减缓，使得一身之气不足，从而产生诸如精神不振，疲倦乏力，气短等症状。此外中医学认为，气为血之帅，气行则血行，久卧亦可因气血运行不畅，出现气滞血瘀症状。因此，现代人久坐久卧也是易导致气虚的重要因素之一。

📖 学习检测

1. 因气虚体质卫外功能较弱，容易感冒，应在秋冬寒冷季节尽可能多的增添衣物。（　　　）
2. 气虚之人夜间睡眠容易盗汗。（　　　）

任务四：气虚体质经络调理

能对气虚体质人员制订刮痧、砭术、拔罐等调理方案，并能准确、熟练操作。

问题情境

杨某，男，68岁，退休。平素面色少华，静卧少动，腰膝酸软，食欲不佳。近期因长夏季节多暑湿，发现身体项背部、下肢后侧出现成片湿疹，杨先生想通过刮痧祛湿清热，请对其调理方式给予适当的建议。

（图） 同学问：老师，气虚体质人经络调养重点在哪些经脉？操作手法应注意什么？

（图） 老师答：同学，对气虚体质的人进行经络调养时，经络的选择上应以脾经、胃经、膀胱经及督脉为主，手法以温法、补法为主。操作的时间宜短，刺激量宜少，手法宜轻柔，以期温补脾胃、补益气血、固本培元。忌用泻法，手法过重、操作时间过长都易耗伤气血，加重气虚症状。

（图） 同学问：老师，针对气虚体质经络调理应选用哪些适宜技术？

（图） 老师答：同学，气虚体质调理可以选用刮痧、砭术、拔罐等简便效廉的适宜技术进行操作。

基 本 知 识

1. 刮痧是在中医药理论指导下运用边缘光滑的嫩竹板、瓷器片或碗的边缘，以及小汤勺、铜钱、玻璃、毛发或苎麻等不易损伤皮肤的器具，蘸食用油、酒、清水或油脂，在人体皮肤表面进行从上到下、从内到外的反复刮拭，直到皮肤出现红色斑点或瘀血斑块，从而对人体健康进行体质调理的一类方法。

2. 砭术是在中医药理论指导下运用砭石等器具，或结合相关介质，在体表特定部位或穴位进行操作，从而对人体健康进行体质调理的一类方法。

3. 拔罐是以罐为工具，利用燃烧、抽吸、蒸汽等方法造成罐内负压，使罐吸附于腧穴或体表的一定部位，以产生良性刺激，达到调整机体功能，防治疾病目的的外治方法。

调 理 方 案

1. 气虚体质刮痧调理

（1）操作部位：①重点经络选取背俞功能带，即第1腰椎至第4骶椎棘突下缘之间脊柱旁开3寸范围内的带状区域（包括督脉、夹脊穴及足太阳膀胱经第一、二侧线），以及胃经上的重点腧穴梁丘（双）、足三里（双）。②重点穴位选梁丘、足三里、脾俞、胃俞。

（2）操作步骤

| 第一步 | 受术者取俯伏坐位或俯卧位，暴露背部，常规清洁消毒。 |

| 第二步 | 涂上适量的刮痧油，用刮痧板先刮背俞功能带，以第 1 腰椎至第 4 骶椎为重点，从上到下，再从内到外，从左到右进行刮拭，刮至皮肤出现紫红色瘀点、瘀斑为度。刺激部位脊柱及两侧区域之皮肤，每侧分 3 列，第一列距脊柱（正中线）0.5 寸，第二列距脊柱 1.5 寸，第三列距脊柱 3 寸，两侧共 6 列，加之脊柱正中区域，共刮 7 列；然后刮双侧梁丘及足三里，补法（刮拭按压力小，速度慢，刺激时间稍长，出痧点少）。 |

| 第三步 | 刺激强度由轻到重，刮至皮肤出现紫红色瘀点、瘀斑，且以受术者能忍受为度。 |

（3）操作时间及频率：每个部位或穴位刮 15～20 次，时间以 15～20 分钟为宜，5 日 1 次，7 次为 1 个疗程。

（4）禁忌证：不能长时间俯卧者；背部皮肤有伤口或明显破溃及感染病灶者；合并其他重大疾病（如重度高血压、冠心病、糖尿病、急性脑血管疾病）或精神疾病不能配合治疗者；妇女妊娠及月经期。

（5）注意事项：①操作前需检查刮痧板边缘有无破损，边缘是否光滑、圆润，以免刮伤皮肤。②刮痧后刮痧部位当天避免着水，适当饮温开水，注意保暖，多休息。

2. 气虚体质砭术调理

（1）操作部位：①重点经络选取背腰部正中线（督脉），两侧夹脊穴、背部膀胱经第一侧线以及任脉、胃经的重点腧穴。②重点穴位选大椎、至阳、命门、脾俞（双）、肾俞（双）；中脘、气海、关元；足三里（双）。

（2）操作步骤

| 第一步 | 受术者取俯卧位，暴露背部，常规清洁消毒。 |

| 第二步 | 用砭具（砭石板）沿背部正中线，从大椎至命门分段做摩法，且摩且按，按摩 10～20 次为宜，身体消瘦，棘突明显者，宜用砭板的角，自上而下依次点压，按摩每一个椎间隙 3～5 秒，命门穴处重点按摩，以局部有酸胀感为宜。 |

| 第三步 | 使用加热后的砭具自上而下沿背部两侧夹脊穴做温熨法，每侧 1～2 次，手法以受术者不感到灼痛为宜，以砭具的角按压大椎、至阳、命门，每穴 1 分钟左右，以产生酸、麻、胀的得气感为度。 |

| 第四步 | 使用砭具沿膀胱经第一侧线自上而下做推法，然后再沿同样路线做摩法，每侧操作 10～20 次，手法以受术者不感疼痛为宜，以砭具角按压脾俞、肾俞，每穴 1 分钟左右，以产生酸、麻、胀的得气感为度。 |

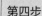

第五步	受术者取仰卧位，暴露腹部，常规清洁消毒。

第七步	用砭具（砭石板）在下肢自上而下沿胃经从伏兔穴至足三里穴做推法，手法以受术者不感疼痛为宜，以砭具的角按压足三里穴 2~3 分钟，以产生酸、麻、胀的得气感为度。

第六步	用加热后的砭具（砭石板）沿腹部正中线从中脘至关元做温熨法 10~20 次，手法以受术者不感灼痛为宜，以砭具角按压中脘、气海、关元，每穴 1 分钟左右，以产生酸、麻、胀的得气感为度。

（3）操作时间及频率：实施气虚体质砭术调理每次 25~30 分钟，运用电热砭具进行温熨在达到设定温度后，可持续施术 30~60 分钟，每天或隔天 1 次，10 次为 1 个疗程。

（4）操作程度：操作时用力要均匀，由轻到重，以受术者能承受为度；进行穴位点按时，力度以受术者有酸、麻、胀得气感为度，太轻时无得气感觉，太重时主要感觉为疼痛，受术者不易接受。

（5）禁忌证：某些感染性疾病或急性传染病，如丹毒、骨髓炎、急性肝炎、肺结核；有出血倾向者，如血友病或外伤出血者；手法操作区域有烫伤，皮肤病或化脓性感染的患者；对患有皮肤病者使用砭具应保证专人专用；凡遇到过饱、过饥、酒醉、大怒、大惊、疲劳过度、精神紧张等情况，不宜立即使用砭术。

（6）注意事项：①在砭术操作过程中，操作者要全神贯注，手法操作要由轻到重，切忌使用暴力。②使用砭具操作前，应检查砭具边缘有无破损、裂痕、以免划伤皮肤，不合格的砭具不能使用。③使用电热砭具时，其电加热仪器的温度要从 39℃逐渐向上加温度，并询问顾客的感觉，不要直接使用较高的温度作用于人体，以防烫伤。④使用温熨类砭石进行操作后，顾客常会有出汗发热现象，会损失一定量的体液，故在砭术后可让顾客饮用一些温开水。电热砭具的电子加热部件在使用结束后，应关闭开关并拔掉电源，收好备用。

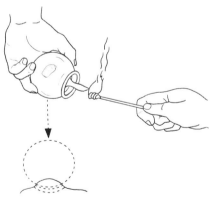

3. 气虚体质拔罐调理

（1）操作部位：①重点经络选背部督脉及膀胱经循行部位，包括膀胱经第一、二侧线。②重点穴位选脾俞（双）、胃俞（双）、肾俞（双）。

（2）操作步骤

第一步	受术者取俯卧位，暴露背部，常规清洁消毒。

第二步	在督脉及膀胱经第一、二侧线上自上而下进行闪罐，适当涂抹刮痧油后，自上而下走罐 5~9 遍，在脾俞、胃俞、肾俞处留罐 8~10 分钟。

第三步	受术者取仰卧位，暴露下肢，常规清洁消毒。		第四步	在受术者下肢适当涂抹刮痧油后，沿胃经路线自上而下走罐5～9遍，脾经路线自上而下闪罐3～5遍，在足三里、血海处留罐8～10分钟。

（3）操作时间：每个部位闪罐及走罐5～8分钟，留罐8～10分钟。

（4）禁忌证：同上。

（5）注意事项：同上。

拓展学习

常用的刮痧介质

刮痧介质经过长期的发展，主要有水剂、油剂、乳剂、酊剂等。

水剂：凉开水、葱姜水等。

油剂：植物油（如芝麻油、茶籽油、橄榄油、杏仁油、月见草油）、药油（如刮痧油）等。常用的跌打损伤或止痛类的药油因不易"透痧"，不宜作为刮痧油使用。

乳剂：乳剂选用质地细腻的膏状物质，如凡士林、蛇油、刮痧乳等，亦可将具有活血化瘀、通络止痛、芳香开窍等作用的中药提取物制备成乳膏剂使用。乳剂膏体细腻，润肤效果较为理想。

酊剂：可将配伍恰当的药物浸泡在乙醇中提取使用，低龄儿童和肝肾功能不足的患者不宜使用酊剂。

刮痧介质在使用时应根据病情以及患者的年龄、皮肤情况等特点进行选择。实施拔罐疗法的走罐手法时，亦可使用刮痧介质作为介质。

学习检测

1．对于气虚体质，刮痧应以逆经刮为宜。（　　　）

2．气虚体质砭术调理重点在脾经、胃经。（　　　）

3．背部膀胱经第一侧线和第二侧线分别位于督脉旁开1寸和2寸。（　　　）

第三节　阳虚体质调理方案

问题情境

薛某，女，28岁，教师。平素面色㿠白，形寒肢冷，经期少腹冷痛。因其生活在沿海城市，好食鱼、虾、螃蟹等各类海鲜，且常饮凉茶、啤酒。请对其饮食是否合理进行判断，并给予适当的建议。

同学问：老师，我家邻居阿姨，夏天穿毛衣，三伏天都要穿着厚厚的衣服，别人开空调她不能接受，导致她家夏天最热时都不能开空调、风扇，家里人个个热得汗流浃背，她却不感觉到热，还要"全副武装"。邻居阿姨属于哪种体质？应该如何进行体质调理？

老师答：同学，你的邻居阿姨属于阳虚体质。阳虚体质的人在日常生活中容易表现为畏冷、手足不温，喜热饮食、精神不振、易乏力困倦，肌肉多松软不实，面色㿠白，舌淡胖嫩，脉沉迟。容易适应温暖的气候，但对寒凉气候适应不利，所以我们称其"耐夏不耐冬"。阳虚体质也可通过刮痧、砭术、拔罐等中医药适宜技术进行体质调理。

基 本 知 识

阳虚体质人在日常生活中容易表现为畏冷、手足不温，喜热饮食、精神不振、易乏力困倦，肌肉多松软不实，面色㿠白，舌淡胖嫩，脉沉迟。容易适应温暖的气候，但对寒凉气候适应不利，所以我们称其"耐夏不耐冬"。由于此体质阳气不足，无力温煦，卫外功能也较差，因此容易感受风、寒、湿邪的侵袭。阳气不足则温化水液的能力较差，机体摄入的水液以及外界的湿邪都容易存留于机体，而出现痰饮、肿胀、泄泻等病证，感受邪气也容易寒化。此类体质人易兼夹气虚、痰湿、血瘀、阴虚等体质，在调理时也应注意兼夹体质。

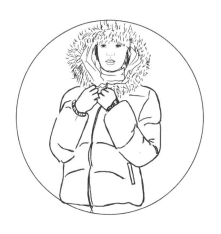

任务一：阳虚体质饮食调理

同学问：老师，阳虚体质的人饮食方面应该注意什么？今后的工作中我们对这类体质的人员应该怎么指导？

老师答：同学，"年轻时人找病，年纪大了病找人"这句话大家都听说过，可是很多人不知其所以然。事实上，除了少部分人属于先天阳气不足，大部分人的阳虚都是后天造成的，都是生活中的小细节累积所致。饮食方面，如冰激凌、冰镇饮料、冰镇西瓜等没有节制的摄入，寒冷入肚，直接降低我们胃的温度，寒属阴，阴盛伤阳，导致脾阳虚，出现面色萎黄，肌肉不实，口唇淡白，大便溏泄等阳虚症状。阳虚体质人的饮食应当以温热软烂、容易消化为主，不宜食用生冷食品，尤其是夏季的冷饮、凉茶等阳虚体质人均不宜食用。此外，阳虚体质的人适合饮用红茶、乌龙、熟普洱等性温的茶品，但不宜多饮，绿茶性寒凉，易伤脾胃阳气，是不宜饮用的。

基 本 知 识

阳虚体质人的饮食应当以温热软烂、容易消化为主，不宜食用生冷食品，特别是夏季的冷饮、凉茶等，阳虚体质人均不宜食用。此外，阳虚体质人适合饮用红茶、乌龙、熟普洱等性温的茶品，但不宜多饮，绿茶性寒凉，易伤脾胃阳气，是不宜饮用的。

在日常生活中，具有温阳作用的食物主要有辣椒、胡椒、花椒、八角茴香、小茴香、肉桂、肉豆蔻、砂仁、丁香、姜、蒜、葱、芫荽、韭菜、刀豆、核桃、栗子、菠萝、樱桃、桂花、羊肉、狗肉、鹿肉、雀肉、鸽肉、鳝鱼、海虾、海参、淡菜等，阳虚体质的人可以通过适当的搭配烹饪进行食用。同时可加入一些补气、祛湿的食物进行调配，使得阳气充足、痰湿不生，如白扁豆、山药、薯类等。

阳虚体质人在饮食中应注意避免食用寒性的食物，如生薏苡仁、茭白、蕨菜、苦菜、苦瓜、鱼腥草、马齿苋、芹菜、菠菜、茄子、绿豆、赤小豆、鸭肉、松花蛋、百合、西瓜、梨、荸荠、甘蔗、夏枯草、菊花等。另外，滋腻、不易消化、容易生痰的食物，如糯米及其制品、肥猪肉等也不宜食用。

阳虚体质者多有其他的兼夹体质，如气虚体质多伴阳虚而见；由于阳不化湿，水湿停聚体内，还容易伴随痰湿的体质；阳气推动不利，血液运行不畅，亦可出现血瘀；阴阳互根，阳虚到一定程度则阴难以化生，所以也可伴随阴虚体质。因此，进行体质调理时，可参考其他各体质调理食物宜忌进行调配。

📖 拓展学习

五更泄又名鸡鸣泄、肾泄，是指患者长期早起鸡鸣时出现腹泻，大便溏薄，中间夹有不消化的食物。病因是肾阳不足，命门火衰，阴寒内盛。中医学认为，此病主要由于脾肾阳虚所致。

病久渐虚，脾病损肾，则见脾肾阳虚。肾阳不足，命门火衰，不能蒸化致病。黎明之前，阴气盛，阳气未复，脾肾阳虚者，胃关不固，隐痛而作，肠鸣即泻，又称"五更泄""鸡鸣泄"；泻后腑气通则安；肾亏则腰膝酸冷，脘腹畏寒，形寒肢冷，四肢不温；肾阳虚衰，命门火衰，温煦无力，小便清长，夜间尿频；舌质淡，舌体胖有齿印，脉沉细无力，均为脾肾阳虚之征。

此证多见于由炎夏转入秋凉时期，男性多于女性，多见于中老年人。这类腹泻往往积年累月，给患者带来很大烦恼。四神丸是治疗五更泻的常用中成药之一。患者平时应注重腹部保暖、忌食生冷食物，适当食疗亦可收到满意效果。

📖 学习检测

1. 阳虚日久可导致阴虚，体现了阴阳间的（   ）关系。
   A. 对立制约　　　　　　B. 消长平衡
   C. 互根互用　　　　　　D. 相互转化
2. 山药既可以补脾，也可以补肾。（   ）
3. 阳虚体质人吃水果可以蒸热了再吃。（   ）

任务二：阳虚体质运动调理

问题情境

高某，女，25岁，在校学生。平素畏寒，手足不温，喜热饮。寒假期间时常与同学一同练习冰雪运动，每次滑雪、溜冰时间均较长。请对其运动是否合理进行判断，并给予适当的建议。

同学问：老师，阳虚体质的人适合做的运动有哪些？运动有无禁忌？需要注意什么？

老师答：同学，阳虚体质的人运动方式应以有氧运动为主，运动场地宜温暖而避风寒，运动宜低强度、多频次、柔和舒缓，单次消耗人体能量较少，循序渐进，持之以恒，这样可以使阳气渐复，气血调和，温肾助阳，以达到固本培阳，身体强壮的目的，如八段锦、散步、快走等轻缓而运动强度较小的运动。运动不宜在寒冷的场地进行锻炼，或运动负荷过大，单次时间较长，出汗过多的剧烈运动，忌动作用力过猛。因寒气最易伤阳，且滑雪、溜冰运动亦耗伤阳气，将加重阳虚症状。

基 本 知 识

阳虚体质的人运动方式应以有氧运动为主，运动场地宜温暖而避风寒，运动宜低强度、多频次、柔和舒缓，单次消耗人体能量较少，循序渐进，持之以恒，这样可以使阳气渐复，气血调和，温肾助阳，以达到固本培阳，身体强壮的目的。

1. 运动方案建议

（1）散步：可在午后阳光充足，温暖和煦时进行10～15分钟的散步，持续一个月后，可延长至20～30分钟，待活动量增加和运动效果显现，可将散步时间延长至40～60分钟，期间宜做好基础的防晒工作。

（2）快走：最初可进行5～10分钟的快走，持续一段时间后，待人体适应此种运动强度后，时间增加至15～20分钟，后期可逐步将增加至30分钟。

（3）健身气功八段锦：最开始应以单式的学习和锻炼为主，特别是第一式双手托天理三焦、第三式调理脾胃须单举及第六式双手攀足固肾腰三式的锻炼，待各式的动作熟练掌握后，可一次练习3～4式，后期可整套动作同时练习。在整个运动过程中要注重动作与呼吸的配合，做到以形领气，守神御形。

2. 养生经络操

（1）健运脾胃生气血：五指并拢，双手交替从天突向下推至下腹部20次，然后双手叠掌，顺时针揉腹2分钟。

（2）揉摩关元补肾阳：用双手中指叠指轻轻点揉关元穴2分钟，至有酸胀感，然后擦摩至透热为度。

（3）擦摩腰骶固肾本：先双手掌心相对搓热，先叠掌擦命门到腰阳关一线，再分别擦两侧的肾俞到关元俞，最后擦骶骨面，以透热为度，最后轻叩上述位置。

📖 拓展学习

八段锦的动作要领

第一式：双手托天理三焦

预备姿势：立正，两臂自然下垂，眼看前方。

动作要领：两臂慢慢自左右侧向上高举过头，十指交叉翻掌，掌心向上。两肘用力挺直，两掌用力上托，维持这种姿势片刻。两手十指分开，两臂从左右两侧慢慢降下，还原到预备姿势。重复六次。

注意事项：动作应与呼吸协调配合，手臂上举时深吸气，呼吸可稍停顿，两臂放下时深呼气。

第二式：左右开弓似射雕

预备姿势：立正，两脚脚尖并拢。

动作要领：左脚向左踏出一步，两腿弯曲成骑马势，上身挺直，两臂于胸前十字交叉，左臂在外，右臂在内，手指张开，头向左转，眼看左手，左手手指弯曲，食指向上翘起，拇指伸直与食指成八字撑开，左手慢慢向左推出，左臂伸直，同时右手手指弯曲，屈臂用力向右平拉，作拉弓状。肘尖向右侧挺，两眼注视左手食指，从左侧收回到胸前，同时右拳五指张开，从右侧收回到胸前，两臂十字交叉，右臂在外，左臂在内，恢复到立正姿势。

右脚向右踏出一步，两腿弯曲成骑马势，上身挺直，两臂于胸前十字交叉，右臂在外，左臂在内，手指张开，头向右转，眼看右手，右手手指弯曲，食指向上翘起，拇指伸直与食指成八字撑开，右手慢慢向右推出，右臂伸直，同时左手手指弯曲，屈臂用力向左平拉，作拉弓状。肘尖向左侧挺，两眼注视右手食指，从右侧收回到胸前，同时左拳五指张开，从左侧收回到胸前，两臂十字交叉，右臂在外，左臂在内，恢复到立正姿势。如此左右各做三次。

注意事项：肘部要抬平，展臂、拉弓时吸气，还原时呼气。

第三式：调理脾胃须单举

预备姿势：站直，双臂屈于胸前，掌心向上，指尖相对。

动作要领：先举右手翻掌上托，而左手翻掌向下压，上托下压吸气而还原时呼气。左右上下换做八次。

注意事项：上举、下按要同时进行，举、按时吸气，复原时呼气。

第四式：五劳七伤往后瞧

预备姿势：开腿直立，两臂伸直下垂，掌心向后，指尖向下，目视前方。

动作要领：两臂充分外旋，掌心向外，头慢慢向左后转，目视左后方；两臂内旋，目视前方，复原，再作右转头。

注意事项：转头时，身体不动，保持正直，向后看时吸气，复原时呼气。

第五式：摇头摆尾去心火

预备姿势：开步直立，比肩略宽。

动作要领：两掌内旋上托至头顶，微屈肘，掌心向上，指尖相对，目视前方。两腿慢慢屈膝半蹲成马步，两掌向外侧下落，两掌扶按于膝上，拇指侧向后。上身先向右弧形摆动，随之俯身，目视右脚。上身由右向前，向左、向后弧形摇动，目视右脚。上身右移成马步，目视前方，左右交替作摇摆。

注意事项：做摆动动作时，四肢应随摆动自然屈伸，摆动时吸气，复原时呼气。

第六式：两手攀足固肾腰

预备姿势：开步直立，与肩同宽。

动作要领：两臂向前、向上举至头顶，掌心向前，目视前方，两臂外旋至掌心相对，屈肘，两掌下按于胸前，掌心向下，指尖相对，目视前方。两臂外旋，两掌顺腋下后插，掌心向内，沿后背两侧向下摩运至臀部，上身慢慢前屈弯腰，两掌随之沿腿后向下摩运，至脚面抓握片刻，抬头。目视前下方。

注意事项：采用自然呼吸，动作宜缓慢，身体前屈时，膝部不能弯曲。

第七式：攒拳怒目增气力

预备姿势：直立，平视前方。

动作要领：左脚向左开步，两腿缓慢屈膝下蹲成马步；两拳握固，抱于腰侧，拳心向上，目视前方。左拳向前缓慢用力击出，左臂内旋，拳眼朝上，与肩同高，瞪目怒视前方，左拳变掌，向左环绕成掌心向上后，抓握成拳，再缓慢收抱于腰侧，目视前方。左右交替做攒拳怒目。复原。

注意事项：练习时脚掌用力抓地，出拳时要用力，拳紧握。出拳时吸气，睁眼怒目，复原时呼气，全身放松。

第八式：背后七颠百病消

预备姿势：并步直立，两掌自然下垂于体侧，目视前方。

动作要领：两脚跟尽量上提，头用力上顶，然后两脚跟下落，轻震地面。

注意事项：足跟落地时速度要快，全身放松，使身体震动；足跟提起时吸气，落下时呼气。

收势：双脚并拢，双手自身体两旁环抱叠放置于腹前，左手搭在右手上，注意不要翘起拇指，全身放松，保持均匀的呼吸。

📖 学习检测

1. 关元穴位于前正中线，脐下 1.5 寸。（　　　）
2. 阳虚体质可进行摔跤、举重等较激烈运动激发阳气。（　　　）

任务三：阳虚体质起居调理

问题情境

魏某，男，4 岁，上幼儿园。自学会走路后，常不穿鞋袜在家中地上跑跳，喜欢在河边钓鱼、玩耍。逐渐显现出面白肢冷，舌体淡胖，容易腹泻等状况。请对其起居是否合理进行判断，并给予适当的建议。

同学问：老师，阳虚体质的人起居调理原则有哪些？

老师答：同学，阳虚体质者常表现为耐春夏不耐秋冬，起居宜注重保暖，特别是下部（即腰部、下肢、足及下腹部丹田部位）的保暖；注重借自然界之阳气，关注居所气温环境和日常活动形式，温养固护阳气；劳作适当，起居规律，养护阳气。

👨 **同学问**：老师，我们指导阳虚体质的人起居调养平时应该注意哪些事项？

👨 **老师答**：同学，阳虚体质的人平时应避免强力劳作，汗出阳气外泄；避免居住和工作环境阴冷潮湿；避免久坐少动；避免贪凉饮冷。

基 本 知 识

阳虚体质者在秋冬寒凉季节要适当暖衣温食以养护阳气，但不可过分注重保暖而忽视适当运动，可适当洗桑拿、泡温泉浴，借自然之阳气。春夏季应注重养阳，适当运动和劳作，在阳光充足的情况下多进行户外活动，多晒太阳，但要避免劳力过重，造成汗液大泄，阳气随之外泄。夏季不可恣意贪凉饮冷，或过多食用瓜果，避免长时间待在空调房间。

1. 居住环境建议　阳虚体质人居住应考虑向阳温暖的居所，居处宜干燥、通风，尽量避免居住在水边、潮湿度较高、寒凉的地方。不可在阴冷潮湿的环境下长期工作和生活，居住环境应空气流通，不宜过多使用冷风空调。

2. 睡眠建议　日间为阳气充足之时，夜间则阴气充足，按时作息，使人体阴阳之气得自然界的助力，才能养阳。因此，阳虚体质人一定要规律睡眠，避免晨昏颠倒，白天阳光充足时应保持工作活动状态，午间宜适当休息以养阳气，特别是夏季午间，是阳气旺盛之时，此时适当休息可以固护阳气。

📖 拓展学习

1. 学习《素问·阴阳应象大论》中有关阳气的论述。

2. 中医学认为，在一天之中，白天属阳，夜间属阴。白天中的上午属阳中之阳，下午属阳中之阴；夜间上半夜属阴中之阴，下半夜属阴中之阳。因此应在日间天地阳气充足时，积极参加体育锻炼和工作学习；在夜间阴气渐盛时保证充分的睡眠。

📖 学习检测

1. 俗话说"春捂秋冻"，故阳虚体质在秋季天气转凉后不应及时添加衣物。（　　　）

2. 阳虚体质应静卧少动，以养阳气。（　　　）

任务四：阳虚体质经络调理

能对阳虚体质人员制订刮痧、砭术、拔罐等调理方案，并能准确、熟练操作。

问题情境

钱某，女，35岁，长跑爱好者。平素畏寒，四肢不温，易感受风寒，晨起后常眼睑浮肿，常通过长跑健身，运动完后为缓解疲劳，常使用刮痧板自上而下用力刮下肢内侧肝、脾、肾经。请对其刮痧操作是否合理进行判断，并给予适当的建议。

同学问：老师，阳虚体质经络调理重点选择那几条经络进行调理？

老师答：同学，对阳虚体质的人进行经络调养时，经络的选择上应以肾经、督脉、膀胱经为主，并且注意在调养中应以温法、补法为主，操作的时间可略长，强度可加大，手法宜轻柔，以期温补脾肾、补火助阳、固本培元。

同学问：老师，阳虚体质调理场所有无特殊要求？手法操作有无禁忌？

老师答：同学，因阳虚体质者有畏寒肢冷的表现，故调理场所应特别注意温暖舒适、干湿程度适中。操作中忌用泻法，手法过重，操作时间过长，所处场地寒冷，都易耗伤阳气，加重阳虚症状。

基 本 知 识

1. **阳虚体质多见寒象** 清代程钟龄《医学心悟》云：“阴脏者阳必虚，阳虚者多寒。”即阳虚者机体产热不足，因而出现寒象。

2. **阳虚体质面色柔白** 古代医家多认为阳虚体质“色白而肥”。如叶桂《温热论》云：“如面色白者，须要顾其阳气，湿盛则阳微也”，表明面色白为判定阳虚证的重要特征。

3. **阳虚体质生理功能减退** 阳虚体质因阳气缺乏，表现为虚象特征，全身生理功能减退。阳虚体质不仅对外来致病因子防御能力减弱，而且对内源性致病因素的调节能力也存在障碍，这些易造成机体进入病理状态。

调 理 方 案

1. 阳虚体质刮痧调理

（1）操作部位：刮痧经络调理的主要操作部位为背俞功能带及任脉。①重点经络选背俞功能带，即第1胸椎棘突到第4骶椎棘突下缘脊柱旁开3寸范围内的带状区域（包括督脉、夹脊穴及足太阳膀胱经第一、二侧线）。②重点腧穴选肾俞（双）、关元俞（双）、命门、腰阳关、膻中、中脘、气海。

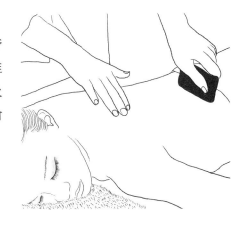

（2）操作步骤

第一步 受术者取俯伏坐位或俯卧位，暴露背部，常规清洁消毒。

第三步 刺激强度由轻到重，刮至皮肤出现紫红色瘀点、瘀斑，且以受术者能忍受为度。

第二步 涂上适量刮痧油，接着用刮痧板先刮背俞功能带，以肾俞、关元俞、督脉上命门至腰阳关区域为重点，从上到下，从内到外，从左到右进行刮拭，刮至皮肤出现紫红色瘀点、瘀斑为度。刺激第1胸椎至第5腰椎及两侧区域之皮肤，每侧分3列，第一列距脊柱（正中线）0.5寸即夹脊穴，第二列距脊柱1.5寸即膀胱经第一侧线，第三列距脊柱3寸即膀胱经第二侧线，两侧共6列，共刮7列；患者取仰卧位，刮膻中、中脘、气海，补法（刮拭按压力小，速度慢，刺激时间稍长，出痧点少）。

（3）操作时间及频率：一般每个部位或穴位刮15～20次，时间以15～20分钟为宜，5日调理1次，7次为1个疗程，需要5～7个疗程，每个疗程之间可间隔2周。

（4）禁忌证：不能长时间俯卧者；背部皮肤有伤口或明显破溃及感染病灶者；合并其他重大疾病（如重度高血压、冠心病、糖尿病、急性脑血管疾病）或精神疾病不能配合治疗者；妇女妊娠及月经期。

（5）注意事项：①操作前需检查刮痧板边缘有无破损，边缘是否光滑、圆润，以免刮伤皮肤。②操作场所温暖舒适，避风寒。③刮痧后刮痧部位当天避免着水，适当饮温开水，注意保暖，多休息。

2. 阳虚体质砭术调理

（1）操作部位：①重点经络选督脉、足太阳膀胱经（第一侧线）、任脉、肾经、胃经。②重点穴位选命门、肾俞（双）、腰阳关、神阙、关元、足三里（双），太溪（双）等腧穴，温熨法重点操作。

（2）操作步骤

第一步 受术者取俯卧位，暴露背部，常规清洁消毒。

第七步 用砭具（砭石板）角或砭锥点按下肢足三里穴、太溪穴，每穴1～2分钟。

第二步 将砭具（砭石板）放置在水中逐渐加热到50～60℃后取出，用干毛巾缠裹放置在背部督脉，从上（大椎穴）至下（长强穴）反复温熨3～5遍。

第六步 用砭具（砭石板）角或砭锥点按关元1～2分钟，用砭石板平面在腹部神阙穴进行温熨3～5分钟。

第三步 用砭具（砭石板）角或砭锥点按肾俞、命门、腰阳关穴，每穴1～2分钟。

第四步 受术者仰卧位，暴露腹部，常规清洁消毒。

第五步 用加热后的砭具在任脉从上（膻中穴）至下（关元穴）反复温熨3～5遍。

（3）操作时间及频率：阳虚体质砭术调理手法每次 25～30 分钟，电热砭石温法在达到设定温度后，可持续施术 30～60 分钟，每天或隔天 1 次，7～10 次为 1 个疗程。

（4）操作程度：砭术操作时用力要均匀，由轻到重，以受术者能承受为度；进行穴位点按时，力度以受术者有酸、麻、胀得气感为度，太轻时无得气感觉，太重时主要感觉为疼痛，受术者不易接受。

（5）禁忌证：妇女在妊娠期前 3 个月和后 3 个月于腰骶部、臀部、腹部禁忌使用砭术。某些感染性疾病或急性传染病，如丹毒、骨髓炎、急性肝炎、肺结核；有出血倾向者，如血友病或外伤出血者；手法操作区域有烫伤，皮肤病或化脓性感染的患者；患有皮肤病者等使用砭具应保证专人专用。凡遇到过饱、过饥、酒醉、大怒、大惊、疲劳过度、精神紧张等情况，不宜立即使用砭术。

（6）注意事项：①使用砭具操作前，应检查砭具边缘无破损、裂痕、以免划伤皮肤，不合格的砭具不能使用。②使用砭具操作时，注意不要让砭具与硬物碰撞，不要将砭具摔落到地上。③使用温熨类砭具进行操作后，受术者常会有出汗发热的现象，损失一定量的体液，故在砭术后可让其饮用一些温开水。④使用电热砭具后，应关闭开关并拔掉电源，收好备用。

3. 阳虚体质拔罐调理

（1）操作部位：①重点经络选背部督脉及膀胱经循行部位，包括膀胱经第一、二侧线。②重点穴位选脾俞（双）、胃俞（双）、命门、气海、关元、足三里（双）。

（2）操作步骤

第一步	受术者取俯卧位，暴露背部，常规清洁消毒。

第二步	在督脉及膀胱经第一、二侧线上自上而下进行闪罐，适当涂抹刮痧油后，自上而下走罐 5～9 遍，在脾俞、胃俞、命门处留罐 8～10 分钟。

第四步	受术者取仰卧位，暴露下腹部，在脐下沿任脉自上而下闪罐 3～5 遍，在关元、气海处留罐 8～10 分钟。

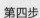

第三步	在受术者下肢适当涂抹刮痧油后，沿胃经路线自上而下走罐 5～9 遍，在足三里处留罐 8～10 分钟。

（3）操作时间及频率：每个部位闪罐及走罐 5～8 分钟，留罐 8～10 分钟。

（4）禁忌证：同上。

（5）注意事项：同上。

📖 拓展学习

气海和关元穴均为任脉腧穴，气海为元气之海，关元为任脉与足三阴经交会穴。两穴自古以来就是保健强身的要穴，具有培补元气、益肾固精的作用，经常在此二穴处拔罐，可以达到强身健体，延年益寿的目的。特别对在日常生活中经常感到疲劳乏力、气短懒言、稍有活动即有汗出、容易外感、怕冷等症状者有较好的调理效果。

📖 **学习检测**

1. 中医中"益火之源，以消阴翳"是用于调理（   ）。
   A. 气虚　　　　　B. 血虚　　　　　C. 阴虚　　　　　D. 阳虚
2. 阳虚体质刮痧以阳经为主。（   ）
3. 阳虚体质砭术调理适宜用温熨法。（   ）
4. 至阳穴在第7胸椎棘突下，旁开1.5寸。（   ）

第四节　阴虚体质调理方案

问题情境

吴某，男，16岁，在校学生。平素手足心热，大便秘结，夜间盗汗，好食重庆火锅、麻辣烫等辛辣之品，家中做饭也常加入辣椒，并喜饮冰镇可乐。请对其饮食是否合理进行判断，并给予适当的建议。

👨‍🎓 **同学问**：老师，我妈妈46岁，近一年来经常心烦、失眠、情绪容易激动，我妈妈属于哪种体质？应该如何进行体质调理？

👨‍🏫 **老师答**：同学，你妈妈属于九种体质中比较典型的阴虚体质，阴虚体质人在日常生活中容易表现为手足心热、口燥咽干、鼻微干、喜食冷饮，性情多急躁，外向好动活泼，体形偏瘦，小便短少，大便干燥，舌红少津，脉细数。阴虚体质也可通过刮痧、砭术、拔罐等中医药适宜技术进行体质调理。

基 本 知 识

阴虚体质容易适应寒凉气候，但对夏季炎热气候和秋季干燥气候适应不利，所以我们称其"耐冬不耐夏"。由于此体质人体内津液精血等阴液亏少，一方面对形体的滋养不足，出现干燥、阴血失养之象；另一方面阴虚则易阳亢，容易出现虚热之象，如手足心热、夜间眠差、睡时汗出等现象。此类体质人容易患有虚劳、失精、不寐等病证，感受邪气时疾病发展也易从热化。

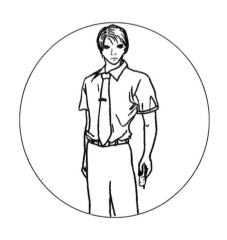

任务一：阴虚体质饮食调理

同学问：老师，阴虚体质人饮食指导该注意什么？

老师答：同学，阴虚体质人在饮食中要注意选择质润而微寒的食物，即滋阴与清热并用，取滋阴亦可除热，清热可以存阴之意。滋阴应着重肺肾两脏之阴，肺肾为母子关系，肾阴又为一身阴液之根本，滋补二脏之阴有金水相生之意。还应注意要选择有补血养血之功的药食，以达到阴血互补之功，将填精、养血、滋阴融为一体，促进阴虚体质调养。

基 本 知 识

适合阴虚体质人食用的药食多甘淡质润而微寒，如瘦猪肉、猪皮、鸭肉、甲鱼、乌贼鱼、豆腐、绿豆、大白菜、莲藕、芹菜、百合、山药、玉竹、银耳、甘蔗、荸荠、梨、橙子、柚子、桑椹、芝麻、黄精、熟地黄、蜂蜜等，还宜与养血药食如阿胶、桂圆、枸杞、猪肝、鸭血等配合食用。

阴虚体质人饮食中要注意少食温燥、辛辣、香浓的食物，以免促使火生，如羊肉、狗肉、韭菜、茴香、辣椒、胡椒、葵花子、生葱、生姜、生蒜、咖喱、酒、咖啡、浓茶等，也不宜多吃祛湿类食物，如冬瓜、木瓜、扁豆、薏米、鲫鱼等。阴虚体质人虽有热，但为虚热，而非实热，不可过食苦寒之品直折其热，反而造成阳气的损伤，如苦瓜、蕨菜、马齿苋、荠菜、莲子芯、赤小豆、苦丁茶等。

饮食应注意温润，不可因为有手足心热、烦躁之象就食用冷饮凉食，凉易损伤脾阳，导致运化不利，津液输布不利，津血生化无源，反而加重病情。使用凉食的方式来"清虚热"无疑为"饮鸩止渴"。另外，阴虚体质人适合汤、羹类型的烹饪方式，不适合煎、炸、烤的烹饪方式，如炸鸡、烤串等应避免大量食用。

阴虚体质人易兼夹气虚、阳虚、血瘀等体质。阴虚兼有气虚者可选用一些益气但不温燥之品来进行补益，如太子参、沙参、石斛、山药等，切不可盲目求速使用大剂量温热之品如红参等，容易出现"上火"之象。阴虚兼有阳虚者需阴阳双补，此时应注意寒温之品要调和，秉承先贤的"阴中求阳、阳中求阴"之意，缓缓而图之，切忌求速而妄用补药，造成阴阳失衡。阴虚体质夹有血瘀体质者宜在滋阴同时适当加入一些理气活血的药食，如佛手、当归、玫瑰花、桃仁、山楂、油菜等。对阴虚体质人进行调理时，应注意滋阴药食多性柔而腻，凉润腻膈，久服易伤脾阳，容易引起胃纳呆滞、腹胀腹泻等，可适当加萝卜、佛手、陈皮、白豆蔻、砂仁、鸡内金等理气健脾消导之品。

📖 拓展学习

朱丹溪是我国元代著名医学家，与刘完素、张从正、李东垣并称为"金元四大家"。朱丹溪是中医"滋阴学派"的创始人，倡导"阳常有余，阴常不足"说，并创"阴虚相火病机学说"，善用滋阴降火方药。

朱丹溪认为，人的衰老与疾病主要是阴气不足、阳气相对有余造成的。因此，他主张用滋阴降火的方法防治老年病，创制了大补阴丸一类的名方。

在治疗上，他主张不轻易使用乌头、附子等燥热劫阴之剂，甚至酒肉油汁、烧烤煨炒、辛辣甜滑之品，都在禁忌之列。

📖 学习检测

1. 中医认为阴虚则热，因此阴虚体质应多食苦寒之品清热泻火。（   ）
2. 阴虚日久造成阳气亦虚，此属（   ）。

    A. 阴损及阳   B. 阳损及阴   C. 阴中求阳   D. 阳中求阴

3. 阴虚体质着重滋补（   ）两脏之阴。

    A. 心、脾   B. 肝、肾   C. 肺、肾   D. 心、脾

任务二：阴虚体质运动调理

问题情境

刘某，男，26岁，职业足球运动员。平素面红口干，手足心热，消谷善饥，大便干燥。因是职业球员身份，无论严寒酷暑，长期在室外进行足球训练或比赛，运动强度大，出汗多。请对其运动是否合理进行判断，并给予适当的建议。

👨‍🎓 同学问：老师，阴虚体质的人我们怎样进行运动指导？

👨‍🏫 老师答：同学，阴虚体质的人运动方式应建议以中小强度、间断性的有氧运动为主，运动场地宜凉爽而通风，运动宜低强度、低频次、柔和舒缓，单次消耗人体能量较少，循序渐进，持之以恒，这样可以使人体正气渐复，阴阳调和，滋补肾阴，以达到固本培元，身体健康的目的。

👨‍🎓 同学问：老师，哪些运动适合阴虚体质人群？注意事项有哪些？

👨‍🏫 老师答：同学，八段锦、散步、瑜伽等轻缓而强度较小的运动；不宜在炎热的夏季或炎热的环境中进行运动，以及做运动负荷过大，单次时间较长、出汗过多的剧烈运动，需及时补充水分。忌锻炼时使用用力过猛动作，过度运动更易致汗出过多而伤津耗气，加重阴虚症状，可导致出现阳亢之象。

基 本 知 识

阴虚体质的人运动方式应建议以中小强度、间断性的有氧运动为主，运动场地宜凉爽而通风，运动宜低强度、低频次、柔和舒缓，单次消耗人体能量较少，循序渐进，持之以恒，这样可以使人体正气渐复，阴阳调和，滋补肾阴，以达到固本培元，身体健康的目的。

1. 运动方案建议

（1）散步：可在清晨或傍晚，凉爽通风处进行10～15分钟的散步，持续一个月后，可延长至20～30分钟，待活动量的增加和运动效果的显现，可将散步时间延长至40～60分钟，速度可适当增快，

期间宜及时饮水。

（2）瑜伽：可根据自身情况选择一些简单的瑜伽动作进行练习，时间不宜过长，场地应通风良好，期间调匀呼吸。

（3）健身气功八段锦：最开始应以单式的学习和锻炼为主，特别是第一式"双手托天理三焦"、第三式"调理脾胃须单举"及第六式"双手攀足固肾腰"三式的锻炼，待各式的动作熟练掌握后，可一次练习3~4式，后期可整套动作同时练习，在整个运动过程中要注重动作与呼吸的配合，做到以形领气、守神御形。

2. 养生经络操

（1）五指并拢，双手交替从天突向下推至下腹部20次，然后双手叠掌，顺时针揉腹2分钟。

（2）坐位，一侧下肢外展外旋放于另一侧大腿上，用拇指依次点揉三阴交、太溪穴，以酸胀为度，每穴1分钟，并可点按上述穴位同时屈伸踝关节以增强穴位酸胀感。

📖 拓展学习

阴虚体质的人适合做一些强度不大、难度较小的运动，如太极拳等传统保健运动、"嘘"字功和游泳等。

1. **传统保健运动** 适合做中小强度的锻炼，其运动锻炼应重点调养肝肾之功，如经常打太极拳、八段锦、固精功、保健功等比较柔和的功法，以取得内练生津咽津养阴之功效。阴虚体质的人多消瘦，容易上火，皮肤干燥等。皮肤干燥甚者，可多选择游泳，能够滋润肌肤，减少皮肤瘙痒，但不宜桑拿。

2. **吞津练精法** 中医学认为，津液具有滋养五脏的作用，吞食自己分泌的津液，可补脾胃，固护肾精，既滋养了"后天之本"，又巩固了"先天之本"，可见此法的意义重大。唾液中90%是水分，剩下的10%由球蛋白、淀粉酶、溶菌酶、各种免疫球蛋白、氨基酸、黏液蛋白等组成，倘若一次吞入一定量的唾液，可加强消化功能。

每天早晨起床后，端坐在床边，微微闭上嘴唇，将舌尖顶住上颚，这时口腔里的唾液会逐渐增多，当唾液积攒到足够多时，分几次将唾液咽下去，如此反复练习5次。长期坚持，定会起到滋阴养液的作用。

📖 学习检测

1. 阴虚体质应进行长时间、连续性的速度和耐力训练，如短跑、长跑、踢足球等。（ ）

2. 阴虚体质可通过点按复溜穴滋肾阴，调汗液。（ ）

任务三：阴虚体质起居调理

问题情境

崔某，男，30 岁，电竞玩家。平素手足心热，口燥咽干，皮肤干燥，形体消瘦。爱好打电子游戏，常玩至凌晨，严重影响睡眠时长和睡眠质量。请对其起居是否合理进行判断，并给予适当的建议。

同学问：老师，阴虚体质起居调理应遵循哪些原则？

老师答：同学，阴虚体质者常表现为耐秋冬而不耐春夏，起居宜注重日常作息和工作习惯的养生，夜间应加强休息，帮助阴液的固护和滋养；注重借自然界之阴气，如秋冬季节为养阴之时，关注居所环境和日常活动形式，滋养阴液；节制房事，惜阴保精。

同学问：老师，阴虚体质起居应注意哪些问题？

老师答：同学，阴虚体质者起居应避免忽视阳气的养护，造成阴阳失衡；避免夜间过多活动，扰动阴气；避免日光直晒和高温环境的工作及锻炼。

基 本 内 容

阴虚体质人起居应有规律，保证夜间良好的睡眠质量以养阴，避免熬夜的习惯；阴虚体质人因阳气偏亢，容易受到外界紧张嘈杂气氛的影响，阳气升张而加剧阴阳之间的平衡失调。因此，居住环境宜安静，尽量避免紧张工作和剧烈运动。阳光直晒和高温酷暑的工作环境容易使人汗出过多，加剧阴虚的情况，汗液外泄又会导致"气随津脱"，造成气虚加剧，气不固津的情况。阴虚体质者更容易出现在炎热环境下的"中暑"的情况，在日常生活工作中应注意尽量避免或做好防护措施，如夏季酷暑季节要减少室外活动，可选择早晚天气凉爽的时候在户外活动，有条件的人，每逢春夏季节，可到海边、林区、山区等温度较低的环境下旅游、休假，也不宜进行蒸桑拿类休闲活动。阴虚体质的人以干性皮肤居多，需要特别强调防晒，注意保水保湿、滋养皮肤。

1. **居住环境建议** 阴虚体质人居所应安静、干爽、通风但不宜长时间日晒，也不宜阴暗、潮湿，在使用空调或气候干燥的季节，可以通过居室洒水、加湿器等方法来增加居室内的湿度，避免过于干燥。

2. **睡眠建议** 夜间阴气充足，人体充分休息可得到自然界的助力，使阴液和血得以滋养，部分阴虚体质人到夜间容易"精神"，喜欢夜间工作，则更需要认真调整自己的作息习惯，避免耗伤阴气。中午太阳直晒不宜外出时，可稍加休息。

📖 拓展学习

阴虚体质多为干性皮肤，多干燥容易脱屑，相比其他肤质更容易产生细纹，松弛等衰老问题，应注重保养。

1. **清洁** 清洁在干性皮肤的护肤体系中重要程度低，要避免过度清洁。与油性皮肤不同，干性皮肤具有先天缺损的角质层结构和不足的皮脂分泌，没有多余的油脂和过多的角质需要去除。

2. **保湿**　保湿是干性皮肤护肤的核心，不仅能够锁水，还能进行皮肤屏障的养护。多涂乳液和面霜，特别是含有神经酰胺、脂肪酸、胆固醇的成分产品，能够补充角质层天然组成的脂质成分，还可以加强角质层的功能，使得皮肤健康，光滑，有光泽。

3. **防晒**　干性皮肤比油性皮肤更容易长晒斑，在防晒上绝对不能马虎，出行一定要全方位防晒，硬防晒和软防晒一样都不能少，最重要的学会遮蔽性防晒，尽量避免紫外线最强的时间段（10:00—14:00）出行。

📖 学习检测

1. 阴虚体质者耐夏不耐冬。（　　　）
2. 阴虚体质的人不宜在夏季午间进行室外作业，否则易中暑。（　　　）
3. 阴虚体质多为油性皮肤，适宜用控油洁面乳。（　　　）

任务四：阴虚体质经络调理

能对阴虚体质人员制订刮痧、砭术、拔罐等调理方案，并能准确、熟练操作。

问题情境

张某，女，47岁，部门经理。平素面色潮红，五心烦热，小便短少，大便秘结，近期因更年期将至而出现烘热汗出，心烦、盗汗等症状。采用刮痧板离心方向重刺激心、肾二经，力求滋养心阴，补肾固精。请对其刮痧操作是否合理进行判断，并给予适当的建议。

👨‍🎓 **同学问**：老师，阴虚体质经络调理重点在哪些经脉进行？手法操作有无禁忌？

👨‍🏫 **老师答**：同学，对阴虚体质的人进行经络调养时，经络选择上应以脾经、肝经、肾经、心经、膀胱经及任脉为主，调养应以补法为主，操作时间适中，手法宜轻柔和缓渗透，以期养血滋阴、固本培元、兼清虚热。忌用泻法，手法过重，操作时间过长，以免伤血动血，引起不适症状。

基 本 知 识

在我们每个人的身体里，都蕴藏着生命之泉，我们称其为"津液"，相对于阳气来说，这些"津液"就是阴。口腔、关节、肠道、汗腺……它们无处不在。津液循环流动，滋润我们身体的每个角落。然而，有时我们却浑然不知，过多的消耗了它们，生命之泉渐渐干涸。没有了津液滋养，皮肤就像失去了灌溉的土地，没有了水嫩和光彩；心灵没有了津液滋养，心神失去了控制，性情急躁不安；肠道没有了津液滋养；干燥如失水的河道，只能让"淤泥"搁浅。

阴虚之人，口渴吗？便秘吗？烦躁吗？犹如一个美好的春天，好久没有了雨露的滋润……

调 理 方 案

1. 阴虚体质刮痧调理

（1）操作部位：①重点经络选足太阳膀胱经、足少阴肾经、手少阴心经。②重点穴位选心俞（双）、膈俞（双）、肝俞（双）、脾俞（双）、肾俞（双）、神门（双）、少冲（双）、水道（双）、归来（双）、涌泉（双）、三阴交（双）、照海（双）、太溪（双）。

（2）操作步骤

| 第一步 | 受术者取俯卧位，暴露背部，常规清洁消毒后，涂抹刮痧油，用直刮法刮拭两侧足太阳膀胱经从心俞至肾俞，各刮20～30次；并点压、按揉心俞、肝俞、肾俞、脾俞、膈俞，每个穴位15～30次。 |

| 第二步 | 受术者取仰卧位，暴露上肢，涂抹刮痧油，用直刮法刮拭两侧手少阴心经从曲泽至少冲，各刮15～20次；点压、按揉神门15～30次。 |

| 第三步 | 受术者取仰卧位，暴露腹部，涂抹刮痧油，以直线刮法刮拭腹部任脉及两侧足少阴肾经，各刮20～30次；按揉水道、归来穴，每个穴位15～30次。 |

| 第四步 | 受术者取仰卧位，暴露双下肢，涂抹刮痧油，以直线刮法刮拭两侧足少阴肾经，各刮20～30次；点压和按揉三阴交、足三里、涌泉、太溪、照海，每穴15～30次。 |

其中，手少阴心经及神门、三阴交、足三里、肾俞、脾俞以补法为主（力量较轻、速度较慢、刺激时间较短），足太阳膀胱经及其上肝俞、膈俞以泻法为主（力量较重、速度较快、刺激时间较长），其余经穴则采用平补平泻手法。

（3）操作时间及频率：每次时间以20～30分钟为宜，5日1次，7次为一个疗程，需要5～7个疗程，每个疗程之间可间隔1～2周。

（4）禁忌证：不能长时间俯卧者；施术部位皮肤有伤口或明显破溃及感染病灶者；合并其他重大疾病（如重度高血压、冠心病、糖尿病、急性脑血管疾病）或精神疾病不能配合治疗者；妇女妊娠及月经期。

（5）注意事项：①操作前需检查刮痧板边缘有无破损，边缘是否光滑、圆润，以免刮伤皮肤。②操作场所不宜太热，以免出汗太过。③刮痧后刮痧部位当天避免着水，适当饮温开水，注意保暖，多休息。

2. 阴虚体质砭术调理

（1）操作部位：①重点经络选足太阳膀胱经、足少阴肾经、足厥阴肝经、足太阴脾经、手少阴心经。②重点穴位选肝俞（双）、脾俞（双）、肾俞（双），少海（双）、阴谷穴（双）、曲泉穴（双），三阴交（双）等。

（2）操作步骤

| 第一步 | 受术者取俯卧位，暴露背部，常规清洁消毒后，用砭具沿背部膀胱经（第一侧线）肝俞至肾俞自上而下进行推法，然后再沿同样路线做擦法，每侧推或擦10～20次，手法以受术者不感到疼痛为宜。 |

| 第二步 | 使用砭具的角点按肝俞、脾俞、肾俞，每穴1分钟，手法以受术者不感疼痛为宜，以产生酸、麻、胀的得气感为度。 |

| 第三步 | 受术者取端坐位或仰卧位，暴露上肢，常规消毒后，使用砭具在上肢部沿手少阴心经循行路线自上而下进行推法，每侧10～20次，手法以受术者不感疼痛为宜。 |

| 第六步 | 使用砭具的角点按曲泉、三阴交、阴谷，每穴2～3分钟，以产生酸、麻、胀的得气感为度。 |

| 第五步 | 受术者取仰卧位，暴露下肢，常规消毒后，使用砭具在下肢部沿足厥阴肝经、足太阴脾经、足少阴肾经循行路线依次自上而下进行推法，每侧10～20次，手法以受术者不感到疼痛为宜。 |

| 第四步 | 使用砭具的角点按少海穴，2～3分钟，以产生酸、麻、胀的得气感为度。 |

其中，手少阴心经少海、足太阴脾经三阴交、足厥阴肝经曲泉、足少阴肾经阴谷、足太阳膀胱经脾俞、肾俞以补法为主（力量较轻、速度较慢、刺激时间较短），足太阳膀胱经及其上肝俞以泻法为主（力量较重、速度较快、刺激时间较长），其余经穴则采用平补平泻手法。

（3）操作时间及频率：湿热体质砭术调理手法每次20～50分钟，每天或隔天1次，7～10次为1个疗程。

（4）操作程度：操作时用力要均匀，由轻到重，以受术者能承受为度；进行穴位点按时，力度以受术者有酸、麻、胀得气感为度，太轻时无得气感觉，太重时主要感觉为疼痛，受术者不易接受。

（5）禁忌证：妇女在妊娠期前3个月和后3个月于腰骶部、臀部、腹部禁忌使用砭术。某些感染性疾病或急性传染病，如丹毒、骨髓炎、急性肝炎、肺结核；有出血倾向者，如血友病或外伤出血者；手法操作区域有烫伤，皮肤病或化脓性感染的患者；患有皮肤病者等使用砭具应保证专人专用。凡遇到过饱、过饥、酒醉、大怒、大惊、疲劳过度、精神紧张等情况，不宜立即使用砭术。

（6）注意事项：①使用砭具操作前，应检查砭具边缘无破损、裂痕、以免划伤皮肤，不合格的砭具不能使用。②使用砭具操作时，注意不要让砭具与硬物碰撞，不要将砭具摔落到地上。③术后应对砭具进行消毒处理，可以浸泡于1：1000的新洁尔灭消毒液中30分钟，然后置于硬纸盒中，存放在清凉、干燥处备用。

3. 阴虚体质拔罐调理

（1）操作部位：①重点经络选背部督脉及膀胱经循行部位，包括膀胱经第一、二侧线。②重点穴位选心俞（双）、膈俞（双）、肝俞（双）、脾俞（双）、肾俞（双）。

（2）操作步骤

| 第一步 | 受术者取俯卧位，暴露背部，常规清洁消毒。 |

| 第二步 | 在督脉及膀胱经第一、二侧线上自上而下进行闪罐，适当涂抹刮痧油后，自上而下走罐5~9遍，在心俞、膈俞、肝俞、脾俞、肾俞处留罐8~10分钟。 |

| 第三步 | 受术者取仰卧位，在受术者下肢适当涂抹刮痧油后，沿脾经、肾经路线自上而下闪罐5~9遍，在血海、三阴交、涌泉处留罐8~10分钟。 |

（3）操作时间及频率：每个部位闪罐及走罐5~8分钟，留罐8~10分钟。

（4）禁忌证：同上。

（5）注意事项：同上。

📖 拓展学习

心肾不交证

心肾不交又称心肾阴虚，指心与肾生理协调失常的病理现象，多由肾阴亏损，阴精不能上承，因而心火偏亢，失于下降所致。心在上焦，属火；肾在下焦，属水。心中之阳下降至肾，能温养肾阳；肾中之阴上升至心，则能涵养心阴。在正常情况下，心火和肾水互相升降协调，彼此交通，保持动态平衡。如肾阴不足或心火扰动，两者失去协调关系，则为心肾不交。

📖 学习检测

1．太溪穴在足外侧，外踝后方，当外踝尖与跟腱之间的凹陷处。（　　）

2．三阴交归足太阴脾经，内踝尖直上3寸，胫骨后缘靠近骨边凹陷处。（　　）

3．夜间入睡困难，阳不入阴，虚火扰动，可点按照海穴。（　　）

第五节 痰湿体质调理方案

问题情境

白某，女，7岁半，小学生，身高117cm，体重27kg。平素形体肥胖，皮肤润泽，喜欢吃糖果、膨化食品，挑食，正餐蔬菜摄入少，爱吃肉类鱼类；饮水量少，爱喝果汁、碳酸饮料。请对其饮食是否合理进行判断，并给予适当的建议。

🧑 同学问：老师，我的表妹从小就特别胖，同学给她起了个外号，都叫她"小胖子"，平常不喜欢运动，喜欢吃甜食、油炸食品，更喜欢吃肉，属于无肉不欢的典型，她的体质属于九种体质中的哪一种？

👨 老师答：同学，从你表妹的临床表现我们可评估她的体质为九种体质中的痰湿体质。痰湿体质人是由于水液内停而导致痰湿凝聚的一种体质状态，以黏滞重浊为主要特征，即形体肥胖、腹部肥满松软、面部皮肤油脂较多、易汗出、汗多且黏、胸闷、痰多、懒动、喜食肥甘、口黏腻或甜腻，舌胖大苔腻，脉滑。

🧑 同学问：老师，痰湿体质的人临床都有哪些特点？临床中我们该如何进行评估？

👨 老师答：痰湿体质人喜爱干燥的环境和季节，如秋季会让他们感到较为轻松，但是对梅雨季节及湿重环境适应能力差，在此季节容易出现胸闷、头晕、头重、困倦等症状。由于痰湿体质人多脾胃功能不足，会表现为不欲饮食，或食后不消化，大便黏腻等情况，既有气虚之象又有痰湿之浊，表现出虚实夹杂的复杂情况；痰湿居于体内，又容易化热或寒化，出现湿热、寒湿的情况。

🧑 同学问：老师，痰湿之人的发病倾向有哪些？容易兼夹哪些体质？

👨 老师答：同学，痰湿体质人易患消渴、中风、胸痹等病证，又容易兼夹气虚、阳虚、血瘀等体质，在调理时也应注意兼夹体质。

基 本 知 识

1. **消渴** 消渴病是中医学的名词，一般代表高代谢症候群所产生的一些疾病，比如甲亢、糖尿病、尿崩症等。中医学消渴病并不特指糖尿病，凡是有口渴、多饮、乏力的都归消渴病，西医学消渴病一般是指甲亢和糖尿病。这些疾病都有其伴随症状，糖尿病患者一般有多饮、多尿、多食、体重下降；甲亢患者除了口渴，还伴有发热、消瘦、乏力，食欲亢进、心率极快、心房纤颤等高代谢症候群。

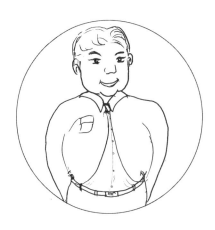

2. **中风** 中风，中医病名，有外风和内风之分，外风因感受外邪（风邪）所致，在《伤寒论》名曰中风（亦称桂枝汤证）；内风属于内伤病证，又称脑卒中，卒中等，现代一般称中风，多指内伤病证的类中风。本病是以突然昏仆、口舌歪斜、偏身麻木等主要表现的脑神经疾病，多因气血逆乱、脑脉痹阻或血溢于脑所致，并具有起病急、变化快、如风邪善行数变的特点。

3. **胸痹** 胸痹是指以胸部闷痛，甚则痛彻胸背，喘息不得卧为主要表现的一种疾病，轻者感觉胸闷，呼吸欠畅，重者则有胸痛，严重者痛彻胸背，背痛彻心。汉代张仲景《金匮要略》中提出"胸痹"的名称，根据本证的临床特点，主要与现代医学所指的冠状动脉粥样硬化性心脏病（心绞痛、心肌梗死）关系密切。

任务一：痰湿体质饮食调理

🎓 **同学问**：老师，痰湿体质饮食调理原则有哪些？要注意什么？

👨‍🏫 **老师答**：同学，痰湿体质人在饮食中要注意选择有健脾利湿、化痰祛湿的食物，这类食物往往较为清淡平和，一方面健脾促进脾运化水谷和水湿的功能，使摄入的饮食物能够充分化生为精微气血物质，水湿可以排出体内，不在体内存留而成为痰湿；另一方面又要注重将现有的痰湿邪排出，可以以"燥"和"利"两个原则，采用在体内化和排出两种方法来进行。此外还要注意要配合适当的理气之品，气行则水行，推动运行避免停滞。

🎓 **同学问**：老师，适合痰湿体质饮食调理的食物都有哪些？

👨‍🏫 **老师答**：同学，适合痰湿体质人食用的药食品多甘淡微寒或微热，不宜过寒或过热，以免造成寒化或热化。痰湿体质人适合的药食有海带、冬瓜、白萝卜、茼蒿、芹菜、香椿、包心菜、大头菜、白菜、葫芦、胡萝卜、扁豆、蚕豆、山药、芋头、玉米、南瓜、栗子、红小豆、黑豆、鲤鱼、鲫鱼、紫菜、木瓜、橘子、柚子、薏苡仁、粳米、糯米等，还适合与具有理气效果的药食如韭菜、茴香、菠菜、香橼、橙子、佛手、陈皮、荞麦、高粱米、刀豆等配合使用。

基本知识

痰湿体质人饮食中要注意少食甜腻、甘酸柔润、肥甘之品，以及含糖饮料、酒类之品，导致腻膈碍胃，加重脾运化的负担，加速痰湿的形成，滞湿生痰。同时过于温燥、辛辣以及过于苦寒的食物也不宜使用，以免助阳生火或形成寒湿，如羊肉、狗肉、生葱、生姜、生蒜、咖喱、酒、苦瓜、蕨菜、马齿苋、荠菜、莲子芯、苦丁茶等。

痰湿体质人饮食应注意避免过寒或过热，每餐不宜过饱，应有意识地控制吃饭速度，细嚼慢咽，减少脾胃的负担。此外在饮食中应注意营养的搭配，适当多食用一些纤维素含量高的食物，以帮助肠胃的蠕动，促使代谢。部分痰湿体质人为控制体重，长期不食用主食，而食用大量的高蛋白饮食，这是不恰当的，可采用精粮与粗粮搭配的方式来进行解决。部分痰湿体质人采用少喝水的方式来进行控制，也是不恰当的，可以采饮水定量，少量多次服用的方式来进行。

痰湿体质易兼夹气虚、阳虚、气郁、血瘀等体质。痰湿兼有气虚者建议选用健脾益气之品来进行补益，如人参、党参、太子参、炙黄芪、炒白术等；痰湿兼有阳虚者，需要使用一些温阳之品来进行补益，如干姜、红参、肉桂等；痰湿兼有气郁者，可配合玫瑰花、佛手、木香、香附、砂仁等；痰湿兼有血瘀者，需要配合活血之品如当归、川芎、桃仁、红花、生山楂等。对于痰湿体质人需要长期进行调理，切不可求快，而应持之以恒进行。

📖 拓展学习

燥湿，化湿，胜湿，祛湿，渗湿，利湿的区别

1. **燥湿**　燥湿是指利用苦燥的药物来达到祛湿的目的，一般是调理肠胃的湿气。燥湿法作用于中焦，药物多苦温或苦寒，常用于寒湿体质。

2. **化湿**　化湿包括"疏表化湿""清热化湿"。化湿法作用于中上焦，药物多芳香、辛温，使湿邪从表从外而散。化湿药多为芳香之品，适用于寒湿、暑湿等。

3. **胜湿**　胜湿法既能祛湿又能祛风。痹证多有疼痛，故祛风胜湿止痛合称。胜湿法作用于肢体关节、肌肉、筋骨。

4. **祛湿**　祛湿是祛除湿邪的总称，包括化湿、利湿、燥湿等。祛湿的目的是健脾，范围是湿邪困脾、运化失常、不思饮食等。

5. **渗湿**　渗湿是用味淡的药物利湿。渗湿法作用于下焦，药物多甘淡，也是使湿邪从小便排出，但作用平和。渗湿为水湿通过渗透而散的意思，不一定有利尿作用。

6. **利湿**　利湿是用利湿药物使湿邪从小便排出的方法。利湿法作用于下焦，药物多苦寒，使湿邪从小便排出，有较弱的利尿作用。

📖 学习检测

1. 中医认为肥人多湿，因此应尽量不摄入主食，达到减肥目的。（　　　）
2. 痰湿体质可多吃苦瓜、苦菊等苦寒食物以胜湿。（　　　）

任务二：痰湿体质运动调理

问题情境

郭某，女，31岁，家庭主妇。平素体重超重，多食肥甘厚味，半年前产子，孕期及分娩后因补益太过体脂率上升，晨起咳痰。为尽快减肥塑形，近日开始瑜伽锻炼，时间约2小时，每天运动完次日均有腰背部、下肢部的酸痛不适。请对其运动是否合理进行判断，并给予适当的建议。

👨‍🎓 **同学问**：老师，痰湿体质适宜哪些运动？注意事项有哪些？

👨‍🏫 **老师答**：同学，痰湿体质的人适合散步、慢跑、八段锦、打乒乓球、羽毛球、网球、游泳、练武术，以及适合自己的各种舞蹈等运动，初期锻炼时要注意膝踝关节的保护，避免体重负荷较大而造成关节损伤。锻炼时不宜在炎热的场地进行，以免汗出过多伤津耗气，加重疲劳，甚至造成水电解质紊乱。

基本知识

痰湿体质的人运动方式应以有氧运动为主，以大肌肉群参与，有节奏且可维持长时间，但强度不太激烈，柔和舒缓，单次消耗人体能量较少，循序渐进，持之以恒，这样可以使人体正气渐复，阴阳调和，健脾益气，以燥湿化痰，身体健康的目的。初期锻炼时由于痰湿体质人往往形体较为肥胖，易于困倦，故应根据其自身具体情况循序渐进锻炼。

1. 运动方案建议

（1）跑步：可在晴朗的上午或下午 14:00—16:00，凉爽通风处进行 30～40 分钟的慢跑，每周 3 次，长期坚持。

（2）瑜伽：可根据自身情况选择一些简单的瑜伽动作进行练习，时间不宜过长，场地应通风良好，期间调匀呼吸。

（3）健身气功八段锦：以第一式双手托天理三焦、第三式调理脾胃须单举和第七式攒拳怒目增气力为重点进行练习，在整个运动过程中要注重动作与呼吸的配合，做到以形领气，守神御形。

2. 养生经络操

（1）推腹健脾助运化：站立或端坐位，五指并拢，以大鱼际及掌根着力，双手交替从天突向下推至下腹部 20 次，然后双手叠掌，全掌顺时针揉腹 2～5 分钟。

（2）侧腹捏揉通带脉：双手手指伸直，将腹部多余脂肪捏起，停留片刻，再松开，由两边侧腹部向中心推进，反复 3 次。然后将双手分置于腹两侧，向中间推揉，以缓解不适，继而再行摩腹动作。

（3）推揉阴阳助水运：坐位，以双手分别置于双侧居髎穴处，然后以全掌向下沿着胆经和胃经的路线置外踝处，然后以拇指沿着内踝向上用力推揉带回腹股沟处，往返 20 次。

（4）锤叩胃经消痰湿：坐位，手握空拳，以小鱼际侧有弹性自梁丘起向下锤叩下肢外侧胃经 3～5 分钟，以足三里、丰隆为重点。

📖 学习检测

1. 观看并学习瑜伽腿部塑形视频。
2. 肥胖之人可做举重训练，以尽快将脂肪练成肌肉。（　　）

任务三：痰湿体质起居调理

问题情境

陈某，男，9 岁，小学生。平素形体肥胖，油光满面，腹大肉软，倦怠嗜卧，大便溏薄。新冠疫情期间，长期在家躺着上网课、玩电子游戏、刷抖音视频，少有户外运动，运动则易流汗。请对其起居是否合理进行判断，并给予适当的建议。

同学问：老师，痰湿体质起居调理原则有哪些？

老师答：同学，痰湿体质者常表现为耐干燥而不耐湿，"喜燥而恶湿"的特点，起居宜注重日常养生，注重脾的护理，适当运动，促使阳气的养护；注重通风散湿，保持身体的干燥；注重在湿冷环境下的防寒保暖。

同学问：老师，痰湿体质起居应避免哪些问题？

老师答：同学，痰湿体质应避免过于安逸，懒动久卧；不注意防护，淋雨涉水后不及时擦干；不注重衣物增减，过于保暖导致长期汗出，或过于单薄导致寒邪侵袭等几个方面的问题。

基 本 知 识

痰湿体质人平时应多进行户外活动，不可久卧少动，气机不流通亦会加重痰湿的停聚之象。运动应选择在日光较好的时刻，运动量参考运动指导内容，由小到大，逐渐增加，保护关节，年龄较大者亦可采用日光浴等形式进行调理。干燥的季节如秋季，适当增加外出活动的频率，而在湿冷的气候下，应尽量减少户外活动，避免受寒淋雨。日常生活出现淋雨、涉水、汗出多等情况时，以及锻炼后汗出如进行游泳锻炼，应及时擦干或采用吹风机等形式保持头发、身体的干燥，还要特别注意皮肤皱褶处的干燥，以防出现皮肤问题。平时衣物应透气散湿，多采用纯棉、速干面料。

1. 居住环境建议 痰湿体质人居住应考虑干爽、通风并伴有良好光照日晒的居所，切不可阴暗、潮湿，避免居住在水边、地下室等处，导致外湿与内湿相合而加重各种症状。在气候潮湿的季节，痰湿体质人容易出现胸闷、憋气、湿疹等现象，可以结合气候特点（炎热或寒凉）而采用除湿机、空调、地暖、电暖等方式来降低居室内的湿度，避免过于潮湿。

2. 睡眠建议 痰湿体质人睡眠应注意规律，保持正常的睡眠时间即可，不可过于贪恋床榻。特别是潮湿季节，痰湿体质人清阳受到自然界湿邪阻滞，容易出现困倦懒怠的情况，此时更是需要注意，宜适当进行活动而避免久睡。

📖 学习检测

1. 痰湿体质人往往喜燥恶湿。（　　　）
2. 痰湿体质应注意润肤保湿，否则易出现皮肤干燥，肌肤甲错。（　　　）
3. 痰湿体质人宜居住在海边或地势低矮的平房。（　　　）

任务四：痰湿体质经络调理

能对痰湿体质人员制订刮痧、砭术、拔罐等调理方案，并能准确、熟练操作。

问题情境

许某，女，49岁，人事科长。平素工作繁忙，较少运动，时常出现胸闷、汗出，脘腹胀满，不思饮食，舌苔腻。一日下班后赴养生馆进行刮痧调理，调理完毕后回家立刻洗热水澡。请对其调理方法是否合理进行判断，并给予适当的建议。

同学问：老师，痰湿体质经络调理重点在哪些经脉进行？手法操作有无禁忌？

老师答：同学，对痰湿体质的人进行经络调养时，经络的选择上应以足阳明胃经、任脉、足太阴脾经、足太阳膀胱经、带脉为主，并且注意在调养中应以平补平泻为主，操作的时间适中，手法力量轻重适中，以期健脾益气、燥湿化痰，且因痰湿体质者易困倦，故调理时间不宜过长，且场所不宜太过封闭或太热，造成过度汗出、阴液亏损而加重疲倦。

基 本 知 识

痰湿体质发生多由各种病因导致脏腑气化功能失调，气血津液运化失调，水湿停聚，聚湿成痰，痰湿内蕴，留滞脏腑，反过来影响脏腑功能。病因如下。

1. **寒湿侵袭** 气候潮湿，或涉水淋雨，或久居湿地，湿邪侵袭人体，脾胃受困，水湿运化失职，聚湿成痰，痰湿蕴肺。

2. **饮食不节** 常暴饮暴食、过食肥甘醇酒厚味，损伤脾胃，不能布散水谷精微及运化水湿，致使湿浊内生，蕴酿成痰，痰湿聚集体内。

3. **先天禀赋** 素体胃热，过食肥甘厚味，脾运不及，聚湿生痰。

4. **年老久病** 脾胃虚损，运化功能减退或肾阳虚衰，不能化气行水。

5. **缺乏运动** 长期喜卧久坐少动，气血运行不畅，脾胃运化呆滞，不能运化水湿，聚湿致痰湿内生。

调 理 方 案

1. 痰湿体质刮痧调理

（1）操作部位：①重点经络选足太阳膀胱经、任脉、足阳明胃经、足太阴脾经、手阳明大肠经、手太阴肺经。②重点穴位选肝俞、脾俞、胃俞、上脘、中脘、下脘、气海、关元、中极、天枢、水道、归来、大横、府舍、孔最、列缺、曲池、温溜、足三里、丰隆、阴陵泉。

（2）操作步骤

<table>
<tr>
<td>第一步</td>
<td>受术者取俯卧位，用直刮法刮拭脊柱两侧足太阳膀胱经第一侧线，每侧刮 20～30 次，重点刮拭肝俞、脾俞、胃俞。</td>
</tr>
</table>

<table>
<tr>
<td>第二步</td>
<td>受术者取仰卧位，首先用手轻轻按揉腹部，使其放松，用角刮法重刮腹部任脉，分别从上脘穴向下刮至中脘穴、下脘穴，从气海穴向下刮至关元穴、中极穴，重点刮拭中脘穴、气海穴、关元穴，刮拭 20～30 次。</td>
</tr>
</table>

<table>
<tr>
<td>第三步</td>
<td>用边刮法重刮腹部两侧足阳明胃经，从天枢穴向下刮至归来穴，重点刮拭天枢穴、水道穴，每侧刮拭 20～30 次。</td>
</tr>
</table>

<table>
<tr>
<td>第八步</td>
<td>刺激强度由轻到重，刮至皮肤出现紫红色瘀点、瘀斑，且以受术者能忍受为度。</td>
</tr>
</table>

<table>
<tr>
<td>第七步</td>
<td>用直刮法，主要刮拭足阳明胃经和足太阴脾经的循行路线，重点刺激足三里、丰隆和阴陵泉穴。</td>
</tr>
</table>

<table>
<tr>
<td>第六步</td>
<td>受术者取仰卧位，用直刮法，主要刮拭上肢手太阴肺经循行区域，从孔最穴刮至列缺穴，然后刮拭手阳明大肠经的循行路线，从曲池穴至温溜穴，重点刮拭曲池穴，每侧刮拭 20～30 次。</td>
</tr>
</table>

<table>
<tr>
<td>第五步</td>
<td>逆时针方向绕脐弧线刮 5～10 圈。</td>
</tr>
</table>

<table>
<tr>
<td>第四步</td>
<td>用直刮法刮拭腹部足太阴脾经，主要从大横刮至府舍，每侧刮拭 20～30 次，重点刮拭大横穴。</td>
</tr>
</table>

（3）操作时间及频率：一般每个部位或穴位刮 20～30 次，时间以 20～30 分钟为宜，每周 1 次，4 次为 1 个疗程，需要 2～3 个疗程。

（4）禁忌证：背部、腹部或四肢施术部位皮肤有伤口或明显破溃及感染病灶者；合并其他重大疾病（如重度高血压、冠心病、糖尿病、急性脑血管疾病）或精神疾病不能配合治疗者；妇女妊娠及月经期。

（5）注意事项：①操作前需检查刮痧板边缘有无破损，边缘是否光滑、圆润，以免刮伤皮肤。②操作场所温暖舒适，避风寒。③刮痧后 3 小时刮痧部位避免着冷水，适当饮温开水，注意保暖，多休息。

2. 痰湿体质砭术调理

（1）操作部位：①重点经络选足太阳膀胱经、任脉、足阳明胃经、足太阴脾经、手阳明大肠经、足少阳胆经。②重点穴位选肺俞（双）、脾俞（双）、胃俞（双）、中脘、关元、关门（双）、滑肉门（双）、水道（双）、大横（双）、带脉（双）、足三里（双）、丰隆（双）、阴陵泉（双）。

（2）操作步骤

第一步：受术者取俯卧位，使用砭具用推法在脊柱两侧足太阳膀胱经第一侧线，自上而下每侧推 10～20 次，在肺俞、脾俞、胃俞用砭具每个穴位点按 1～2 分钟。

第二步：受术者取仰卧位，首先用手轻轻按揉腹部，使其放松，用砭具自上而下推腹部任脉 10～20 次，用砭具的角分别点按中脘穴、关元穴 1～2 分钟，重点点按关门穴、滑肉门穴、水道穴、大横穴、带脉穴，每穴 2～3 分钟。

第三步：用砭具在下肢部脾经、胃经、胆经自上而下进行推法，每条经脉 10～20 次。

第四步：用砭具在下肢部脾经、胃经、胆经顺着经脉的循行做弹拨法，每条经脉 3～5 次。

第七步：用砭具在下肢脾经、胃经、胆经做拍法，每条经脉拍 10～20 次。

第六步：加热后砭具在背部足太阳膀胱经（自上而下）、腹部任脉（自下而上）、腹部胃经（自上而下）、下肢脾经（自下而上）、侧腹部胆经（自上而下）进行温熨法，每条经脉 3～5 次。

第五步：用砭具角在下肢足三里、丰隆、阴陵泉等穴位进行点按，每穴 3～5 分钟。

（3）操作时间及频率：痰湿体质砭术调理手法每次 25～30 分钟，电热砭石温法在达到设定温度后，可持续施术 30～60 分钟，每天或隔天 1 次，7～10 次为一个疗程。

（4）操作程度：操作时用力要均匀，由轻到重，以受术者能承受为度；进行穴位点按时，力度以受术者有酸、麻、胀得气感为度，太轻时无得气感觉，太重时主要感觉为疼痛，受术者不易接受。

（5）禁忌证：妇女在妊娠期前 3 个月和后 3 个月于腰骶部、臀部、腹部禁忌使用砭术。某些感染性疾病或急性传染病，如丹毒、骨髓炎、急性肝炎、肺结核；有出血倾向者，如血友病或外伤出血者；手法操作区域有烫伤，皮肤病或化脓性感染的患者；患有皮肤病者等使用砭具应保证专人专用。凡遇到过饱、过饥、酒醉、大怒、大惊、疲劳过度、精神紧张等情况，不宜立即使用砭术。

（6）注意事项：①使用砭具操作前，应检查砭具边缘无破损、裂痕、以免划伤皮肤，不合格的砭具不能使用。②使用砭具操作时，注意不要让砭具与硬物碰撞，不要将砭具摔落到地上。③使用温熨类砭具进行操作后，受术者常会有出汗发热的现象，会损失一定量的体液，故在砭术后可让其饮用一些温开水。④使用电热砭具后，应关闭开关并拔掉电源，收好备用。

3. 痰湿体质拔罐调理

（1）操作部位：①重点经络选背部督脉及膀胱经循行部位，包括膀胱经第一、二侧线。②重点穴位选背部膀胱经的肺俞（双）、肝俞（双）、脾俞（双）、肾俞（双）；腹部任脉、胃经、脾经，中脘、天枢、大横、水道穴；下肢脾经、胃经循行部位，阴陵泉、足三里、丰隆穴。

（2）操作步骤

| 第一步 | 受术者取俯卧位，暴露背部，常规清洁消毒。 |

| 第二步 | 在督脉及膀胱经第一、二侧线上自上而下进行闪罐，适当涂抹刮痧油后，自上而下走罐5～9遍，在肺俞、肝俞、脾俞、肾俞处留罐8～10分钟。 |

| 第四步 | 受术者取仰卧位，在受术者下肢适当涂抹刮痧油后，沿脾经、胃经路线自上而下闪罐5～9遍，在阴陵泉、足三里、丰隆处留罐8～10分钟。 |

| 第三步 | 受术者取仰卧位，暴露腹部，在腹部任脉、胃经、脾经自上而下由肋弓处向下闪罐3～5遍，在中脘、天枢、大横、水道穴留罐8～10分钟。 |

（3）操作时间及频率：每个部位闪罐及走罐5～8分钟，留罐8～10分钟。

（4）禁忌证：同上。

（5）注意事项：同上。

📖 学习检测

1. 天枢归足阳明胃经，为胃经的募穴，在腹部，脐旁2寸。（　　）
2. 丰隆归足阳明胃经，犊鼻下8寸，胫骨前缘旁开1横指。（　　）
3. 水道归足阳明胃经、在下腹部，当脐中下4寸，距前正中线2寸。（　　）
4. 滑肉门归足阳明胃经，在下腹部，当脐中下1寸，距前正中线2寸。（　　）

第六节　湿热体质调理方案

任务一：湿热体质饮食调理

问题情境

邱某，女，19岁，在读大学生，家住重庆。因上大学前一直生活在重庆，习惯吃辣，喜欢放很多红辣椒和麻椒的重庆火锅。到北京读大学后，因气候干燥，加之辛辣饮食，面部、背部出现痤疮，带下量多色黄，小便黄。请对其饮食是否合理进行判断，并给予适当的建议。

同学问：老师，我表哥今年21岁，面部油腻，满脸痤疮，说话时有口臭，他属于九种体质的哪一种体质类型？

老师答：同学，你表哥属于九种体质中典型的湿热体质。

同学问：老师，湿热体质的人有哪些临床特征？我们该如何进行评估？

老师答：同学，湿热体质人是以湿热内蕴为主要特征的体质状态，以湿与热兼夹为主要特征表现，即形体中等或偏瘦、面垢油光、易生痤疮、疮疖，易心烦急躁、口苦口干、身重困倦，男性易阴囊潮湿，女性易带下增多，舌质偏红、苔黄腻，脉滑数等湿热表现为主要特征。

基 本 知 识

湿热体质人喜爱干燥且凉爽的环境和季节，如秋季的后期会让他们感到较为轻松，但对于暑热、湿热环境适应能力差，如夏末秋初湿热季节时容易出现胸闷、头晕、头重、困倦、口苦黏腻等症状。此类体质人易患黄疸、疮疖、热淋等病证，又容易兼夹气郁、血瘀等体质，在调理时也应注意兼夹体质。

同学问：老师，湿热体质的人在饮食调理中应注意什么？

老师答：同学，湿热体质人在饮食中要注意选择有清热利湿、清热燥湿的药食，这类食物往往是甘寒、甘平或苦寒之品，一方面苦寒燥湿，使热邪不能与湿合而为邪，相互为患；又可淡渗利湿、分消水液，使湿从小便而出；还可根据"火郁发之"的原理，采用宣透之品以散热。所以要采用"燥、清、宣"的原则，促使湿邪和热邪的排出。

同学问：老师，适宜湿热体质的食物有哪些？

老师答：同学，湿热体质人适合的药食有薏苡仁、赤小豆、绿豆、芹菜、马齿苋、荠菜、黄瓜、苦瓜、冬瓜、丝瓜、茄子、莲藕、橙子、甘蔗、荸荠、白茅根、鲫鱼、紫菜、鹿角菜、海带等甘寒、甘平的食物，还可以与理气但温和不燥的药食如陈皮、佛手、白豆蔻、荞麦共同食用。

基 本 知 识

湿热体质人饮食中要注意少食甜腻、肥甘、辛辣香燥之品，以及含糖饮料、烟、酒之品，慎用辛温，以防助热，造成湿热互结；少食羊肉、牛肉、韭菜、生姜、辣椒、胡椒、花椒等甘温滋腻及火锅、烹炸、烧烤等辛温助热的食物。

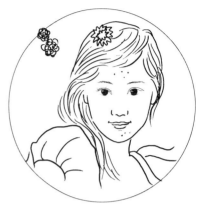

湿热体质人饮食应注意避免过于辛辣和过热，每餐不宜过饱。湿热体质人常会感到口干、口苦，往往喜欢喝冰镇饮品，虽然可暂时直折其热，但长期则会损伤脾阳，则会导致痰湿形成。湿热体质人要选择白开水、矿泉水，不可多饮含糖较高的饮料和果汁。

湿热体质易兼夹气郁、血瘀等体质。湿热兼有气郁者，可配合玫瑰花、佛手、藿香、防风等疏风理气之品；痰湿兼有血瘀者，需要配合活血之品如当归、川芎、丹参、桃仁、红花、生山楂等。

📖 学习检测

1. 湿热体质人可通过多食辛温之品宣散湿邪。（   ）
2. 嗜酒之人日久易形成湿热蕴结。（   ）

任务二：湿热体质运动调理

问题情境

王某，男，29岁，自由职业。平素心烦急躁、口苦口干、身重困倦，经常参加饭局，一晚席间饮酒后与生意伙伴赴健身馆进行超负荷运动健身，力求加快酒精代谢。请对其运动是否合理进行判断，并给予适当的建议。

👤 同学问：老师，湿热体质适宜做哪些运动？有哪些注意事项？

👤 老师答：同学，湿热体质的人适宜做中长跑、爬山、球类等运动。不宜在炎热的场地以及夏季运动，因夏季温度高、湿度大，将加重湿热症状。

基 本 知 识

湿热体质的人运动方式应以有氧运动为主，以大肌肉群参与，有节奏且可维持长时间的大强度，大运动量,单次消耗人体能量较多,这样可以使消耗体内多余热量,排出多余水分,以清利湿热,使身体健康的目的。

1. 运动方案建议

(1)跑步:可在清晨或傍晚,凉爽通风处进行1～1.5小时的跑步,每周3次,长期坚持。

(2)球类:可根据自身情况选择一项竞技类球类运动,每次1.5～2小时,场地应通风良好,期间适当补充水分,每周2次。

(3)健身气功八段锦:以第一式双手托天理三焦、第三式调理脾胃须单举和第七式攒拳怒目增气力为重点进行练习,在整个运动过程中要注重动作与呼吸的配合,做到以形领气,守神御形。

2. 养生经络操

(1)揉腹点穴利水湿:五指并拢,双手交替从天突向下推至下腹部20次,然后双手叠掌,顺时针揉腹3分钟,以大鱼际和掌根揉小腹部,三指沿任脉、肾经向下点揉,重点气海、关元、中极穴。

(2)清热利湿通三焦:坐位,以拇指按揉手少阳三焦经支沟、外关,足太阴脾经阴陵泉、足阳明胃经内庭各1分钟。

📖 **学习检测**

1. 湿热体质不宜进行大量运动。( )
2. 内庭为胃经的荥穴,按揉内庭穴可起到清胃热功效。( )

任务三:湿热体质起居调理

问题情境

田某,女,23岁,应届毕业生。平素面色偏红,烦躁易怒、口干口苦、小便色黄。因毕业后工作月薪不高,且长期在外地,选择租住在潮湿、光照较少的半地下室。请对其起居是否合理进行判断,并给予适当的建议。

🧑 同学问:老师,湿热体质的人起居调理原则有哪些?

👨‍🏫 老师答:同学,湿热体质者表现为不耐高温和潮湿环境,"喜燥喜凉而恶湿"的特点,起居宜注重脾的护理,保持二便通畅,防止湿热聚集;注重通风散湿,特别是处于暑热天气时,保持身体的干燥;注重个人卫生,预防皮肤病变。

🧑 同学问:老师,湿热体质起居调理应注意什么?

👨‍🏫 老师答:同学,湿热体质人起居应避免在烈日下或闷热潮湿的环境下长时间活动;不注意防护,汗出、淋雨、涉水、游泳后不及时擦干;过于保暖,影响汗液排出。

基 本 知 识

湿热体质人平时进行户外活动应尽量选择天气凉爽，阳光不过于猛烈的时候，运动量可稍大，汗出利于排湿。盛夏暑湿较重的季节，则减少户外活动的时间。由于湿热体质的人皮肤容易出汗，所以要特别注意着装，选择款式宽松、透气性好、吸湿性好的天然棉、麻、丝质制品，尤其在夏天，避免穿着化纤衣料，造成汗液不易排出而导致不适。同时也特别注意个人卫生，湿热体质人在潮湿、炎热季节容易生湿疹、疖疮等皮肤疾病，所以应尽量保持皮肤的卫生、干燥，特别是腋下、肘窝、腘窝、下阴部等皮肤皱褶丰富处，夏季也可使用如薄荷、藿香煮水洗浴的方法。此外，湿热体质人要关注自己的二便，如饮食调养、运动调养不能解决便秘等问题，应及时就诊。

1. **居住环境建议** 湿热体质人居住应考虑干爽、通风的居所，避免居住低洼潮湿的地方，如水边、地下室等处，导致外湿与内湿相合而加重各种症状。在气候潮湿炎热的季节，湿热体质人容易出现心烦、头晕、恶心、胸闷、湿疹等现象，可以结合气候特点而采用除湿机、空调等方式来降低居室内的湿度和热度，避免过于潮湿和闷热。但是也不可夏季长期处于室内，应在早晚比较凉爽的情况下适当进行运动，帮助体内湿气的排出。

2. **睡眠建议** 湿热体质人睡眠应注意规律，保持充足的睡眠，不要熬夜、过于劳累。特别是炎热潮湿季节，湿热体质人受到自然界暑热之气的影响，湿热症状更重，容易出现心烦易怒，入睡困难等表现，可通过改善室内的环境，创设相对凉爽干燥的环境来帮助入睡。

📖 学习检测

1. 湿热体质者夏季可多穿化纤材质的衣服，利于排出汗液。（　　）
2. 湿热体质应在长夏季节加强体育锻炼。（　　）
3. 湿热体质者可常通过蒸桑拿排出汗液。（　　）

任务四：湿热体质经络调理

能对湿热体质人员制订刮痧、砭术、拔罐等调理方案，并能准确、熟练操作。

问题情境

胡某，女，40岁，公务员。平素喜欢吃辛辣油腻食物，形体消瘦，面红口黏，容易长疖，带下量多，色黄黏稠，有臭气，大便不规律，月经量大色红。想通过刮痧清热祛湿，但不清楚应操作哪些穴位和经络，请给予胡女士适当的建议。

👤 **同学问**：老师，湿热体质进行经络调理时，应重点选择哪些经脉进行调理？

👤 **老师答**：同学，对湿热体质的人进行经络调养时，经络的选择上应以足阳明胃经、任脉、足太阴脾经、足太阳膀胱经为主。

同学问：老师，湿热体质经络调理，应该选用哪种手法进行操作？注意事项都有哪些？

老师答：同学，湿热体质在调养中应以泻法为主，操作的时间适中，手法柔和渗透，以期健脾益气，清利湿热，且因湿热体质者易热而化燥，故调理时间不宜过长，且场所不宜太过封闭，易造成过度汗出而加重湿热。操作中虽以泻法为主，但亦不可太过，手法过重，频率过快，操作时间过长，所处场地太热都易耗伤阴液，加重湿热症状。

基 本 知 识

1. 刮痧的补泻手法取决于按压力的大小和速度快慢两个因素。一般认为刮拭力度大，刮拭速度快，刺激时间较短，出痧点多为刮痧泻法；刮拭力度小，刮拭速度慢，刺激时间较长，出痧点少为刮痧补法；速度和力度适中为平补平泻法。

2. 砭术补泻手法的一般规律：轻手法缓动为补，重手法急动为泻，是根据操作中施加的力度和频率来划分的，与针刺推拿规律相似。《难经》云："当补之时，从卫取气，当泻之时，从营置气。"营居深而卫居浅，同样说明了补法从人体浅层入手而泻法从人体深层入手，这一步骤称为中医理论中利用经络实施补泻的原则，即迎浅表阳气入内为补，随体内阴邪外出为泻。

3. 拔罐以经络学说为理论基础。《灵枢·经脉》所云"盛则泻之，虚则补之"乃其补泻的基本原则；一般认为罐口大、火力猛、操作快，受术者自觉气被吸出为泻法；罐口小、火力弱、操作缓和，受术者可感觉到一股暖流透入为补法；刺络拔罐为泻，循经走罐为补。

调 理 方 案

1. 湿热体质刮痧调理

（1）操作部位：①重点经络选足太阳膀胱经、任脉、足阳明胃经、足太阴脾经、手阳明大肠经。②重点穴位选大椎、肝俞、脾俞、大肠俞、上脘、中脘、下脘、天枢、水道、归来、大横、支沟、足三里、丰隆、阴陵泉、三阴交、内庭。

（2）操作步骤

第一步	对刮痧部位进行常规清洁消毒，并涂抹刮痧油。

第二步	受术者取俯卧位，用直刮法刮拭大椎及脊柱两侧足太阳膀胱经第一侧线，从肺俞至大肠俞，每侧刮 20～30 次，重点刮拭肝俞、脾俞、大肠俞。

第四步	用边刮法重刮腹部两侧足阳明胃经，从天枢穴向下刮至归来穴，重点刮拭天枢穴、水道穴，每侧刮拭 20～30 次。

第三步	受术者取仰卧位，首先用手轻轻按揉腹部，使其放松，用角刮法重刮腹部任脉，分别从上脘穴向下刮至中脘穴、下脘穴，重点刮拭中脘穴，刮拭 20～30 次。

| 第五步 | 用直刮法刮拭腹部足太阴脾经，主要从大横刮至府舍，每侧刮拭 20～30 次，重点刮拭大横穴。 |

▽

| 第六步 | 逆时针方向绕脐弧线刮 5～10 圈。 |

▽

| 第七步 | 受术者取仰卧位，用直刮法刮拭上肢手少阳三焦经的循行路线，重点刮拭支沟穴，每侧刮拭 20～30 次。 |

| 第九步 | 刺激强度由轻到重，刮至皮肤出现紫红色瘀点、瘀斑，且以受术者能忍受为度。 |

△

| 第八步 | 用直刮法，主要刮拭下肢足阳明胃经和足太阴脾经的循行路线，重点刺激足三里、丰隆、三阴交、阴陵泉和内庭穴。 |

△

（3）操作时间及频率：一般每个部位或穴位刮 20～30 次，时间以 20～30 分钟为宜，每周 1 次，4 次为一个疗程，需要 2～3 个疗程。

（4）禁忌证：背部、腹部、四肢施术部位皮肤有伤口或明显破溃及感染病灶者；合并其他重大疾病（如重度高血压、冠心病、糖尿病、急性脑血管疾病）或精神疾病不能配合治疗者；妇女妊娠及月经期。

（5）注意事项：①操作前需检查刮痧板边缘有无破损，边缘是否光滑、圆润，以免刮伤皮肤。②操作场所温暖舒适，避风寒。③刮痧后 3 小时不能用冷水刮痧部位，适当饮温开水，注意保暖，多休息。

2. 湿热体质砭术调理

（1）操作部位：①重点经络选督脉，足太阳膀胱经、任脉、足阳明胃经、足太阴脾经、手阳明大肠经。②重点穴位选大椎、至阳、肺俞（双）、肝俞（双）、脾俞（双）、天突、中脘、关元、天枢（双）、大横（双）、曲池（双）、足三里（双）、丰隆（双）、内庭（双）。

（2）操作步骤

| 第一步 | 受术者取俯卧位，施术部位进行常规清洁。 |

| 第二步 | 使用砭具（砭石板）从督脉大椎穴推刮至腰阳关穴 10～20 次，重点在大椎、至阳用砭具（砭石板）或砭锥进行点按，每穴 2～3 分钟。 |

▽

| 第三步 | 使用砭具（砭石板）在背部膀胱经从肺俞至脾俞进行推揉法，每侧 10～20 次，重点在肺俞、肝俞、脾俞用砭具（砭石板）或砭锥进行点按，每穴 1～2 分钟。 |

| 第五步 | 使用砭具（砭石板）在腹部任脉从天突穴至关元穴进行推刮法 10～20 次，重点在天突、中脘、关元用砭具（砭石板）或砭锥进行点按，每穴 1～2 分钟。 |

| 第四步 | 受术者仰卧位，暴露腹部，施术部位进行常规消毒。 |

△

115

| 第六步 | 使用砭具（砭石板）或砭锥在天枢、大横进行点按或刮拭，每穴 1~2 分钟。 |

| 第八步 | 使用砭具（砭石板）沿下肢脾经、胃经循行部位自下而上进行推法，每侧 10~20 次，重点在足三里、内庭用砭具（砭石板）或砭锥进行点按，每穴 1~2 分钟。 |

| 第七步 | 使用砭具（砭石板）沿手阳明大肠经循行部位逆经推刮 3~5 遍，重点在曲池穴用砭具（砭石板）或砭锥进行点按 2~3 分钟。 |

（3）操作时间及频率：湿热体质砭术调理手法每次 15~20 分钟，每天或隔天 1 次，7~10 次为 1 个疗程。

（4）操作程度：操作时用力要均匀，由轻到重，以受术者能承受为度；进行穴位点按时，力度以受术者有酸、麻、胀得气感为度，太轻时无得气感觉，太重时主要感觉为疼痛，受术者不易接受。

（5）禁忌证：妇女在妊娠期前 3 个月和后 3 个月于腰骶部、臀部、腹部禁忌使用砭术。某些感染性疾病或急性传染病，如丹毒、骨髓炎、急性肝炎、肺结核；有出血倾向者，如血友病或外伤出血者；手法操作区域有烫伤、皮肤病或化脓性感染的患者；患有皮肤病者等使用砭具应保证专人专用。凡遇到过饱、过饥、酒醉、大怒、大惊、疲劳过度、精神紧张等情况，不宜立即使用砭术。

（6）注意事项：①使用砭具操作前，应检查砭具边缘无破损、裂痕、以免划伤皮肤，不合格的砭具不能使用。②使用砭具操作时，注意不要让砭具与硬物碰撞，不要将砭具摔落到地上。③术后应对砭具进行消毒处理，可以浸泡于 1∶1000 的新洁尔灭消毒液中 30 分钟，然后置于硬纸盒中，存放在清凉、干燥处备用。

3. 湿热体质拔罐调理

（1）操作部位：①重点经络选背部督脉及膀胱经循行部位，包括膀胱经第一、二侧线；上肢三焦经循行。②重点穴位选大椎、肺俞（双）、肝俞（双）、脾俞（双）、三焦俞（双）、肾俞（双）、大肠俞（双）；腹部任脉、胃经、脾经循行部位的中脘、天枢、大横、水道穴；下肢脾经、胃经循行部位的阴陵泉、足三里、丰隆穴。

（2）操作步骤

| 第一步 | 受术者取俯卧位，暴露背部，常规清洁消毒。 |

| 第五步 | 受术者取仰卧位，在受术者下肢适当涂抹刮痧油后，沿脾经、胃经路线自上而下闪罐 5~9 遍，在阴陵泉、三阴交、丰隆处留罐 8~10 分钟。 |

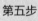

| 第二步 | 在督脉及膀胱经第一、二侧线上自上而下进行走罐，适当涂抹刮痧油后，自上而下走罐 5~9 遍，在大椎、肺俞、肝俞、脾俞、三焦俞、肾俞、大肠俞处留罐 8~10 分钟。 |

| 第四步 | 受术者取仰卧位，暴露腹部，在腹部任脉、胃经、脾经自上而下由肋弓处向下闪罐 3~5 遍，在中脘、天枢、大横、水道穴留罐 8~10 分钟。 |

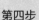

| 第三步 | 受术者取仰卧位，暴露上肢肘以下部位，沿三焦经自上而下走罐 5~9 遍。 |

（3）操作时间及频率：每个部位闪罐及走罐 5～8 分钟，留罐 8～10 分钟。

（4）禁忌证：同上。

（5）注意事项：同上。

📖 学习检测

1. 支沟穴具有良好的通便效果，在前臂背面，腕背横纹上 2 寸。（　　）
2. 湿热体质砭术调理手法每次 15～20 分钟，每天或隔天 1 次，7～10 次为一个疗程。（　　）
3. 湿热体质用刮痧板自上而下刮三脘，刮拭（　　）次。
   A.10～20 次　　　　　B.20～30 次　　　　　C.30～40 次　　　　　D.40～50 次

第七节　血瘀体质调理方案

任务一：血瘀体质饮食调理

问题情境

王某，女，32 岁，办公室文员。平素面色暗淡，口唇微紫，舌下脉络有瘀滞，经期月经有血块。近期单位组织体检，甲状腺彩超显示有甲状腺结节。王某听人说婆婆丁（又名蒲公英）有较好的消瘀散结作用，于是长期用蒲公英泡水喝。请对其饮食是否合理进行判断，并给予适当的建议。

👤 **同学问**：老师，今年放暑假我在外婆家见到了我的大表姐，她今年大学毕业准备考研。我发现大表姐的手腕有一大块青紫色，问她何故，她一脸茫然，完全不知道，还说自己很容易这儿青一块，那儿紫一块。这种问题在九种体质中属于哪一类体质呢？

👤 **老师答**：同学，根据你表述的情况，你表姐属于九种体质中比较有代表性的血瘀体质。

👤 **同学问**：老师，血瘀体质有哪些临床特点？我们应怎样进行评估？

👤 **老师答**：同学，血瘀体质人是以体内血行不畅，表现出色暗、瘀结为主要特征的体质状态，以肤色晦暗、舌质紫暗等表现为主要特征。常见表现为面色、肤色暗沉无光泽，可见色素沉着如色斑、瘀斑，口唇暗淡，身体局部疼痛，舌暗或有瘀点，舌下络脉紫暗或增粗，脉涩等。

基 本 知 识

血瘀体质人血行不畅，古人说"血得寒则凝，得热则行"，在温热的环境状态下，血的运行会加速，使机体的状态改善，而寒凉环境则可能加重诸症，故血瘀体质人不耐受寒邪，在深秋、冬季时机体的瘀滞之象会加重，特别是如面色、疼痛类症状。血瘀体质人易患癥瘕及痛证、出血等病证，又容易兼夹气虚、阳虚、气郁、阴虚等体质，调理时也应注意兼夹体质。

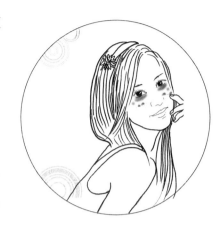

同学问：老师，血瘀体质饮食调理原则有哪些？

老师答：同学，血瘀体质人在饮食中要注意选择有活血化瘀、行气散结、疏肝解郁的药食。这类药食往往具有辛、酸的性味。辛可辛散，具有推动气的运行和活血的作用；酸味入肝，利于养肝，使肝气柔和条达，从而推动气机在体内的正常运行，气行则血行，使瘀血得散。

同学问：老师，适合血瘀体质的食物有哪些？

老师答：同学，血瘀体质适合荞麦、高粱米、油菜、茄子、豌豆、刀豆、菠菜、白萝卜、胡萝卜、茴香、黑木耳、洋葱、醋、胡椒、桃仁、玫瑰花、山楂、金橘、香橼、橙子、黑豆、地龙、蚶肉等。

基 本 知 识

血瘀体质可以与活血养血的药食同用，如当归、丹参、三七、川芎、西红花等。此外，酒为辛热之品，有通血脉、行药势之功效，无饮酒禁忌的人，可适量饮用黄酒、葡萄酒、白酒，或炒菜时使用料酒，对促进血液运行，防止瘀滞大有裨益。常用调味品中的醋是我国饮食史的重要贡献，醋酸苦而温，《本草拾遗》称其可"破血运，除癥瘕坚积，消食，杀恶毒，破结气，心中酸水痰饮"，可在烹饪中适当加入，亦可作为蘸食的调味品，但胃溃疡和胃酸过多人不宜食用。

血瘀体质人饮食中要注意少食肥肉、甜腻以及含糖饮料、糯米等滋腻食物，如猪头肉、肘子、脑花、奶酪等；不宜食用收涩之品，如白果、五味子、乌梅、柿子、石榴等；慎用寒凉，如苦瓜、马齿苋、蒲公英等，以防损伤阳气而加重血瘀之象。血瘀体质人适合食用温热食物，以助气行血行，汤锅类食品是适合的烹调方式，冷食如冰激凌以及凉拌菜不宜。

血瘀体质人饮食应注意避免过于辛辣或寒凉，亦不可因酒有通血脉的效果而过食酒浆，特别是有心血管出血史的患者，不可将酒作为养生补益的主要食品。正如李时珍《本草纲目》所云："面曲之酒，少饮则和血行气，壮神御寒，消愁遣兴。痛饮则伤神耗血，损胃亡精，生痰动火。"此外饮料可选择白开水、普洱茶等，不可多饮含糖较高的饮料和果汁。

血瘀体质易兼夹气虚、气郁、阳虚、阴虚等，其中血瘀兼有气虚者，可配合党参、人参、黄芪等益气之品；兼有气郁者，可配合佛手、木香、玫瑰花等疏肝、理气之品；血瘀兼有阳虚者，可配合肉桂、干姜、肉豆蔻、狗肉等；血瘀兼有阴虚者可配合黑木耳、莲藕、竹笋等。

📖 拓展学习

瘀血形成的原因很多，主要有以下几方面。

1. **外伤**　各种外伤，诸如跌打损伤、负重过度等，或外伤肌肤，或内伤脏腑，使血离经脉，停留体内，不能及时消散或排出体外，或血液运行不畅，从而形成瘀血。

2. **出血**　出血之后，离经之血未能排出体外而为瘀，所谓"离经之血为瘀血"。或因出血之后，专事止涩，过用寒凉，使离经之血凝，未离经之血郁滞不畅而形成瘀血。

3. **气虚**　载气者为血，运血者为气。气行血行，气虚运血无力，血行迟滞致瘀；或气虚不能统摄血液，血溢脉外而为瘀，此为因虚致瘀。

4. **气滞**　气行则血行，气滞血亦滞，气滞必致血瘀。

5. **血寒**　血得温则行，得寒则凝。感受外寒，或阴寒内盛，使血液凝涩，运行不畅，则成瘀血。

6. **血热**　热入营血，血热互结，或使血液黏滞而运行不畅，或热灼脉络，血溢于脏腑组织之间，亦可导致瘀血。由此可见，寒热伤及血脉均可致瘀。

7. **情绪和生活失宜**　情志内伤，亦可导致血瘀，多因气郁而致血瘀。此外，饮食起居失宜也可导致血瘀而变生百病。

综上所述，瘀血的形成，主要有两个方面：一是由于气虚、气滞、血寒、血热等内伤因素，导致气血功能失调而形成瘀血；二是由于各种外伤或内出血等外伤因素，直接形成瘀血。

📖 学习检测

1. 血瘀体质可多食五味子、乌梅、柿子、石榴等收涩之品，防止瘀血溢出脉外形成离经之血。（　　　）
2. 中医学认为血得温则行，故血瘀体质应多食用狗肉、羊肉、猪头肉等温热性食物。（　　　）

任务二：血瘀体质运动调理

问题情境

马某，男，68岁，退休。平素面色紫暗，舌有瘀点，胸闷，刺痛。一年前因心绞痛至医院植入支架，后康复出院。为强身健体，出院后不久便每天与老友一同进行登山、爬楼梯、骑自行车等多项训练。请对其运动方案是否合理进行判断，并给予适当的建议。

👨‍🎓 **同学问**：老师，适合血瘀体质的运动有哪些？

👨‍🏫 **老师答**：同学，血瘀体质的人运动方式应以有氧运动为宜，室内运动与户外运动相结合，并适当增加户外运动比例，如跑步、登山、徒步、打球等。

基 本 知 识

血瘀体质的人运动方式应以有氧运动为宜，室内运动与户外运动相结合，并适当增加户外运动比例，如跑步、登山、徒步、打球等运动。运动宜强度适中、中等频次、中等负荷，单次消耗人体能量中等，运动时间不宜长，但可频率增加，在锻炼中循序渐进增加强度，持之以恒，这样可鼓动气血，活血行瘀，并可使身体通畅，有益健康。运动适宜选择视野宽阔、空间较大、空气清新的地方，而不宜在嘈杂、封闭的场所进行锻炼，以免引起胸闷等不适。如果血瘀体质的人在运动时如出现胸闷、呼吸困难、脉搏显著加快等不适症状，应立即停止运动，去医院进一步检查。

1. 运动方案建议

（1）徒步：可在午后阳光充足，温暖和煦时进行 1～1.5 小时的徒步，持续一段时间后，可延长至 2～2.5 小时，期间宜做好基础的防晒工作，适当饮水。

（2）登山：可每周末与家人、朋友远足登山，既可磨炼意志，也可行气活血、畅达情志。

（3）健身气功八段锦：以第一式双手托天理三焦，第二式左右开弓似射雕和第七式攒拳怒目增气力为重点动作练习，在整个运动过程中要注重动作与呼吸的配合，做到以形领气，守神御形。

2. 养生经络操

（1）推摩胁肋疏肝气：以双手手掌自上而下推摩同侧胁肋部 2 分钟，亦可交叉擦对侧，或从内到外推肋间隙，以疏通肝气。

（2）推摩心包畅心血：以一侧掌心自上而下推对侧上肢心包经 20 遍，然后以拇指自上而下轻揉心包经，并轻拉中指。

（3）点揉血海助血运：以拇指点按住血海穴，并屈伸膝关节以增强穴位酸胀感。

📖 拓展学习

血瘀体质是肿瘤的"垫脚石"

《血证论·瘀血》所云"瘀血在经络脏腑之间则结为癥瘕"，其中的"癥瘕"指的便是肿瘤。血瘀体质人经脉的血液不能及时排出和消散，而停留于体内，或血液运行不畅，淤积于经脉或脏腑组织器官之内，从而出现一系列体质特点，久而久之，肿瘤的发生概率就会增高。而合理的运动能很好地活血化瘀。

📖 学习检测

1. 血海穴的归经为（　　）。
　　A. 脾经　　　　　　　B. 肝经　　　　　　　C. 肾经　　　　　　　D. 胃经
2. 血瘀体质适合多参加冰雪运动。（　　　）

任务三：血瘀体质起居调理

问题情境

龙某，女，20岁，游泳运动员。因自小学起长期进行游泳训练，泳池水温较低，导致常年痛经，小腹冷痛、刺痛，经血中常夹杂血块，经色暗红。现正值夏季，其游泳后常冲凉，痛经加重。请对其起居是否合理进行判断，并给予适当的建议。

同学问：老师，血瘀体质人员起居调理应遵循哪些原则？

老师答：同学，血瘀体质者本身即有血行不畅的隐患，因此要特别注意影响血液运动的各个因素，起居宜注重动静结合，保持气机调和畅达；居住环境应温暖向阳，注重居室和衣物的保暖。

同学问：老师，血瘀体质起居调理应避免哪些问题？

老师答：同学，血瘀体质人起居应避免居住在潮湿阴冷的居室中，久坐少动；在寒冷时节长时间户外活动，或从事如冬泳之类的运动。

基 本 知 识

血瘀体质人平时应注意气机的调畅和保暖保温。一方面，气行则血行，血液的运行正常与气关系密切，所以要避免气机郁滞而致血行不畅，起居中注意适当锻炼，动静结合，不可过于安逸；另一方面，血得温则行、得寒则凝，所以血瘀体质人应尽量避免寒冷刺激，日常生活中注意保暖。血瘀体质人在天气骤然变冷的时节，一定要注意及时增加衣物，炎热夏季中亦不可贪凉饮冷，或骤然进入到气温比较低的环境中。锻炼时选择天气比较温暖，日光温和的时候进行，不宜在过冷、潮湿寒凉的环境下进行运动。运动量应遵循由小到大逐渐增加的原则，不可突然进行强负荷的运动，可经常热水泡浴（以局部泡浴为主，如泡足、泡手）促进血液循环。

1. **居住环境建议**　血瘀体质人居住应考虑温暖、干爽、通风的居所，避免居住寒凉潮湿的地方，屋内宜经常有阳光照射，避免因寒凉导致血行受阻，或湿邪凝滞影响气血的运行，造成血瘀的症状加重。在气候寒凉的季节，血瘀体质人面色暗沉、疼痛的症状容易加重，可以根据情况选择空调、电暖气等方式进行室内加温。夏季则建议避免过于潮湿，室内可采用除湿机的方式，但不宜空调温度过低。

2. **睡眠建议**　血瘀体质人睡眠应注意规律，保持充足的睡眠，不要熬夜、过于劳累，可早睡早起进行锻炼。寒冷季节，血瘀体质人容易出现血行受阻、入睡困难等症状，特别是处于寒冷潮湿的南方时，睡眠会受到影响，可通过改善室内的环境，创设相对温暖干燥的环境帮助入睡。

📖 拓展学习

中医学中的癥瘕、积聚：癥和积是有形的，固定不移，痛有定处，病在脏，属血分，瘕和聚是无形的，聚散无常，痛无定处，病在腑，属气分。积聚中焦病变为多，癥瘕下焦病变及妇科疾病为多，因而有不同名称。癥瘕积聚的发生，多因情志抑郁，饮食内伤等，致使肝脾受伤，脏腑失调，气机阻滞，瘀血内停，日久渐积而成。正气不足更是本病发生的主要原因。因此，血瘀体质人更应做到食饮有节，起居有常，不妄作劳。

📖 学习检测

1. 血瘀体质宜在清晨或傍晚凉爽时进行户外运动。（　　　）
2. 血瘀体质可选择去足浴店进行中药泡浴。（　　　）

任务四：血瘀体质经络调理

能对血瘀体质人员制订刮痧、砭术、拔罐等调理方案，并能准确、熟练操作。

问题情境

林某，女，35岁，银行职员。形体偏瘦，平素面色晦暗，面部有瘀斑，每月行经不畅，痛经严重，月经有血块，唇色紫暗，舌质暗有瘀点，舌下静脉曲张，想通过砭术进行体质调理，不知道在哪些经络和穴位进行操作，请对林女士给予合理的体质调理建议。

👤 同学问：老师，血瘀体质经络调理重点在哪些经脉进行操作？操作要求有哪些？

👨 老师答：同学，对血瘀体质人进行经络调养时，经络的选择上应以任脉、脾经、胃经、膀胱经为主，操作手法应以泻法为主，兼以补法，操作的时间可略长，手法力量可稍大，手法宜柔和渗透，以期活血化瘀、行气通络。血瘀体质者在气温低的环境下会症状加重，故调理场所应特别注意温度不宜过低，以25℃左右为宜，且环境应轻松舒适，以免影响情绪，因气郁而加重血瘀症状。

基 本 知 识

瘀血：瘀血即是疾病过程中形成的病理产物，又是些某些疾病的致病因素。气虚、气滞、血寒、血热等病因，或湿热、痰浊等阻滞脉络，均可使血行不畅而形成瘀血。各种外伤损伤脉管造成出血，离经之血未能及时排出，积存体内，亦可形成瘀血。

血瘀：血瘀是指血液循环不畅，或者说是血行迟滞。一般瘀血是由于气机不畅，气息不足以推动血的运行，邪气入体也可导致血瘀。血瘀日久，血行不畅，所以时间长了也会形成瘀血。

调 理 方 案

1. 血瘀体质刮痧调理

（1）操作部位：①重点经络选背俞功能带，即第 1 胸椎棘突到第 4 骶椎棘突下缘之间脊柱旁开 3 寸范围内的带状区域（包括督脉、夹脊穴及足太阳膀胱经第一、二侧线）。②重点穴位选肾俞（双）、关元俞（双）、命门、腰阳关、膻中、中脘、气海。

（2）操作步骤

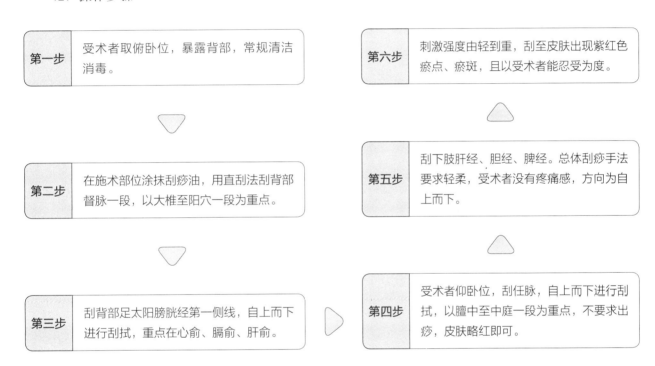

第一步	受术者取俯卧位，暴露背部，常规清洁消毒。
第二步	在施术部位涂抹刮痧油，用直刮法刮背部督脉一段，以大椎至阳穴一段为重点。
第三步	刮背部足太阳膀胱经第一侧线，自上而下进行刮拭，重点在心俞、膈俞、肝俞。
第四步	受术者仰卧位，刮任脉，自上而下进行刮拭，以膻中至中庭一段为重点，不要求出痧，皮肤略红即可。
第五步	刮下肢肝经、胆经、脾经。总体刮痧手法要求轻柔，受术者没有疼痛感，方向为自上而下。
第六步	刺激强度由轻到重，刮至皮肤出现紫红色痧点、瘀斑，且以受术者能忍受为度。

（3）操作时间及频率：每个部位或穴位刮 15～20 次，时间以 15～20 分钟为宜，每 5 日调理 1 次，7 次为 1 个疗程，需要 2～3 个疗程，两个疗程之间可间隔 2 周。

（4）禁忌证：不能长时间俯卧者，背部、胸腹部及上肢部皮肤有伤口或明显破溃及感染病灶者；合并其他重大疾病（如重度高血压、冠心病、糖尿病、急性脑血管疾病）或精神疾病不能配合治疗者；妇女妊娠及月经期。

（5）注意事项：①操作前需检查刮痧板边缘有无破损，边缘是否光滑、圆润，以免刮伤皮肤。②操作场所温暖舒适，避风寒。③刮痧后刮痧部位当天避免着水，适当饮温开水，注意保暖，多休息。

2. 血瘀体质砭术调理

（1）操作部位：①重点经络选膀胱经（第一侧线）、手少阴心经、手厥阴心包经、足厥阴肝经、足太阴脾经。②重点穴位选肺俞（双）、膈俞（双）、肝俞（双）、脾俞（双）、少海（双）、内关（双）、太冲（双）、三阴交（双）、血海（双）。

（2）操作步骤

第一步 受术者取俯卧位，暴露背部，常规清洁消毒。

第二步 使用砭具（加热后）或电热砭具从背部膀胱经第一侧线肺俞至脾俞进行温熨法，每侧20～30次。

第三步 手术者端坐位或仰卧位，暴露上肢，常规清洁消毒。

第四步 使用砭具（砭石板）加热后或砭锥加热后在肺俞、膈俞、肝俞、脾俞重点穴位进行摩法，局部透热部位，使局部产生酸、麻、胀的得气感为宜，每穴点按1～2分钟。

第六步 使用砭具（砭石板）加热后或电热砭具从下肢足太阴脾经、足厥阴肝经循行部位进行温熨，每侧10～20次，用砭锥（加热）重点在三阴交、血海、太冲进行点按，使局部产生酸、麻、胀的感觉为宜，每穴点按1～2分钟。

第五步 使用砭具（砭石板）加热后沿手少阴心经循行部位、手厥阴心包经循行部位进行温熨法，每侧10～20次，用砭锥（加热）点按少海穴、内关穴，使局部产生酸、麻、胀的得气感为宜，每穴点按1～2分钟。

（3）操作时间及频率：血瘀体质砭术调理手法每次20～30分钟，电热砭石温法在达到设定温度后，可持续施术30～60分钟，每天或隔天1次，7～10次为1个疗程。

（4）操作程度：操作时用力要均匀，由轻到重，以受术者能承受为度；进行穴位点按时，力度以受术者有酸、麻、胀得气感为度，太轻时无得气感觉，太重时主要感觉为疼痛，受术者不易接受。

（5）禁忌证：妇女在妊娠期前3个月和后3个月于腰骶部、臀部、腹部禁忌使用砭术。某些感染性疾病或急性传染病，如丹毒、骨髓炎、急性肝炎、肺结核；有出血倾向者，如血友病或外伤出血者；手法操作区域有烫伤，皮肤病或化脓性感染的患者；患有皮肤病者等使用砭具应保证专人专用。凡遇到过饱、过饥、酒醉、大怒、大惊、疲劳过度、精神紧张等情况，不宜立即使用砭术。

（6）注意事项：①使用砭具操作前，应检查砭具边缘无破损、裂痕、以免划伤皮肤，不合格的砭具不能使用。②使用砭具操作时，注意不要让砭具与硬物碰撞，不要将砭具摔落到地上。③使用温熨类砭具进行操作后，受术者常会有出汗发热的现象，会损失一定量的体液，故在砭术后可让其饮用一些温开水。④使用电热砭具后，应关闭开关并拔掉电源，收好备用。

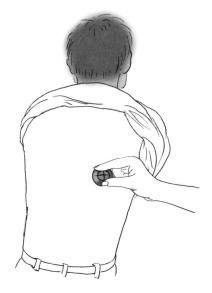

3. 血瘀体质拔罐调理

（1）操作部位：①重点经络选背部督脉及膀胱经循行部位，包括膀胱经第一、二侧线。②重点穴位选背部膀胱经的肺俞（双）、膈俞（双）、肝俞（双）、三焦俞（双）、肾俞（双）；上肢心经、心包经循行部位的内关穴；腹部任脉的胃经、肝经，中脘、天枢、期门、章门穴；下肢脾经、胃经循行部位的血海、阴陵泉、伏兔、足三里穴。

（2）操作步骤

 第一步　受术者取俯卧位，暴露背部，常规清洁消毒。

 第二步　在督脉及膀胱经第一、二侧线适当涂抹刮痧油后，自上而下走罐5～9遍，在肺俞、膈俞、肝俞、三焦俞、肾俞处留罐8～10分钟。

第三步　受术者取仰卧位，暴露上肢肘以下部位，沿心、心包经自上而下走罐5～9遍，在内关穴处留罐8～10分钟。

第四步　受术者取仰卧位，暴露腹部，在腹部任脉、胃经自上而下由肋弓处向下闪罐3～5遍，沿肝经自乳根向下闪罐3～5遍，在中脘、天枢、期门、章门穴留罐8～10分钟。

 第五步　受术者取仰卧位，在受术者下肢适当涂抹刮痧油后，沿脾经、胃经路线自上而下闪罐、走罐5～9遍，在血海、阴陵泉、伏兔、足三里处留罐8～10分钟。

（3）操作时间及频率：每个部位闪罐及走罐5～8分钟，留罐8～10分钟。

（4）禁忌证：同上。

（5）注意事项：同上。

📖 拓展学习

揪痧疗法是一种常用的非器具取痧疗法，操作方法是将中指和食指弯曲如钩状，蘸取刮痧油或温水夹揪皮肤，造成局部充血。这种由夹揪使皮肤出现痧斑的疗法称揪痧疗法，揪痧亦称拧痧，民间称为"揪疙瘩"。本法应用灵活，不需要任何器具，只需用手指即可，可根据病情选择施治部位，如头面部、颈部、肘窝等处。揪痧既可由他人施术，又可自己施术，是一种非常实用的自我疗法。

📖 学习检测

1. 膈俞在八会穴中属于（　　　）。

　　A. 气会　　　　　　B. 血会　　　　　　C. 髓会　　　　　　D. 脉会

2. 肩井穴具有良好的活血之功，所属经脉为（　　　）。

　　A. 大肠经　　　　　B. 小肠经　　　　　C. 三焦经　　　　　D. 胆经

第八节　气郁体质调理方案

任务一：气郁体质饮食调理

问题情境

石某，女，15岁，初中生。平素学习压力大，性格内向，沉默寡言，敏感忧虑。喜欢每天晚餐时喝山楂汁、乌梅汁等饮品，常吃味酸的食物。请对其饮食是否合理进行判断，并给予适当的建议。

同学问：老师，我有一位特别要好的朋友，从小一块儿长大，他家和我家住对门，我经常到他家里玩儿，他的爸爸妈妈人都特别好，对我们小朋友特别友善。近期发现朋友的妈妈见到家里来人马上回到房间关上门跟谁也不说话，偶尔看见也是表情淡漠，跟之前判若两人。朋友说他妈妈近一年来经常无故发脾气，别人没说什么就会不自觉地流眼泪，导致家里氛围非常压抑。朋友妈妈是不是体质出现了偏颇？她属于九种体质中哪一类体质呢？

老师答：同学，根据你的描述，你这位朋友的妈妈属于九种体质中的气郁体质，气郁体质人是以长期情志不畅、气机郁滞，表现出以不畅、郁、胀为主要特征的体质状态，以形体消瘦、神情抑郁、胀闷不适为主要特征。常见表现为性格内向，常忧虑多思、敏感脆弱、烦闷不乐、长吁短叹、肝胃脾经循行部位胀闷不适，舌淡红，苔薄白，脉弦等。

基 本 知 识

气郁体质人气滞不行，不仅可表现为情绪上的烦闷忧郁，还可导致体内各器官脏腑的功能减缓而出现停滞之象，如气郁则津液停聚、血瘀、食积等。在阴雨潮湿的环境中，湿邪易阻滞气机、阻滞清阳，导致气郁的状态加重，气郁体质人，夏季与长夏季节受到气候影响症状加重而秋高气爽之时各方面症状都会比较轻。由于七情直接影响人的气机，早在《素问·举痛论》中就有"百病生于气也，怒则气上，喜则气缓，悲则气消，恐则气下，寒则气收，炅则气泄，惊则气乱，劳则气耗，思则气结"的经典记载。对于气郁体质人来说，精神刺激容易使其气机逆乱，表现出对精神刺激适应能力较差的特点。气郁体质人易患脏躁、梅核气、百合病及郁证等病证，又容易兼夹气虚、阴虚、痰湿、血瘀等体质，也易出现化火之象，调理时应注意兼夹体质。

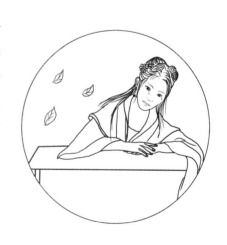

同学问：老师，气郁体质饮食调理应该遵循哪些原则？

老师答：同学，气郁体质人在饮食中要主要选择有理气解郁、调理脾胃作用的食物，这类药食往往具有辛、香的特点。

同学问：老师，适宜气郁体质人的食物都有哪些？我们今后在临床工作中该如何做饮食指导？

老师答：同学，适宜气郁体质人群的食物有荞麦、高粱米、黄花菜、芫荽、萝卜、大蒜、茴香、韭菜、菠菜、刀豆、茉莉花、代代花、玫瑰花、梅花、香橼、橙子、柑橘等具有行气、解郁、消食、醒神作用的食物。其中多种花药，如玫瑰花、梅花、茉莉花、代代花、菊花等因其独特的香味，特别受到女性朋友的喜爱，常用作茶饮饮用。还可与补气健脾的药食如党参、黄芪、白术、山药、白扁豆等，活血化瘀的药食如当归、丹参、三七、川芎、西红花、黑木耳、洋葱、山楂等结合使用。当然也要注意，在补气时，使用人参、党参、西洋参等参类时不宜与萝卜同食，以免破气。

基 本 知 识

气郁体质人饮食中应注意少食肥甘、黏腻食品，如肥肉、脑花、奶酪、含糖饮料、糯米年糕等，以免腻膈碍胃影响消化；不宜使用收敛酸涩的食品，如乌梅、酸枣、阳桃、柠檬、白果、柿子、石榴等。气郁体质人适合食用温热食物，以助气行血行，但不宜过食辛辣，以免助火。要避免使用寒性食物，以防损伤阳气而加重气郁之象，如苦瓜、马齿苋、蒲公英等，冰激凌、冰镇饮料等食物。但对于气郁日久而变生火象，导致气郁挟火时，又需要配用一些清心肝火之品，如竹叶、莲子心、栀子等。

气郁体质人可少量饮酒，以"和血行气"，促进气血的运行，但不可大量嗜饮，更不可将其作为养生补益的主要食品。少饮可"消愁遣兴"，有助于调和精神，但多饮则"伤神损寿"。平时饮料可选择白开水、乌龙茶、红茶等，不宜多饮含糖饮料。

气郁体质易兼夹气虚、阴虚、痰湿、血瘀等体质，其中血瘀兼有气虚者，可配合党参、人参、黄芪、山药等益气之品；兼有阴虚者，可配合百合、银耳、白菜、梨、莲藕、甲鱼等滋阴养液之品；兼有痰湿者，可配合扁豆、薏苡仁、海带、葛根等健脾化湿之品；兼有血瘀者可加入黑木耳、洋葱、山楂、当归、川芎、红花等活血化瘀之品。

📖 拓展学习

梅核气

梅核气属于中医学病名，因情志不遂，肝气瘀滞，痰气互结，停聚于咽所致，以咽中似有梅核阻塞、咯之不出、咽之不下、时发时止为主要表现的疾病。临床以咽喉中有异常感觉，但不影响进食为特征。中医学肝病、咽喉疾病、精神疾病时均可见此病证。

现代医学称为咽异感症，又常被诊为咽部神经官能症，或称咽癔症、癔球症。该病多发于青中年人，以女性居多。

半夏厚朴汤为治疗梅核气的经典方剂，有行气散结，降逆化痰之功。

📖 学习检测

1. 气郁体质服用行气活血的代茶饮时，应尽量不吃萝卜。（　　　）
2. 气郁体质人可选用玫瑰花泡水代茶饮。（　　　）

任务二：气郁体质运动调理

问题情境

耿某，女，57岁，退休。平素胁肋胀痛，经常叹气，烦躁易怒，倦怠喜卧，极少外出锻炼，少见日光，每天行走步数常不足1000步。请对其运动是否合理进行判断，并给予适当的建议。

同学问：老师，气郁体质的人适合做哪些运动？有哪些注意事项？

老师答：同学，气郁体质人锻炼的目的是调理气机，舒畅情志，运动方式应以有氧运动为宜，如跑步、登山、游泳、打球、武术等；锻炼时避免在嘈杂、封闭的场所进行锻炼，以免加重气郁症状。

基 本 知 识

气郁体质人锻炼的目的是调理气机，舒畅情志，运动方式应以有氧运动为宜，室内运动与户外运动相结合，并适当增加户外运动比例，运动强度可较大，采用中等频次、大负荷的运动，单次消耗人体能量可稍大，循序渐进，持之以恒，这样可鼓动气血，疏理肝气，调畅情志，并可增进食欲，有益睡眠。

1. 运动方案建议

（1）跑步：可在午后阳光充足，温暖和煦时进行20～30分钟的跑步，持续一个月后，可延长至40～60分钟，期间宜做好基础的防晒工作，适当饮水。

（2）登山：可每周末与家人、朋友远足登山，逐渐增加登山的速度，即可磨炼意志，也可借自然畅达之气开心中之郁结，疏调情志。

（3）健身气功八段锦：以第一式双手托天理三焦，第二式左右开弓似射雕和第四式五劳七伤往后瞧为重点动作练习，在整个运动过程中要注重动作与呼吸的配合，做到以形领气，守神御形。

2. 养生经络操

（1）推摩胁肋舒肝气：身体直立，双足自然分开与肩同宽，双手手掌自上而下推摩同侧胁肋部2分钟，亦可交叉擦对侧。

（2）擦热膻中畅气机：先以掌根或鱼际自上而下推胸骨，然后以掌根或鱼际上下轻擦膻中穴5分钟，以擦热为度。

（3）推揉太冲降肝火：以拇指指腹推揉双侧太冲至行间穴2分钟。

📖 拓展学习

脏躁

妇女精神忧郁，烦躁不宁，无故悲泣，哭笑无常，喜怒无定，呵欠频作，不能自控者，称脏躁。若发生于妊娠期，称"孕悲"；发生在产后，则称"产后脏躁"。其诊断要点如下。

1. 以精神情志异常为主的病证，可发生于妇女各个时期。与患者的体质因素关系密切，易发于阴液不足之体，临床以虚证多见。

2．与更年期综合征之鉴别。更年期综合征发生于更年期，由于卵巢功能衰退，导致内分泌功能失调及自主神经功能紊乱所产生的一系列症候群，可见阴阳失调的多种症状。

3．本病与经行情志异常有相似之处，但后者主要在于伴随月经周期性发作。

4．脏躁与百合病相似，但脏躁以哭笑无常，悲伤欲哭为主；而百合病以沉默寡言，抑郁少欢为主。

📖 学习检测

1．气郁体质更适宜做室内较小运动量的锻炼。（　　　）

2．气郁体质应主动通过运动调畅气机，行气解郁。（　　　）

任务三：气郁体质起居调理

问题情境

包某，女，29岁，公司员工。平素工作繁忙，常因心直口快与同事发生口角。下班回家后一人独处，郁闷情绪难以倾诉和排解。久之常闷闷不乐，唉声叹气，胁肋胀满，经期小腹胀痛，经量减少，请对其起居是否合理进行判断，并给予适当的建议。

🎓 **同学问**：老师，气郁体质的人起居指导原则有哪些？

👨‍🏫 **老师答**：同学，气郁体质者本身气机运行不畅，应特别注意影响气的运动的各个因素，保证气血流通顺畅，血脉通利。起居宜注重动静结合，宜动不宜静，促使气机畅达；居住环境应温暖通风，安静不嘈杂。

🎓 **同学问**：老师，气郁体质的人起居调理应避免哪些问题？

👨‍🏫 **老师答**：同学，气郁体质的人起居应避免居住在潮湿阴冷的居室中，久坐少动，长期独处；生活工作环境嘈杂无序，影响心情。

基 本 知 识

气郁体质人平时应注意气机的调畅平和。一方面，气郁不畅会导致各个脏腑的气机运行受阻，出现功能下降或郁阻，如饮食不畅、胸闷憋气、常欲太息等。气行则血行，反之血行气才有所依而运行。因此，气郁人起居中注意适当锻炼，动静结合，不可过于安逸，避免久坐少动，血脉流通不畅。另一方面，气郁既可郁而气结，也可郁久而化火，在寒凉的环境下可能加重郁结之象，但是在炎热烦躁的环境下，也可能出现激发而变生火象。因此，气郁人对周围气候环境的调节能力是比较弱的，应注意居处环境温度，及时增减衣物。

1．居住环境建议 气郁体质人居住应考虑温暖、干爽、通风的居所，避免居住寒凉潮湿和比较炎热的地方，屋内宜日照充分但不至于太热，避免因寒凉影响气血运行，或因炎热造成化火之象。因此，气郁体质人应注意室内温度较为温热，勿过冷过热。此外，室内湿度亦应保持在 40%~60% 为宜，不可过湿或过于干燥；居住环境应安静，防止嘈杂的环境影响心情。

2. 睡眠建议　气郁体质人睡眠应注意规律，保持充足而有规律的睡眠，不要熬夜，气郁体质人与肝的疏泄条达功能不畅关系密切，所以一定要在 23:00—3:00 的肝胆经气血循行时保证良好的睡眠，以养肝血、柔肝气。为保证睡眠治疗，应避免睡前的剧烈、兴奋活动，可采用睡前听一些舒缓助眠音乐，或做一些静功活动的方式来促进睡眠，避免饮茶、咖啡和可可等具有提神醒脑作用的饮料。气郁体质人在寒冷收涩的季节气运行容易受阻，春季则较为舒适，所以可以通过调节居室温湿度来保证睡眠的舒适性。

📖 拓展学习

肝胆经的子午流注

一天分为十二时辰，人体有十二经络，每条经络有各自运行的黄金时间。

1. 子时（23:00—1:00）胆经旺，胆汁推陈出新，此时段人体精华将随着血液的循环全力支援胆腑，以利胆囊贮存胆汁来随时帮助人体消化之用。

2. 丑时（1:00—3:00）肝经旺，肝血推陈出新，此时段人体血液精华全力支援肝脏，增强肝脏的解毒功能，让肝脏在最巅峰状态下制造胆汁贮存于胆囊备用。

因此，在 23:00—3:00 充分休息，能够使肝血得养，胆气充沛，有利于人体的健康，这也是中医养生一直重视"子午觉"的原因。你做到了吗？

📖 学习检测

1. 气郁体质社交障碍者宜独居一室，减少与外界沟通。（　　　）
2. 气郁体质严重失眠者应自行服用安眠药助眠。（　　　）
3. 气郁体质应经常去闹市区参加舞会、蹦迪等娱乐活动。（　　　）

任务四：气郁体质经络调理

能对气郁体质人员制订刮痧、砭术、拔罐等调理方案，并能准确、熟练操作。

问题情境

章某，女，31 岁，新生儿母亲。平素性格内向，常焦虑烦躁。一个月前因生子，生活方式剧烈改变而难以适应，出现闷闷不乐、兴趣减退、精力不足、气短懒言等不适症状，去医院诊断为轻度产后抑郁。在家进行刮痧调理，刮拭肝经、胆经、膀胱经，每次均以重刺激、长时间的泻法进行操作。

请对其经络调理是否合理进行判断，并给予适当的建议。

🎓 同学问：老师，气郁体质人的经络调理应重点在哪些经络进行操作？

👤 老师答：同学，对气郁体质人进行经络调养时，经络选择上应以肝经、胆经、膀胱经为主。

🎓 同学问：老师，气郁体质经络调理，应该选用哪种手法操作？注意事项都有哪些？

👤 老师答：同学，气郁体质在经络调养中应以泻法为主，兼以补法，操作的时间可略长，手法力量可稍大，手法宜柔和渗透，以期疏肝理气，行气通络。且因气郁体质者常情志不舒，故调理场所应特别注意轻松舒适，不可嘈杂，以免影响情绪，加重气郁症状。

基 本 知 识

1. **足厥阴肝经** 循行路线起于足大趾爪甲后丛毛处，沿足背向上至内踝前 1 寸处（中封穴），向上沿胫骨内缘，在内踝上 8 寸处交出足太阴脾经之后，上行过膝内侧，沿大腿内侧中线进入阴毛中，绕阴器，至小腹，挟胃两旁，属肝，络胆，向上穿过膈肌，分布于胁肋部，沿喉咙的后边，向上进入鼻咽部，上行连接目系出于额，上行与督脉会于头顶部。本经脉一分支从目系分出，下行于颊里，环绕在口唇的里边。又一分支从肝分出，穿过膈肌，向上注入肺，交于手太阴肺经。

2. **足少阳胆经** 循行路线起于眼外角（瞳子髎），向上达额角部，下行至耳后（风池穴），由颈侧经肩，进入锁骨上窝。直行脉再走到腋下，沿胸腹侧面，在髋关节与眼外角支脉会合，然后沿下肢外侧中线下行。经外踝前，沿足背到足第 4 趾外侧端（窍阴穴）。胆经有三个分支：一支从耳（风池穴）穿过耳中，经耳前到眼角外；一支从外眼角分出，下走大迎穴，与手少阳三焦经会合于目眶下，下经颊车和颈部进入锁骨上窝，继续下行胸中，穿过膈肌，络肝属胆，沿胁肋到耻骨上缘阴毛边际（气冲穴），横入髋关节（环跳穴）；一支从足背（临泣穴）分出，沿第 1、2 跖骨到蹬趾趾甲后（大敦穴），交于足厥阴肝经。

3. **足太阳膀胱经** 足太阳膀胱经循行起于目内眦，循行到头顶以后入络于脑，分支到上角，主干经脉从头顶向下到枕部，循行于脊柱的两侧，经过背、腰、臀部后入内，属膀胱，络肾向下贯穿臀部，到腘窝截止。枕部的分支是向下循行到背腰部的主干经线外侧，到腘窝部与上一条分支相合后循行于小腿后侧，经过外踝之后前行止于足小趾的外侧端。

调 理 方 案

1. **气郁体质刮痧调理**

（1）操作部位：①重点经络选背俞功能带，即第 1 胸椎至第 4 骶椎棘突下缘之间脊柱旁开 3 寸范围内的带状区域（包括督脉、夹脊穴及足太阳膀胱经第一、二侧线）。②重点穴位选肾俞（双）、关元俞（双）、命门、腰阳关、膻中、中脘、气海。

（2）操作步骤

第一步 受术者取俯卧位，暴露背部，常规清洁消毒。

第二步 在施术部位涂抹刮痧油，用直刮法从风池、风府自上而下刮，重点刮大椎。

第三步 刮背部足太阳膀胱经第一侧线，自上而下刮，重点刮拭肝俞、胆俞、脾俞等穴。

第四步 刮两侧肩颈结合部，重点刮拭肩井穴。

第八步 刺激强度由轻到重，刮至皮肤出现紫红色瘀点、瘀斑，且以受术者能忍受为度。

第七步 刮下肢肝经、胆经、胃经。总体刮痧手法要求轻柔，受术者没有疼痛感，方向为自上而下，板面与皮肤成 45°，每次刮痧 30～45 分钟。

第六步 先用刮痧板角点揉中脘穴，然后沿着肋骨下缘向外下方向刮至章门穴。

第五步 受术者仰卧位，刮两侧胸胁，自上而下，力量不宜过大，不要求出痧，皮肤略红即可，以免损伤肋骨骨膜。亦可采用角刮法沿肋间隙从内到外依次刮拭。

（3）操作时间及频率：每个部位或穴位刮 15～20 次，时间以 15～20 分钟为宜，每 5 日调理 1 次，7 次为 1 个疗程，需要 2～3 个疗程，每个疗程之间可间隔 2 周。

（4）禁忌证：不能长时间俯卧者；背部皮肤有伤口或明显破溃及感染病灶者；合并其他重大疾病（如重度高血压、冠心病、糖尿病、急性脑血管疾病）或精神疾病不能配合治疗者；妇女妊娠及月经期。

（5）注意事项：①操作前需检查刮痧板边缘有无破损，边缘是否光滑、圆润，以免刮伤皮肤。②操作场所温暖舒适，避风寒。③刮痧后刮痧部位当天避免着水，适当饮温开水，注意保暖，多休息。

2. 气郁体质砭术调理

（1）操作部位：①重点经络选背部膀胱经第一、二侧线，任脉、足少阳胆经、足厥阴肝经、手厥阴心包经。②重点穴位选肺俞（双）肝俞（双）、胆俞（双）、膻中、中脘、气海、期门（双）、章门（双）、消泺穴（双）、太冲（双）、阳陵泉（双）。

（2）操作步骤

第一步 受术者取俯卧位，暴露背部，常规清洁消毒。

第二步 使用砭具（砭镰或砭板）从肺俞至胆俞有节奏的拍击足太阳膀胱经第一侧线，重点在肝俞、胆俞处进行拍法，每侧20～30次（注意砭具的平面要尽量与皮肤平行，不要用力过大，在接触皮肤后的瞬间，操作者停止用力并放松，使被拍击的组织有一个回弹）。

第三步 受术者取仰卧位，暴露腹部，常规清洁消毒。

第四步 使用砭具（砭镰或砭板）从膻中至气海做拍法（节律一致，柔和有力）10～15次。

第八步 使用砭具（砭锥）在下肢太冲穴、阳陵泉穴进行振法，每穴1～2分钟，以受术者感到类似得气的舒适感为宜。

第七步 使用砭具（砭镰或砭石板）在下肢足厥阴肝经、足少阳胆经循行部位进行有节奏拍法，每侧10～15次。

第六步 受术者取端坐位或卧位，暴露上肢，常规清洁消毒，在上肢消泺穴使用砭具（砭锥）进行振法1～2分钟，以受术者感到类似得气的舒适感为宜。

第五步 使用砭具（砭锥）在膻中、中脘、气海、期门（双）、章门（双）等穴位进行振法，每穴1～2分钟，以受术者感到类似得气的舒适感为宜。

（3）操作时间及频率：气郁体质砭术调理手法每次25～30分钟，每天或隔天1次，7～10次为1个疗程。

（4）操作程度：操作时用力要均匀，由轻到重，以受术者能承受为度；进行穴位点按时，力度以受术者有酸、麻、胀得气感为度，太轻时无得气感觉，太重时主要感觉为疼痛，受术者不易接受。

（5）禁忌证：妇女在妊娠期前3个月和后3个月于腰骶部、臀部、腹部禁忌使用砭术。某些感染性疾病或急性传染病，如丹毒、骨髓炎、急性肝炎、肺结核；有出血倾向者，如血友病或外伤出血者；手法操作区域有烫伤，皮肤病或化脓性感染的患者；患有皮肤病者等使用砭具应保证专人专用。凡遇到过饱、过饥、酒醉、大怒、大惊、疲劳过度、精神紧张等情况，不宜立即使用砭术。

（6）注意事项：①使用砭具操作前，应检查砭具边缘无破损、裂痕、以免划伤皮肤，不合格的砭具不能使用。②使用砭具操作时，注意不要让砭具与硬物碰撞，不要将砭具摔落到地上。

3. 气郁体质拔罐调理

（1）操作部位：①重点经络选背部督脉及膀胱经循行部位，包括膀胱经第一、二侧线。②重点穴位选背部膀胱经的肺俞（双）、肝俞（双）、胆俞（双）、脾俞（双）、肾俞（双）；腹部任脉、肝经、胆经的中脘、期门、章门、日月、京门穴；下肢肝经、胆经循行部位的阳陵泉、光明、蠡沟穴。

（2）操作步骤

<table>
<tr>
<td>第一步</td>
<td>受术者取俯卧位，暴露背部，常规清洁消毒。</td>
<td></td>
<td>第四步</td>
<td>受术者取仰卧位，在受术者下肢适当涂抹刮痧油后，沿肝经、胆经路线自上而下闪罐、走罐 5～9 遍，在阳陵泉、光明、蠡沟穴处留罐 8～10 分钟。</td>
</tr>
<tr>
<td>第二步</td>
<td>在督脉及膀胱经第一、二侧线适当涂抹刮痧油后，自上而下走罐 5～9 遍，在肺俞、肝俞、胆俞、脾俞、肾俞处留罐 8～10 分钟。</td>
<td></td>
<td>第三步</td>
<td>受术者取仰卧位，暴露腹部，在腹部任脉自上而下由肋弓处向下闪罐 3～5 遍，沿肝经、胆经自乳根向下闪罐 3～5 遍，在中脘、期门、章门、日月、京门穴留罐 8～10 分钟。</td>
</tr>
</table>

（3）操作时间及频率：每个部位闪罐及走罐 5～8 分钟，留罐 8～10 分钟。

（4）禁忌证：同上。

（5）注意事项：同上。

📖 拓展学习

气郁体质适用精油

精油因其不同的特质，作用也不尽相同，了解其各自的疗效，可以更好地挑选适合的产品用于刮痧操作。下面向大家介绍几种气郁体质人适用的精油，在刮痧和拔罐中都可以进行应用。

1. **胡椒薄荷精油缓解偏头痛** 胡椒薄荷精油是缓解头痛的不二之选，其中含有的薄荷醇清凉醒脑，促进血管收缩，既能提振精神，又能有效缓解头痛。

2. **苦橙叶精油舒缓减压** 苦橙叶精油可以安抚神经，改善情绪低落，缓解因心跳加快而产生的焦虑感。使用时配合呼吸练习能够有效应对短期突发的压力和长期的压力困扰。

3. **罗勒精油促进消化** 罗勒精油又名紫苏精油，具有强效的解除痉挛功效，可以缓解消化系统的不适和减轻规律性的肌肉疼痛。

📖 学习检测

1. 气郁体质刮痧调养中应以补法为主，兼以泻法。（　　）

2. 章门穴在特定穴中属于（　　）。

    A. 脾之募穴、脏会　　　　　　　　B. 脾之募穴、腑会

    C. 胃之募穴、脏会　　　　　　　　D. 胃之募穴、腑会

第九节　特禀体质调理方案

任务一：特禀体质饮食调理

问题情境

黄某，男，4岁半，幼儿园学生。自幼对蛋白质过敏，不能食用鸡蛋、瘦肉、牛奶等食物，食后则皮肤瘙痒，出现红色丘疹。那么该小儿一生都不能食用含蛋白质的食物吗？

同学问：老师，为什么有的人花粉过敏，有的人酒精过敏，还有的人小麦过敏，这些人是体质出现问题了吗？这类人群属于九种体质中的哪一类呢？

老师答：同学，容易过敏的体质属于九种体质中的特禀体质。

同学问：老师，什么原因容易形成特禀体质？特禀体质除了容易过敏还有哪些临床特征？

老师答：同学，特禀体质是由于先天禀赋不足和禀赋遗传等因素造成的一种特殊体质，包括先天性、遗传性的生理缺陷与疾病以及过敏反应等。这类体质人员以生理缺陷、过敏反应等为主要特征。常见以哮喘、风团、咽痒、鼻塞、喷嚏等过敏性反应。

基 本 知 识

特禀体质人对外界环境适应能力差，在过敏原较多的时间季节，如春季花粉播撒时容易引呼吸系统及皮肤的宿疾，在潮湿夏季虫类微生物滋生时容易引起皮肤的宿疾等。当遇到难以耐受的某些食物、药物时，特禀体质的人也容易出现口鼻黏膜、胃肠道以及皮肤的各类问题，其表现多样。古代文献有饮食过敏可致哮喘的记载，因而有"食哮""鱼腥哮"等名，要求患者注意饮食，忌食鱼腥发物。因此，特禀体质的人应注意防护，在容易发病的季节，以及遇到可能诱发过敏的物品如动物皮毛、花粉、树汁、水果等其他食物时，都应注意提前防护，以免引发宿疾，甚至危害生命。特禀体质人容易兼夹上述各类体质，调理时应予以注意。

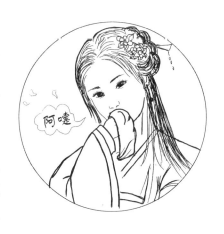

同学问：老师，特禀体质饮食调理应该遵循的哪些原则？

老师答：同学，特禀体质的人应当根据自身实际情况制订不同的保健食谱，在兼夹体质饮食调理的基础上做好防过敏的日常预防和保养工作，以益气固表或凉血消风为主要法则。首先应注意避免食用各种可以引起致敏的食物。

同学问：老师，易致过敏的食物都有哪些？今后我们在临床工作中应如何指导？

老师答：同学，常见易过敏的食物有谷物里的小麦、荞麦；鱼虾类食物如螃蟹、虾、海蜇、鲤鱼等；

奶类制品如牛奶、羊奶、酸奶、奶酪等；蛋白含量高的食物如鸡蛋、鹅肉、羊肉、牛肉等；豆类食物如黄豆、蚕豆等；调味品中的味精、香精、色素、果酱、花生酱等；水果中的芒果、菠萝、猕猴桃等；干果类的花生、核桃、杏仁、腰果等。

基 本 知 识

过敏体质的人，要做好饮食的均衡搭配，饮食宜清淡、益气，粗细搭配适当，荤素配伍合理，以保证营养的摄入全面和足够，特别是对于生长发育期的儿童来说是非常重要的，可食用具有益气固表、抗过敏作用的何首乌粉、灵芝粉、山药粉等药食进行调理，通过合理配伍乌梅、防风、柴胡、五味子、燕麦、浮萍等也有较好的防过敏作用。

过敏体质人烹饪过程主要食材应简单，口味宜清淡，在调味品的使用上要注意尽可能精简，避免生冷、辛辣，对于刺激性的酒、浓茶、咖啡等也应尽量避免。

📖 拓展学习

蚕豆病

蚕豆病是葡萄糖-6-磷酸脱氢酶（G6PD）缺乏症的一个类型，表现为进食蚕豆后引起溶血性贫血。蚕豆病起病急剧，大多在进食新鲜蚕豆后 1～2 天内发生溶血，最短者只有 2 小时，最长者可相隔 9 天。本病的贫血程度和症状大多很严重。症状有全身不适、疲倦乏力、畏寒、发热、头晕、头痛、厌食、恶心、呕吐、腹痛等。巩膜轻度黄染，尿色如浓红茶甚至如酱油。一般病例症状持续 2～6 天。最重者出现面色极度苍白，全身衰竭，脉搏微弱而速，血压下降，神志迟钝或烦躁不安，少尿或闭尿等急性循环衰竭和急性肾衰竭的表现。如果不及时纠正贫血、缺氧和电解质平衡失调，可以致死。

📖 学习检测

1. 特禀体质人应完全阻断导致其过敏的食物。（　　　）
2. 过敏体质者可通过检查过敏原拟订饮食调理方案。（　　　）

任务二：特禀体质运动调理

问题情境

苏某，男，22 岁，大学生。素来对花粉过敏，平时每天到公园里健身散步慢跑。又一年春天花粉季到了，小苏应怎样调整运动策略，既保证足够的锻炼，又减少产生花粉过敏呢？

同学问：老师，特禀体质的人日常生活中适合做哪些运动？日常运动指导有何宜忌？

老师答：同学，特禀体质的人运动方式应以有氧运动为主，如慢跑、瑜伽、八段锦等；不宜在寒冷天气，以及春天或季节交替时进行户外运动，因风寒之邪或季节交替时易感冒或引起过敏性疾病，可引发特禀体质症状。

基 本 知 识

特禀体质的人运动方式应以有氧运动为主，可为全身运动，有节奏且可维持长时间的中等强度和运动量的运动，单次消耗人体能量较少，这样可以使全身气血调畅，阴阳平衡，免疫力提高，从而达到身体健康的目的。

1. 运动方案建议

（1）慢跑：可在清晨或傍晚，凉爽通风处进行 30～50 分钟的慢跑，每周 3 次，长期坚持。

（2）瑜伽：可根据自身情况选择一些简单易行的动作进行练习，每次 0.5～1 小时，期间适当补充水分，每周 2 次。

（3）健身气功八段锦：以第一式双手托天理三焦、第二式左右开弓似射雕和第八式背后七颠百病消为重点进行练习，在整个运动过程中要注重动作与呼吸的配合，做到以形领气，守神御形。

2. 养生经络操

（1）疏通肺气固肺表：以双掌自上而下推任脉天突至膻中 20 次，点揉膻中，以酸胀为宜。再自前正中线分别向两侧沿肋间隙推揉，点揉中府、云门。

（2）搓擦开窍疏风邪：以双手食指指腹贴于鼻翼及鼻唇沟处，上下擦双侧的迎香穴 2 分钟，以微热为宜。再将双手掌心相对搓热，十指相交置于颈后，左右搓擦枕骨的风府穴及两侧的风池穴，以微热为宜。

📖 拓展学习

过敏反应又称变态反应或超敏反应，是指机体对某种抗原物质致敏后，再次与类似抗原性物质接触后所产生的异常的或过强的免疫反应，实质上就是一种病理性的免疫反应。文献记载人体外抗原种类有数万种，它们通过吸入、食入、注射或接触等方式使机体产生过敏现象。

📖 学习检测

1. 对杨絮、柳絮过敏者，户外运动时可佩带口罩、眼镜等，防止其直接接触鼻腔和眼睑。（　　　）

2. 搓擦迎香穴可通鼻窍，其位置在鼻尖处。（　　　）

任务三：特禀体质起居调理

同学问：老师，特禀体质起居调理原则有哪些？

老师答：同学，特禀体质本身有特殊身体状态，许多人容易受到周围环境和生物的影响而产生过敏反应，应特别注意起居，在努力加强身体素质，提高免疫力的同时，保证少接触各种过敏物质，减少过敏概率，保证身体健康。特禀体质人起居宜注重居室环境和生物，避免过敏原；根据自身情况，创设生活微环境；起居规律，注重养生，提高自身免疫力。

同学问：老师，特禀体质起居调理应注意什么？

老师答：老师，特禀体质人起居应避免居住在潮湿阴冷、卫生条件、通风较差的居室，注意生活微环境；避免居处环境情况复杂，起居不当。

基 本 知 识

特禀体质人平时应注意起居调理，注重树立养生的观念。首先应根据自身的实际情况，注意保护，尽量避免接触致敏物质，除已确认物质，还应对其他常见致敏物质如尘螨、花粉、动物皮毛、油漆等积极进行防护。在发病率高的季节或从事某些活动（如整理橱柜）时佩戴口罩；有饮食过敏者面对不熟悉的食材时应注意，不要随意大量食用；春季室外花粉较多时，要减少室外活动时间，可防止对花粉过敏。生活中要加强身体锻炼，以强正气，顺应四时变化，及时增减衣物，调适寒温，注意不要骤然进出冷热悬殊的环境，减少外邪侵袭。同时注意自己的兼夹体质，参照各体质调护方法实施。

1. 居住环境建议 特禀体质人居住应考虑干爽、通风的居所，避免居住寒凉潮湿微生物容易滋生的地方，但也不宜屋内过于干燥而造成灰尘沉积，尽可能避免卫生死角的出现。室内装修后不宜立即搬进居住，应打开窗户，待油漆、甲醛等化学物质气味挥发干净后再搬进新居。

居室内物品应尽可能保持清洁，被褥、床单要经常洗晒，可防止对尘螨过敏。枕头、被褥以棉织品为好，避免羽绒及化纤品。特禀体质人不宜饲养宠物，或从事与之相关的工作，如居处环境中曾有宠物饲养，应在居住前进行彻底清洁。特禀体质人多较敏感，居住环境宜安静，防止嘈杂的环境影响心情。起居应有规律，保持充足的睡眠时间。

2. 睡眠建议 特禀体质人应保持充足而有规律的睡眠，不要熬夜，早睡早起，进行适当的身体锻炼。可参考平和体质人四时养生睡眠规律和兼夹体质的睡眠规律，制订适合本人的睡眠方案。

📖 拓展学习

各种致敏原中外源性抗原引起的变态反应性疾病常见的有支气管哮喘、过敏性鼻炎、荨麻疹等；内源性抗原引起的变态反应性疾病常见的有溶血性贫血、过敏性紫癜、全身性红斑狼疮、重症肌无力等。

📖 学习检测

1. 对尘螨过敏者床单被褥应经常洗晒拍打。（　　）
2. 特禀体质人迁移新居前应充分通风，待有毒有害物质释放殆尽时再入住。（　　）

任务四：特禀体质经络调理

能对特禀体质人员制订刮痧、砭术、拔罐等调理方案，并能准确、熟练操作。

问题情境

温某，女，20岁，早产儿，出生后翻身、坐、爬、站、行走等大运动都较正常儿童晚，因对鱼、肉、蛋等多种食物过敏，饮食较为单一，导致身体发育一直较同龄人晚，形体瘦小。请问她适合用重刺激的刮痧疗法调理体质吗？

👤 同学问：老师，特禀体质经络调理重点在哪些经络进行操作？

👤 老师答：同学，对特禀体质人进行经络调养时，经络的选择上应以督脉、手太阴肺经、手阳明大肠经、足太阳膀胱经为主。

👤 同学问：老师，特禀体质经络调理宜选用哪种操作手法？注意事项都有哪些？

👤 老师答：同学，在特禀体质经络调养中应以补法为主，操作的时间适中，手法轻柔，可多采用一些摩擦类手法如搓、擦法，以期宣肺通窍，解表祛邪，提升免疫。因特禀体质者易过敏，故调理时床单等应特别关注洁净，以免因尘螨等引起过敏反应。

基 本 知 识

1. **督脉**　督脉起于小腹内，下出会阴，向后至尾骶部的长强穴，沿脊柱上行，经项部至风府穴，进入脑内，属脑，沿头部正中线，上至巅顶的百会穴，经前额下行鼻柱至鼻尖的素髎穴，过人中，至上齿正中的龈交穴。

2. **手太阴肺经**　手太阴肺经起于中脘部（中焦），下行至脐（水分穴）附近络于大肠，复返向上沿着胃上口，穿过横膈膜，直属于肺，上至气管、喉咙，沿锁骨横行至腋下（中府、云门二穴），经上肢内侧前缘下行至肘中，沿前臂内侧桡骨边缘进入寸口，经大鱼际部，至拇指桡侧尖端（少商穴）。

3. **手阳明大肠经** 从食指末端起始（商阳），沿食指桡侧缘（二间、三间），出第1、2掌骨间（合谷）、进入两筋（拇长伸肌腱和拇短伸肌腱）之间（阳溪），沿前臂桡侧（偏历、温溜、下廉、上廉、手三里），进入肘外侧（曲池、肘髎），经上臂外侧前边（手五里、臂臑），上肩，出肩峰部前边（肩髃、巨骨，会秉风），向上交会颈部（会大椎），下入缺盆（锁骨上窝），络于肺，通过横膈，属于大肠。支脉从锁骨上窝上行颈旁（天鼎、扶突），通过面颊，进入下齿槽，出来挟口旁（会地仓），交会人中部（会水沟），左边的向右，右边的向左，上夹鼻孔旁（禾髎、迎香），接于足阳明胃经。

4. **足太阳膀胱经** 足太阳膀胱经起于目内眦（睛明穴），上额交会于巅顶（百会穴，属督脉）；巅顶部支脉从头顶到颞颥部，巅顶部直行脉从头顶入里联络于脑，分开下行项后，沿着肩胛部内侧，挟脊柱到达腰部，从脊旁肌肉进入体腔，联络肾脏，属于膀胱；腰部支脉向下通过臀部，进入腘窝中；后项的支脉通过肩胛骨内缘直下，经过臀部（环跳穴，属足少阳胆经）下行，沿着大腿外侧，与腰部下来的支脉会合于腘窝中，从此向下通过腓肠肌，出于外踝的后面，沿着第5跖骨粗隆，至小趾外侧端（至阴穴），与足少阴经相接。

调 理 方 案

1. 特禀体质刮痧调理

（1）操作部位：①重点经络选足太阳膀胱经、督脉、手阳明大肠经、手太阴肺经。②重点穴位选大椎、神道、风门、肺俞、心俞、印堂、列缺、孔最、手三里、尺泽、迎香、曲池、商阳。

（2）操作步骤

 第一步 对刮痧施术部位进行常规清洁消毒，涂抹刮痧油。

第二步 受术者取坐位，用直线刮法刮拭颈背部督脉大椎至神道、两侧膀胱经大杼到心俞，每侧刮拭20～30次，重点刮拭并点按风门穴、肺俞穴、心俞穴各5次。

第三步 受术者取仰卧位，涂抹少量刮痧乳，用平压法刮拭面部印堂穴，角刮痧法刮拭双侧迎香穴，每一穴位刮拭20～30次。

第四步 受术者取坐位，施术者用左手抬起其上肢，右手用直线刮法刮拭手阳明大肠经循行区域，自曲池至手三里一线，每侧10～20次，点按曲池和商阳穴各5次。

第五步 用直线刮法刮拭前臂手太阴肺经循行区域，从尺泽经孔最刮至列缺，每侧刮20～30次，重点刮拭并点按尺泽、孔最、列缺穴各5次。

（3）操作时间及频率：一般每个部位或穴位刮 20～30 次，时间以 20～30 分钟为宜，每周 1 次，4 次为 1 个疗程，需要 2～3 个疗程。

（4）禁忌证：背部、上肢等施术部位皮肤有伤口或明显破溃及感染病灶者；合并其他重大疾病（如重度高血压、冠心病、糖尿病、急性脑血管疾病）或精神疾病不能配合治疗者；妇女妊娠及月经期。

（5）注意事项：①操作前需检查刮痧板边缘有无破损，边缘是否光滑、圆润，以免刮伤皮肤。②操作场所温暖舒适，避风寒。③面部刮痧所选介质应为刮痧乳，以免引起皮肤过敏。④刮痧后 3 小时刮痧部位避免着冷水，适当饮温开水，注意保暖，多休息。

2. 特禀体质砭术调理

（1）操作部位：①重点经络选督脉、手太阴肺经、手阳明大肠经、足太阳膀胱经。②重点穴位选大椎、身柱、命门、风门、肺俞（双）、膈俞、脾俞、胃俞、肾俞、印堂、迎香、列缺、孔最、曲池、合谷等。

（2）操作步骤

第一步	受术者取俯卧位，暴露背部，常规清洁消毒。	**第六步**	使用砭具（砭石板或砭镰）沿上肢肺经、大肠经循行路线进行擦法，每侧 10～20 次；用砭具（砭锥）在孔最、列缺、曲池、合谷穴进行点按，每穴 1 分钟。

第二步	使用砭具（砭石板或砭镰）在督脉从大椎至命门进行擦法，10～20 次；用砭具（砭锥）在大椎、身柱、命门穴进行点按，力度轻柔，不宜力度过大，每穴 1 分钟。	**第五步**	使用砭具（砭锥）在印堂、迎香进行点按，每穴 1 分钟。

第三步	使用砭具（砭石板或砭镰）在背部膀胱经从风门至肾俞进行擦法，每侧 10～20 次；用砭具（砭锥）在风门、肺俞、膈俞、脾俞、胃俞、肾俞进行点按，每穴 1 分钟。	**第四步**	受术者取仰卧位，暴露腹部，穴区常规清洁消毒。

（3）操作时间及频率：实施特禀体质砭术调理每次 25～30 分钟，每天或隔天 1 次，10 次为 1 个疗程。

（4）操作程度：操作时用力要均匀，由轻到重，以受术者能承受为度；进行穴位点按时，力度以受术者有酸、麻、胀得气感为度，太轻时无得气感觉，太重时主要感觉为疼痛，受术者不易接受。

（5）禁忌证：某些感染性疾病或急性传染病，如丹毒、骨髓炎、急性肝炎、肺结核；有出血倾向者，如血友病或外伤出血者；手法操作区域有烫伤，皮肤病或化脓性感染的患者；患有皮肤病者等使用砭具应保证专人专用；凡遇到过饱、过饥、酒醉、大怒、大惊、疲劳过度、精神紧张等情况，不宜立即使用砭术。

（6）注意事项：①在砭术操作过程中，操作者要全神贯注，手法操作要由轻到重，切忌使用暴力。②使用砭具操作前，应检查砭具边缘有无破损、裂痕，以免划伤皮肤，不合格的砭具不能使用。

3. 特禀体质拔罐调理

（1）操作部位：①重点经络选背部督脉及膀胱经循行部位，包括膀胱经第一、二侧线。②重点穴位选背部膀胱经的肺俞（双）、脾俞（双）、肾俞（双）；腹部任脉、胃经、脾经的中脘、气海、关元、天枢、大横穴；下肢脾经、胃经循行部位的血海、阴陵泉、足三里穴。

（2）操作步骤

第一步：受术者取俯卧位，暴露背部，常规清洁消毒。

第二步：在督脉及膀胱经第一、二侧线适当涂抹刮痧油后，自上而下走罐 5～9 遍，在肺俞、脾俞、肾俞处留罐 8～10 分钟。

第四步：受术者取仰卧位，在受术者下肢适当涂抹刮痧油后，沿脾经、胃经路线自上而下闪罐、走罐 5～9 遍，在血海、阴陵泉、足三里处留罐 8～10 分钟。

第三步：受术者取仰卧位，暴露腹部，在腹部任脉、胃经、脾经自上而下由肋弓处向下闪罐 3～5 遍，在中脘、气海、关元、天枢、大横留罐 8～10 分钟。

（3）操作时间及频率：每个部位闪罐及走罐 5～8 分钟，留罐 8～10 分钟。

（4）禁忌证：同上。

（5）注意事项：同上。

📖 拓展学习

由于受术者过于紧张，或拔罐时处于过度劳累、饥饿的状况下，或因施术者操作不当，均可能出现晕罐的现象，我们应该如何处理呢？

如果出现晕罐的现象，施术者应冷静处理。先起罐，然后让受术者平卧休息，取头低脚高位，解开衣领，适当饮用温开水或糖水，过程中注意保暖，通常受术者可逐渐缓解，同时可按揉合谷、内关、太阳、足三里等穴帮助受术者缓解症状，必要时联系医院诊治。

为了避免晕罐等异常反应的发生，操作前和操作时应特别注意以下几个方面。

1．做好施术前的解释工作，消除受术者紧张情绪和恐惧心理，特别是初次接触拔罐疗法者。

2．密切观察，拔罐中负压可逐渐加大，拔罐过程中，注意询问受术者感觉和观察罐内的皮肤变化，若罐内出现过度隆起、水泡、瘀斑，或受术者感觉有异常疼痛或紧拉，应及时减轻负压或起罐。

3．遵循个体有别，病证不同，吸力适当，时间适宜的原则。根据具体情况选择适合罐法，不可盲目追求吸拔力量和出痧。

4．选择合适的穴位部位，避开骨端隆凸处、神经血管敏感处、创面和不宜拔罐的部位。

5．选择合适口径大小和质地较好的罐具，避免罐口不平、有裂痕毛刺或底阀漏气等情况出现。

📖 学习检测

1．特禀体质人进行面部刮痧时，为防止面部对刮痧乳过敏，可先将少量刮痧乳涂抹于耳后进行观察。（　　）

2．特禀体质砭术操作时间用力要均匀，由轻到重，以受术者能承受为度。（　　）

3．列缺穴在腕后1.5寸，为肺经之原穴。（　　）

第 4 章

体质调理后的服务与记录

基础技能要点

○ 体质调理后整理

核心技能要点

○ 体质调理记录

任务一：体质调理后的服务

问题情境

郭某，男，25岁，从事中医体质调理工作3年，因工作积极努力，做事认真踏实，深得领导的赏识。他在工作中养成了一个良好的习惯，体质调理后都会进行调理部位的整理，并对调理过程做详细记录，每次调理前都会做体质评估。请评价郭某的工作习惯是否可取？

👨 **同学问**：老师，体质调理后，是否需要我们在顾客操作部位进行整理？

🧑 **老师答**：同学，体质调理后一定要做好调理部位的整理工作，你们今后从事的工作领域大多数属于健康服务业，要赢得顾客的认可，需要增强服务理念，提升服务意识，积极主动做好细节工作。

👨 **同学问**：老师，体质调理后，顾客信息采集录入需要记录哪些内容？有没有可以借鉴的体质调理记录表？

🧑 **老师答**：同学，体质调理后信息采集需要从姓名、年龄、性别、调理日期、调理方式、调理后反应、建议等方面进行记录。

基 本 知 识

体质调理后服务细节

1．用一次性消毒纸巾将顾客部位的皮肤擦拭干净。

2．协助顾客穿好衣物，做好其保暖工作。

3．请顾客饮用一杯温开水，为其补充体液，防治调理后疲劳，加强代谢物排除。

4．耐心、认真听取顾客调理后的要求和建议，做好咨询解答服务。

5．询问顾客调理后的感觉，提示调理的部位会有轻微疼痛，属正常现象。嘱其休息10～15分钟后再离开。

6．嘱顾客调理后3～5天，禁止冷水洗浴及游泳。为避免受寒着凉，应尽量用热水洗浴。

7．顾客离开后，将用过的调理器具分别用消毒液浸泡10分钟，再用消毒后的干毛巾擦干备用，调理所用的介质收好放回原处。对不同的器具要采用不同的消毒方法：如床单、枕巾、毛巾等物品多用洗涤、高温和照射的方法消毒；拔罐的罐体、接触皮肤的砭具、刮痧板要用消毒液体进入空腔部位进行浸泡消毒；对直接接触皮肤的砭具和刮痧板进行严格消毒。部分调理器具提倡一次性使用或专人专用，避免交叉感染。

任务二：体质调理后的记录

体质调理记录表						
姓　名	年　龄	性　别	调理日期	调理方式	调理后反应	建　议

中级 知识技能提高

第 5 章

中医体质评估

基础技能要点

○ 中医体质基础知识

○ 体质辨识基本知识

○中医体质评估仪介绍

○亚健康体质分类

核心技能要点

○ 体质分析

○ 体质诊断

○ 中医体质评估仪临床应用

第一节　中医体质基础知识

任务一：《黄帝内经》中关于体质的分类

> **问题情境**
>
> 张某，男，45 岁，不久前查出 2 型糖尿病，为现代人所称"富贵病"之一。可是这位男士家境一般，近几年生活刚刚好转，可以享受生活了，他却查出了糖尿病，后半生都要严格忌口，还要打胰岛素来维持。他想不通自己为什么就得了"富贵病"？请对张某进行体质评估并思考其调理方案。

🧑 **同学问**：老师，体质从哪个时代有了具体的分类？

🧑 **老师答**：同学，体质分类的学术渊源可溯源至两千多年前的中医经典著作《黄帝内经》，以肥瘦、阴阳五行、整体观和藏象等为理论基础，对人体的体质做了若干分类，主要有阴阳五行分类、体形肥瘦及年龄壮幼分类、性格刚柔勇怯分类、形志苦乐分类等，对后世体质辨识及"因人制宜"的个体化调理产生了深远影响。

基 本 知 识

《黄帝内经》通过对人群的形、色、体、态、神诸方面观察，从不同角度，对复杂多样的体质差异现象进行了分类探讨，对体质进行了多种不同的分类。

1. 阴阳分类法　阴阳分类法，即以阴阳多少为依据的分类方法，其以个体阴阳含量多少的差异来说明人体各种生命活动的差异现象。这种分类法着眼于整体生理功能的强弱，对后世影响较大，是临床上采用最多的方法。

（1）阴阳寒热三分法：《灵枢·卫气失常》从阴阳寒热的角度，将人体划分为寒体、热体和众人三类，认为无论膏、脂何种类型，凡肌肉纹理粗疏者多偏寒，肌肉纹理细密者多偏热，偏热的内在机制是气偏盛，偏寒的内在机制是气偏虚。个体阴阳的盛衰偏差是不同体质差别的根源，也是各种体质分类方法的基础。阴阳寒热三分法可谓是《黄帝内经》诸多体质分型方法的雏形。现在我们所能知道的各种中医体质分型方法莫不出于此法。

（2）体质阴阳四分法：《灵枢·行针》所提到的阴阳体质分型方法实际上是一个"副产品"，也是根据阴阳盛衰的差异而定，突出了阴阳二气比例多少的差别而已，即重阳之人，阳中有阴之人，阴阳和调之人，阴中有阳之人（重阴之人）。其中，重阳之人和阴中有阳之人可以看为对立的两端，阴阳和调之人居中，阴中有阳之人其实就已经靠近重阴之人。

（3）体质阴阳五分法：《灵枢·通天》从"天地之间，六合之内，不离于五，人亦应之，非徒一阴一阳而已也"的观念出发，认为天地、四方之内的所有事物，都可以分为五类。根据人的形态、脏腑、气血等体质特点和相应的习性、行为、态度、内外向及情感特点等，以阴阳多少，即气的多少，将人的体质分为太阴之人、少阴之人、太阳之人、少阳之人、阴阳平和之人五类。此种体质分类法强调个体内阴阳多少的差异，导致了个体形态结构、功能活动等生理功能特征和行为、性格、气质等心理特征方面的差异。

2. 五行分类法 五行分类法是依据五行理论对体质进行分类，其中又有体质五行分型、体质二十五分型、体质五色分型等。

（1）体质五行分型：《灵枢·阴阳二十五人》以五行特性为依据，根据人群中肤色、形态、行为、心理以及对环境的适应力，对某些疾病的易患性和倾向性等各方面的特征，归纳总结出木形之人、火形之人、土形之人、金形之人、水形之人五种基本类型，并用"同中求异"的方法，以五行及其所属的五音、五色、五方、五季等为依据，从五音太少、阴阳属性、体态和生理特征等方面论述了五形人。因此，"五形人"被认为是《黄帝内经》中最系统而全面的一种分类方法，在失传2000多年后，重新被重视。

（2）体质二十五分型：《灵枢·阴阳二十五人》在体质五行分型分类基础上每一主型下，又结合五音太少、阴阳属性以及手足三阳经的左右上下、气血多少之差异，分为五个亚型，即二十五种人体体质类型。

（3）体质五色分型：五色即青、赤、黄、白、黑。不同的个体其肤色具有差异性，除与时令特征有关，还反映个体脏腑气血的盛衰，与脏腑有一定的通应关系。《素问·阴阳应象大论》云："肝在色为苍，心在色为赤，脾在色为黄，肺在色为白，肾在色为黑。"五色各有其五行属性，而五行之间具有生克制化关系，故五色的变化对临床诊治具有一定的意义。

3. 脏腑分类法 《黄帝内经》认识到脏腑形态结构和功能特点是构成并决定体质差异和深层根源性的要素。因此，《灵枢·本脏》根据脏腑的大小、高下、坚脆、端正、偏颇、厚薄，将人体体质分为相应的类型，强调每一内脏因其形态结构、位置等不同而表现为不同的形态特征和调节适应能力，故易发病证各异。

（1）体质五脏分类：《黄帝内经》认为五脏总的功能是藏精气而不泻，具有满而不能实的特点。关于五脏之间的关系，《黄帝内经》引入了五行学说进行阐述，以五行归类、同类相应的基本原则，将五脏显露于外的征象，按功能、行为相同或相似的归属于五行中相应的一行，五脏之间开始存在着特定的内在联系，即五脏之间的相互生成，相互制约观点。《素问·五脏生成》云："五脏之象，可以推类。"推之于人，就产生了《灵枢·本脏》的体质五脏分类，即将人分为心形之人、肝形之人、脾形之人、肺形之人、肾形之人。

（2）体质六腑分类：《黄帝内经》认为腑一般是指腹腔中那些空、有腔的器官，具有受盛传输、传化水谷的功能，即所谓"传化物而不藏"。《灵枢·本脏》提出"六腑之应"，即肺合大肠，应皮；心合小肠，应脉；肝合胆，应筋；脾合胃，应肉；肾合三焦膀胱，应腠理毫毛等，并具体阐述了五脏、六腑与外在皮肉筋骨等组织器官之间的生理病理联系。

任务二：体质与疾病的关系

👤 同学问：老师，我们每个人都生过病，但人为什么会生病？而且在相同的环境中，为什么大家生病的类型还不同？

👤 老师答：同学，前面我介绍过这些现象，因为个人体质不同，人体的反应、表现也不同。体质因素是疾病发生的重要因素，也就是说，体质不仅决定了机体是否发病，还决定了机体容易发生疾病的类型。

基 本 知 识

体质与疾病的关系极为密切，掌握机体的体质状况，对于临床上探求病因、寻找病位、分析病机、掌握病势、推测预后等，有着十分重要的意义。

中医学病因学说，十分强调内因在发病学上的主导地位，认为外界致病因素侵袭人体，但最终发病在很大程度上取决于个体体质。《灵枢·百病始生》云："风雨寒热，不得虚，邪不能独伤人……此必因虚邪之风，与其身形，两虚相得，乃客其形。"此条文指出了单纯的风雨寒暑之邪，不足以引起疾病，必因虚邪之风与人身正气之虚，才能构成疾病，即"邪之所凑，其气必虚""正气存内，邪不可干"之谓。近年来，王琦教授及其团队将人体体质分为平和质、气虚质、阳虚质、阴虚质、痰湿质、湿热质、气郁质、血瘀质、特禀质九种类型，对体质相关内容作了深入的研究，并以古代文献、临床实践和流行病学调查等作为依据，阐述了不同体质的易患疾病。关于体质与发病的关系，不少单位做了广泛的调研，如高血压、冠心病、高脂血症、消化性溃疡、糖尿病、乳腺增生、痛经、抑郁症、前列腺增生症和肿瘤等疾病与体质类型的相关性研究。

📖 拓展学习

请查阅《中医体质学》了解西方、日韩体质分类与中医体质分类的区别和联系；少数民族体质分类的思想，熟悉中医九种基本体质类型的划分。

📖 学习检测

1. 阴阳分类法是临床上采用最多的方法。（　　）

2. 五行分类法是依据五行理论对体质进行分类，其中又有体质五行分型、体质二十五分型、体质五色分型等。（　　）

3. 《黄帝内经》认为五脏总的功能是藏精气而不泻，具有实而不能满的特点。（　　）

4. 《黄帝内经》认为腑一般是指腹腔中那些空、有腔的器官，具有受盛传输、传化水谷的功能，所谓"传化物而不藏"。（　　）

第二节　体质辨识

任务一：中医体质辨识的原则及内容

问题情境

梁某，女，25 岁，长期便秘、失眠，还经常长口疮；月经延期，量少……水瓶几乎不离手。她特别担心，总觉得自己患病了，到医院做了各项检查，未查出任何问题。请对梁女士进行体质评估辨识，是健康体质还是偏颇体质？如果是偏颇体质应该属于哪一类？

- 同学问：老师，什么是体质辨识？
- 老师答：同学，体质辨识，是指以人的体质为认知对象，从体质状态及不同体质分类的特性，把握其健康与疾病整体要素与个体差异，从而制订防治原则，为选择相应的治疗、预防和养生方法奠定基础。
- 同学问：老师，体质辨识的原则有哪些呢？
- 老师答：体质辨识原则有整体性原则、形神结合原则、四诊合参原则。
- 同学问：老师，体质辨识包括哪些内容呢？
- 老师答：同学，体质辨识的内容包括辨形态结构、辨生理功能、辨心理状态、辨适应能力几个方面。

基 本 知 识

人是一个有机的整体，对人的体质辨识必须遵循共同的原则，从整体观出发，全面审查其神、色、形、态、舌、脉等体征及性格、心理、饮食、二便等情况，结合中医临床辨证论治的实际经验进行综合分析。体质辨识具体包括形态结构、生理功能、心理状态和适应能力四个维度。一定的形态结构必然表现为一定的生理功能，伴随着形态结构、生理功能的变化，又会产生一定的心理过程和个性心理特征，且不同的个体对自然、社会环境的适应能力也不同。因此，辨体的内容通常包括辨形态结构、辨生理功能、辨心理状态、辨适应能力几个方面。

任务二：体质与辨证的关系

- 同学问：老师，体质和辨证有关系吗？
- 老师答：同学，体质是辨证的基础，决定临床证候类型。同一体质因素或同一种疾病，由于服务对象体质各异，其临床证候类型则有阴阳、表里、虚实、寒热之不同。

基 本 知 识

同一地区，同一时期所发生的感冒，由于病邪不同，体质各异，感受也有轻重。因此，其临床类型有风寒、风热两大类别，以及挟湿挟暑等不同兼证。同病异治的决定因素不在于病因而在于体质，如仲景所论之伤寒，其传变途径一般是太阳→阳明→少阳，然后传入三阴。为什么有人从厥阴而热化，有的人却从少阴而寒化？其原因在于从热化者素体阴虚，从寒化者素体阳虚。由此可见，病因相同或疾病相同，但体质不同，则出现不同的证候。另一方面，异病同证亦与体质有关，即使是不同的病因或不同的疾病，由于服务对象的体质某些方面具有共同点，也会出现相同或类似的临床证型。如泄泻和水肿都可以表现出脾肾阳虚之证。可见，体质是形成"证"的生理基础之一，辨体质是辨证的重要根据。

任务三：体质与调理的关系

🧑 **同学问**：老师，体质与调理方式之间有密切联系吗？

🧑 **老师答**：同学，体质是调理的重要依据。在疾病的防治过程中，按体质论治既是因人制宜的重要内容，又是中医养生调理的特色。临床中所见同一种病、同一治法对此人有效，对他人则不但无效，反而有害。其原因就在于病同而人不同，体质不同，故疗效不一。体质与调理有着密切的关系，体质决定着调治效果。

基 本 知 识

体质有强弱之分、偏寒偏热之分，必须结合体质而辨证论治。如面白体胖，属于阳虚体质，本系寒湿之体，若感受寒湿之邪，则非用姜附参苓之类大热方药邪不能去；若感受湿热之邪则必缠绵难愈，必须通阳以化湿，药性过凉则湿邪愈加闭阻于内而阳气更加虚乏。反之，如面色苍白形瘦，属阴虚体质者，内火易动，湿从热化，反伤津液，故其治与阳虚之体必定不同。阳虚、阴虚之体，虽同感湿热之邪，治法却大不相同，阳盛或阴虚之体，慎用温热伤阴之剂，阳虚或阴盛之体，慎用寒凉伤阳之药。

此外，在调制中还应重视年龄、性别、生活条件、地理环境等因素造成的体质差异。

📖 拓展学习

请查阅《中医体质学》进一步学习辨识体质类型，主要依据不同体质的形态结构、生理功能、心理特征和适应能力四个方面的特征，经过综合分析，将其归为不同体质类型。中医基本体质类型包括平和质、气虚质、阳虚质、阴虚质、痰湿质、湿热质、血瘀质、气郁质、特禀质。

📖 学习检测

1. 人是一个有机的整体，对人的体质辨识必须遵循共同的原则，从整体观出发，全面审查其神、色、形、态、舌、脉等体征及性格、心理、饮食、二便等情况。（ ）

2. 辨体的内容通常包括辨形态结构、辨生理功能、辨心理状态几个方面。（ ）

3. 体质是形成"证"的生理基础之一，辨体质是辨证的重要根据。（ ）

第三节 中医体质评估仪应用

任务一：中医体质评估仪的组成

问题情境

吴某，男，65岁。有哮喘病史，每到换季易发病，出门时一定要带着喷雾剂，严重时甚至住院治疗。有一次，全家去海鲜酒楼吃饭，回来后，吴某全身起了红疹子，从头皮到脚底，每一寸肌肤都是，甚至出现胃痛、腹泻，家人劝其到医院就诊治疗，吴某却坚持在家中服药不去医院。请根据吴某的临床表现进行体质评估并制订调理方案，分析执意不去医院诊治的决定是否正确？

👤 **同学问**：老师，很多医疗机构都有专业的检查设备，如B超、心电图、CT、MRI等，我们体质评估除了中医的四诊（望、闻、问、切），有没有专业的设备方便进行系统的体质辨识？

👤 **老师答**：同学，近年来很多医疗机构（社区门诊、养生保健服务机构及治未病中心等）选择中医体质辨识仪辅助进行体质评估。中医体质辨识仪器是在中医体质理论指导下，利用信息化的技术，根据量表设计原理，以问询录入的方式，采集服务对象健康信息；通过对九种体质分值的结果分析，判断体质类型，并根据体质类型来给出常见的健康、保健、养生方面的建议，对"未病"的防治有广泛的指导意义。

基 本 知 识

1. 中医体质评估仪的功能

（1）彩色外观，测试界面时尚、古朴，集数据统计、分析、结果报告打印于一体，并给予体质调理指导方案。

（2）测试结果可手动修改评语，让技术人员根据顾客的体质进行专属评价。

（3）18.5英寸一体液晶电脑，设计高度人性化。

（4）具有高清摄像功能，可插入精美的高清照片。

（5）大容量存储空间，可随时查询和打印历次健康评估报告。

2. 中医体质评估仪的结构组成

（1）18.5 英寸一体液晶电脑一台。

（2）彩色喷墨打印机 1 台。

（3）医用推车 1 台。

（4）摄像头 1 个。

（5）鼠标键盘一套。

3. 中医体质评估仪的使用条件及相关参数

（1）环境温度：0～35℃。

（2）相对湿度：≤ 80%。

（3）大气压：70～106 kPa。

（4）电源：额定电压为 220V，频率为 50Hz。

（5）输入功率：≤ 400W。

（6）仪器重量：毛重＜ 100kg，净重＜ 60kg。

（7）环境要求：水平放置，无电磁干扰，无振动，无尘洁净。

4. 中医体质评估仪软件功能

（1）中医体质辨识系统（按年龄系统自动识别）：①儿童中医体质辨识（0—6 岁）；②成年人中医体质辨识（7—65 岁）；③老年人中医体质辨识（65 岁以上）。

（2）中医五态人格测评。

（3）老年抑郁症测评。

（4）老年人精神状态检测。

（5）慢性病管理表：①慢性病中医药健康管理表——眩晕（高血压病）；②慢性病中医药健康管理表——消渴（糖尿病）；③慢性病中医药健康管理表——胸痹（冠心病）；④慢性病中医药健康管理表——中风病（脑卒中）；⑤慢性病中医药健康管理表——久咳（慢性支气管炎）；⑥慢性病中医药健康管理表——虚劳（恶性肿瘤）；⑦慢性病中医药健康管理表——骨痹（骨关节病）；⑧慢性病中医药健康管理表——癫狂（精神分裂症）。

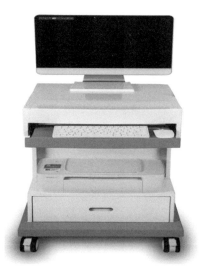

中医体质评估仪

5. 适用机构　适用于各级中医类院校、健康管理中心、中医诊所、社区医院、治未病中心、体检中心、养老机构、养生保健服务机构、药店、运动场所等。

任务二：中医体质评估仪的使用方法

🧑 **同学问**：老师，中医体质评估仪的操作简单吗？我们是否一学就会？

🧑 **老师答**：同学，中医体质评估仪使用方便，操作简单，可根据系统说明书进行操作，一学就会。

基 本 知 识

1. **系统登录界面** 双击桌面上 中医体质评估系统 图标,进入程序登录界面。输入用户名: 管理员 和密码: 123456 (拟订),点击 登录 ,即到软件主界面。

2. **信息录入采集** 点击 中医体质评估 进入信息录入界面,输入被测人员信息,同时可进行拍照留影,照片会在打印报告中展现。输入个人信息后点击 确定 ,系统将进入体质评估答题界面。注意:信息界面中带 * 是必填项,系统会根据性别和年龄的不同做出不同的体质类型判断。

信息录入 ✕

信息录入 (* 为必填项)

身高: [____] cn 血压: [____]

体重: [____] kg 血糖: [____]

BMI: [____] 血脂: [____]

视力: [____]

性格
- ☐ 温和 ☐ 外向 ☐ 沉稳 ☐ 直爽
- ☐ 急躁 ☐ 爱动 ☐ 乐观 ☐ 倔强
- ☐ 内向 ☐ 喜静 ☐ 优柔 ☐ 随和

饮食习惯
- ☐ 喜酸 ☐ 喜热 ☐ 喜清淡
- ☐ 喜咸 ☐ 喜甘甜 ☐ 喜油腻
- ☐ 喜凉 ☐ 喜辛辣 ☐ 喜烧烤

睡眠习惯
- ☐ 早起早睡 ☐ 早睡晚起 ☐ 不规律
- ☐ 晚起晚睡 ☐ 晚睡早起

运动习惯
- ☐ 经常运动 ☐ 有时运动 ☐ 不太运动

文化生活
- ☐ 桥牌麻将 ☐ 体育健身 ☐ 曲艺
- ☐ 垂钓花鸟 ☐ 跳舞 ☐ 书画

过敏史: ○有 ◉无 家族史: ○有 ◉无

疾病史: ○有 ◉无

○ 33 道题 ○ 66 道题 ◉ 儿童

清除照片 加载照片 现场拍照

姓名: [____] *

性别: [____] ▼ *

年龄: [____] 岁 *

民族: [____]

籍贯: [____]

身份证号: [____]

婚况: [____]

职业: [____]

教育: [____]

所属医疗机构:

[____]

社保号: [____]

电话: [____]

E-mail: [____]

QQ/MSN: [____]

二代证 确定 取消

3. 进入体质辨识答题界面　待回答完所有题目后,系统将给出体质评估结果并进入到报告打印界面。

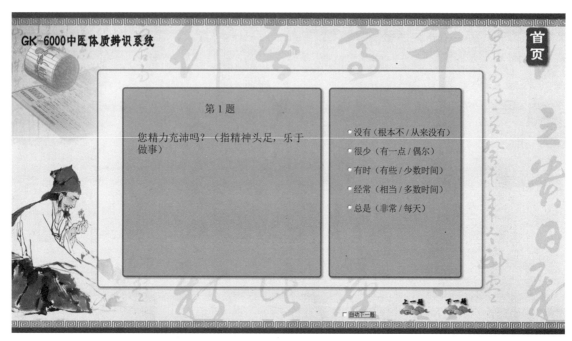

体质评估答题界面

指导建议　　　　　　　　　　　　　　　　　　　　　　　　　　　　　　X

指导建议编辑

测试结果 ：气虚质

特别指导　面诊　脉诊　舌诊　个性化方案

zdfsad

打印彩色报告单　　　　打印报告单

报告打印界面

此时用户可自行选择打印报告类型和格式，点击 [打印报告单] 可进入一般打印模式。

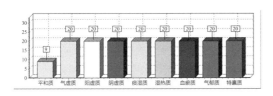

报告单预览

中医体质测评报告

1. 总体特征：
元气不足，易疲乏、气短、自汗。
2. 常见表现：
性格内向胆小，情绪不稳定，不爱运动。
3. 心理特征：
平素语音低弱，气短懒言，容易疲乏，精神不振，易出汗，舌淡红，舌边有齿痕，脉弱。
4. 发病倾向：
不耐受风、寒、暑、湿邪。
5. 对外界环境适应能力：
易患感冒、内脏下垂等病证，病后康复缓慢，说话无力，易出虚汗。

中医体质测评报告

健康指导

精神调养
宜保持稳定乐观的心态，不可过度劳神。宜欣赏节奏明快的音乐。

饮食调养
宜选用性平偏温、健脾益气的食物，如大米、小米、南瓜、胡萝卜、山药、大枣、香菇、莲子、白扁豆、黄豆、豆腐、鸡肉、鸡蛋、鹌鹑（蛋）、牛肉等，尽量少吃或不吃槟榔、生萝卜等耗气的食物，不宜多食生冷苦寒、辛辣燥热的食物。
参考食疗方（1）山药粥：山药、粳米，具有补中益气功效，适合气虚体质者服用。（2）黄芪童子鸡：童子鸡、生黄芪，具有益气补虚功效，适合气虚体质易自汗者使用。本方补气力量较强，对气虚表现比较明显者，可每隔半个月使用一次。不宜长期连续服用。

起居调养
提倡劳逸结合，不要过于劳作，以免损伤正气，平时应避免汗出受风。居室环境应采用明亮的暖色调。

运动保健
宜选择比较柔和的传统健身项目，如八段锦。在做完全套八段锦动作后，将"两手攀足固肾腰"和"攒拳怒目增力气"各加做1～3遍。避免剧烈运动。

点击 [打印彩色报告单] 可进入详细的打印报告模式。

 拓展学习

请查阅中华中医药学会发布的《中医体质分类与判定》（ZYYXH/T157—2009），进一步学习中医体质分类的判定方法、判定标准。

 学习检测

1. 中医体质评估仪适宜的相对湿度为≥80%。（　　）
2. 中医体质评估仪适宜的环境温度为0～35℃。（　　）

第四节 亚健康体质分类

任务一：亚健康与体质的关系

> **问题情境**
>
> 林某，女，53岁。5年前父亲去世后突然绝经，从此经常失眠，有时莫名的心里害怕，尤其突然听到声响会心跳加快，有害怕的感觉，近期又出现头晕，去医院住院做了各项检查，结果都正常。林女士和她爱人四处求医，不明白检查结果正常却出现这么多症状的原因。请帮助林女士答疑解惑。

同学问：老师，亚健康与中医体质有什么关系？应该如何理解亚健康的含义？

老师答：同学，中医体质学认为，体质是机体阴阳、形神、脏腑经络以及对外界环境自适应调节能力的综合表现，体现了中医健康观的整体内涵。体质状态是健康状态的重要组成部分，体质辨识是评价健康状态的主要方法和手段。亚健康是属于健康与疾病之间的一种"过渡状态"。体质从一定程度上反映了正气的盛衰状况，是亚健康发生与否和亚健康表现差异的根本原因。中医体质学中的偏颇体质是亚健康状态的形成背景，亚健康状态是偏颇体质的表现特征和外显形式。偏颇体质影响亚健康的预后，调理偏颇体质有利于纠正亚健康状态。

基 本 知 识

健康状态研究是 21 世纪健康和疾病预防研究领域的热点。人体的健康状态可以分为健康、亚健康、疾病三种状态，这三种状态是逐渐过渡的。长期以来，人们只关注疾病的诊断、治疗和康复，忽略了对亚健康的研究。"上工治未病"是几千年来中医学重要的防治思想，在新的历史阶段，积极贯彻"预防为主"方针，开展以"治未病"为主题的亚健康状态辨识与干预研究，对于防治疾病、节约国家卫生资源、提高人民生命和生活质量，具有重要的现实意义。

任务二：亚健康表现及范畴

同学问：老师，亚健康状态都有哪些表现？我们将如何判断亚健康？

老师答：亚健康是指人体处于健康和疾病之间的一种状态。亚健康人群主要表现为疲乏无力、精力不充沛、肌肉关节酸痛、心悸胸闷、头晕头痛、记忆力下降、学习困难、睡眠异常、情绪低落、烦躁不安、人际关系紧张、社会交往困难等种种躯体或心理不适症状。

基 本 知 识

2006年中华中医药学会在《亚健康中医临床指南》中将亚健康定义为人体处于健康和疾病之间的一种状态。处于亚健康状态者，不能达到健康的标准，表现为一定时间内的活力降低、功能和适应能力减退的状态，但不符合现代医学有关疾病的临床或亚临床诊断标准。

界定亚健康的范畴是识别及干预亚健康状态的前提和基础。《亚健康中医临床指南》认为，亚健康涉及的范围主要包括：①身心上不适应的感觉所反映出来的种种症状，如疲劳、虚弱、情绪改变等，其状况在相当时期内难以明确；②与年龄不相适应的组织结构或生理功能减退所致的各种虚弱表现；③微生态失衡状态；④某些疾病的病前生理病理学改变。

亚健康涉及的医学范畴有以下可能性：①某种或某些疾病（如高血压、高血脂、糖尿病、肥胖、肿瘤等）的临床前状态，可进一步向疾病发展；②某些疾病治愈后仍存在的各种虚弱或不适；③人体处于衰老时期，由于组织结构老化及生理功能减退所导致的各种虚弱表现；④机体身心功能的轻度失调，存在有相对独特的表现特征，其发生机制尚未明确，多与现代医学的各种"综合征"有关；⑤身心上不适应的感觉所反映出来的种种症状，其状况在相当时期内难以明确。

任务三：亚健康的分类

🎓 同学问：老师，对亚健康可以进行分类吗？

👨‍🏫 老师答：同学，WHO对健康的定义包括四个维度，即躯体健康、心理健康、社会适应能力、道德健康。因此，部分学者以此作为亚健康的分类依据，将亚健康状态分为躯体性、心理性、社会交往性、道德性亚健康状态。

基 本 知 识

1. 躯体性亚健康状态　躯体性亚健康状态总的特征是持续的或难以恢复的疲劳，常感体力不支，懒于运动，容易困倦疲乏。躯体表现多种多样，又分为以下亚型。

（1）疲劳性亚健康：以持续3个月以上的疲劳无力为主要表现，并排除一切可能导致疲劳的疾病，如病毒性肝炎、肿瘤、糖尿病、重症抑郁等。

（2）睡眠失调性亚健康：以持续3个月以上的失眠（入睡困难，或多梦、易惊醒、醒后难以入睡等）或嗜睡，晨起时感觉不解乏或不松快为主要表现，并排除可能导致睡眠紊乱的各种疾病，如重症抑郁、睡眠呼吸暂停综合征、发作性睡眠病等。

（3）疼痛性亚健康：以持续3个月以上的各种疼痛为主要表现，并排除可能导致疼痛的各种疾病。多表现为头痛、颈肩部僵硬疼痛、腰背酸痛、肌肉酸痛、关节疼痛。

（4）其他症状性亚健康：以持续3个月以上的其他任何症状为主要表现，并排除可能导致这些症状的各种疾病。

以上各类型的症状如果同时出现，以最为严重者作为归类依据。此外，还有根据西医学生理病理特点进行分类的，如易感冒性亚健康，主要表现为抵抗力下降，容易受感染，反复感冒，常伴咽痛低热等；消化不良性亚健康，主要表现为食欲缺乏，有饥饿感却没有胃口，腹胀，嗳气，腹泻，便秘等；心肺功能低下性亚健康，主要表现为胸闷气短，胸痛，喜叹息，心悸，心律不齐，血压不稳，经各种检查排除器质性心肺等疾病；内分泌代谢紊乱性亚健康，主要表现为月经紊乱，痛经，轻度高血脂，高尿酸，糖耐量异常，性功能减低等。

2. 心理性亚健康状态

（1）焦虑性亚健康：持续 3 个月以上的焦虑情绪，并且不满足焦虑症的诊断标准。焦虑情绪是一种缺乏具体指向的心理紧张和不愉快的情绪，主要表现为精神焦虑不安，急躁易怒，恐慌，可伴有失眠、噩梦及血压升高、心率增快、口干、多汗、肌肉紧张、手抖、尿频、腹泻等自主神经症状，也可因这些躯体不适而产生疑虑和忧郁。

（2）抑郁性亚健康：持续 3 个月以上的抑郁，并且不满足抑郁症的诊断标准。抑郁情绪是种消极情绪，主要表现为情绪低落、抑郁寡欢、兴趣减低、悲观、冷漠、自我感觉很差和自责，还可以有失眠、食欲和性欲减低、记忆力下降、体重下降、兴趣丧失、缺乏活力等，有的甚至产生自杀欲念。

（3）恐惧或嫉妒性亚健康：持续 3 个月以上的恐惧情绪，并且不满足恐惧症的诊断标准。主要表现为恐惧胆怯等不良情绪，还有妒忌、神经质、疑虑、精神不振、记忆力减退、注意力不集中、失眠健忘、反应迟钝、想象力贫乏、情绪易激动、容易生气、爱钻牛角尖、过于在乎别人对自己的评价等。

（4）记忆力下降性亚健康：以持续 3 个月以上的近期记忆力下降，或不能集中注意力做事情为主要表现，且排除器质性疾病或非器质性精神类疾病者。

3. 社会交往性亚健康状态　社会交往性亚健康状态的特征是以持续 3 个月以上的人际交往频率减低或人际关系紧张等社会适应能力下降为主要表现。

（1）青少年社会交往亚健康：青少年因家庭教养方式不良及个人心理发育等因素，导致社会适应困难，一旦离开家庭，独立生活能力差以及难以适应新的生活环境，处理不好人际关系。现实生活中，很多离开家到异地求学的中学生或大学生，难以适应新的环境，不知如何与同学建立好的人际关系，影响学习成绩，常有孤独、抑郁、自闭的心理状态，甚至出现自杀的极端行为。

（2）成年人社会交往亚健康：成年人因需要面对许多问题，如工作环境变换、处理复杂人际关系、家庭的建立、子女的养育、工作压力、知识更新等，容易陷入不良的情绪当中。例如，处于上有老下有小的中年女性，各方面的压力使得她们焦虑、烦躁，容易情绪不稳定，要么点火就着，要么自我压抑，如果长期不能自我调节身体上会出现各种各样的问题。

（3）老年人社会交往亚健康：老年人因调整不了退休后的生活内容，适应不了社会地位的改变，引起不同程度的心理障碍，容易感到孤独、苦闷、孤僻或是自怨自艾。现在的生活节奏快，很多子女都要忙着自己的工作、孩子和生活，没有时间陪伴关心老年人，还有一些子女在国外定居生活，独居的空巢老年人越来越多。如果老年人的身体不太好，或是适应能力较差，或是没有什么别的兴趣爱好，很容易出现亚健康状态。

任务四：偏颇体质与亚健康的关系

👤 **同学问**：老师，亚健康与偏颇体质有哪些关联性？

👤 **老师答**：同学，偏颇体质与亚健康有着内在紧密联系，亚健康的发生与体质对致病因素的反应程度相关。如果来自内、外两方面的致病因素作用于某一体质状态的强度超出了这一体质所特有的防御功能、代偿及修复功能，使体内的自稳调节环境失于平衡，则对人体产生危害作用。

基 本 知 识

亚健康的发生是疾病的起始阶段，标志着人体健康状态发生变化。致病因素作用于人体是否导致亚健康的发生与邪正双方的力量对比相关。中医发病学认为，正气不足是发病的内在依据，对疾病的发生发展大多起着主导作用，影响着疾病的性质、转归和预后。体质从一定程度上反映了正气的盛衰状况，是亚健康发生和亚健康表现差异的根本原因。

📖 拓展学习

可查阅王琦教授的书籍《亚健康中医体质辨识与调理》，进一步学习亚健康的中医体质调理、亚健康预防及亚健康管理的相关知识。

📖 学习检测

1. 人体的健康状态可以分为健康、亚健康、疾病三种状态。（　　　）
2. 疲劳性亚健康以持续 1 个月以上的疲劳无力为主要表现，并排除一切可能导致疲劳的疾病。（　　　）

第 6 章

人体健康基础知识

基础技能要点

○ 健康的含义

○ 健康标准细则

核心技能要点

○ 人体主要生理指标

第一节　健康基础知识

任务一：健康的含义

问题情境

张某，女，72 岁，为人正直善良，处事乐观，性格随和开朗，精力充沛，面色红润有光泽，形体匀称健壮，一头乌发没有青丝，目光有神，唇色红润，平素患病较少，睡眠良好，胃纳佳。请根据张女士身体各项表现判断其健康状况，并给予合理的健康指导。

同学问：老师，健康的定义是什么？

老师答：同学，回溯 20 世纪中期，人们普遍认为"没有疾病就是健康"；至 1977 年，世界卫生组织将健康概念确定为"不仅仅是没有疾病和身体虚弱，而是身体心理和社会适应的完美状态"；到 20 世纪 90 年代，健康的含义注入了环境的因素，即健康为"生理—心理—社会—环境"四者的和谐统一；进入 21 世纪，"健、康、智、乐、美、德"六个字组成了更全面的"大健康"概念，成为幸福人生的更佳境界。

基 本 知 识

现代健康的含义并不仅是传统所指的身体没有疾病而已，根据世界卫生组织的解释，健康不仅是一个人身体没有出现疾病或虚弱现象，而是指一个人生理上、心理上和社会上的完好状态。这就是现代关于健康的较为完整的科学概念。

现代健康的含义是多元的、广泛的，包括生理、心理、社会适应性及道德四个方面，其中社会适应性归根结底取决于生理和心理的素质状况。心理健康是身体健康的精神支柱，身体健康又是心理健康的物质基础。良好的情绪状态可以使生理功能处于最佳状态，反之则会降低或破坏某种功能而引起疾病。

任务二：健康的标准

同学问：老师，衡量一个人健康的标准有哪些？

老师答：同学，健康的标准：充沛的精力；处事乐观、态度积极；善于休息，睡眠好；应变能力强；能抵抗一般性感冒和传染病；体重适当，身体匀称；眼睛明亮，反应敏捷；牙齿清洁，无龋齿，无疼痛，牙龈颜色正常，无出血；头发有光泽，无头屑；肌肉丰满，皮肤有弹性，走路轻松有力。

基本知识

世界卫生组织（WHO）对于健康的定义是身体上、心理上、社会适应和道德方面的良好状态，而不仅仅是没有疾病。下面是身体健康的十条标准。

1. **双目有神**　目光炯炯有神，无呆滞之感，说明精足、气足、神旺，脏腑功能良好。《黄帝内经》云："五脏六腑之精气，皆上注于目而为之精。"

2. **面色红润**　面色红黄隐隐，明润含蓄。古人言十二经脉，三百六十五络，其气血皆上于面。面色是气血盛衰的晴雨表，脏腑功能良好，气血充足则脸色红润，气血亏虚则面容没有光泽。

3. **声音洪亮**　肺主气，肺气足则声音洪亮；肺气虚则声音低沉无力。故声音高低与肺气密切相关。

4. **呼吸匀畅**　《难经》云："呼出心与肺，吸入肝与肾。"可见呼吸与人的心、肺、肝、肾关系极为密切。只有呼吸不急不缓，从容不迫，才能证明，脏腑功能良好。

5. **牙齿坚固**　口腔卫生，基本上没有龋齿和其他口腔疾病。中医学认为，肾主骨，齿为骨之余。牙齿是骨的一部分，与骨同源。牙齿也依赖肾中精气来充养，肾精充足，则牙齿坚固，齐全，精髓不足，则牙齿松动，甚至脱落。

6. **头发润泽**　中医学认为，肾者，其华在发，发为血之余。头发的生长与脱落，润泽与枯槁，不仅依赖于肾中精气之充养，还有赖于血液的濡养。健康的人，精血充盈，头发润泽；反之，精血亏虚时，头发易变白而脱落。

7. **腰腿灵便**　腰为肾之府，肾虚则腰乏力。膝为筋之府，肝主筋，肝血不足，筋脉失于濡养，则四肢屈伸不利。灵活的腰腿和从容的步伐，是肾精充足，肝血旺盛的表现。

8. **形体适宜**　即保持体形匀称，不胖不瘦。标准体重（kg）＝身高（厘米）－100（女性减105）。中医学认为，胖人多气虚，多痰湿；瘦人多阴虚，多火旺。过瘦过胖都是病态，容易患上糖尿病、咳嗽、中风等。

9. **记忆力好**　脑为元神之府，为髓海，是精髓和神明高度汇聚之处。人的记忆全部依赖于精髓与大脑的功能，肾主骨生髓，肾中精气充盈，则髓海得养，表现为记忆力强，理解力好。

10. **情绪稳定**　喜、怒、忧、思、悲、恐、惊七种情志变化，反应机体精神状态。七情能正常表达，则身体健康，七情过度表达，则直接伤及五脏。过怒伤肝，过喜伤心，思虑过度伤脾，过度悲忧伤肺，过度惊恐伤肾。因此，对日常产生的各种情绪，能正确对待，善于调剂，才是健康的表现。

📖 拓展学习

请查阅中国中医药出版社出版的《中医治未病》，进一步学习健康与未病的概念。20世纪末，国际上围绕医学目的进行了两年的大讨论，最终认为医学不仅是关于疾病的科学，更是关于健康的科学。"好的医生应是使人不生病的医生，而不仅是把病治好的医生"。世界卫生组织（WHO）明确指出，一个人只有在躯体健康、心理健康、社会良好适应能力和道德健康、生殖健康五个方面都具备，才能称得上健康。

现代医学关于生命曲线的公式：健康—亚健康—疾病。

中医学理论认为生命曲线公式：未病—欲病—已病。

📖 学习检测

1. 肺主气，肺气足则声音洪亮，肺气虚则声音低沉无力，故声音高低与肺气密切相关。（　　　）
2. 脑为元神之府，为髓海，肾主骨生髓。（　　　）
3. 七情过度表达则直接伤及五脏，思虑过度伤肾。（　　　）
4. 中医学认为，胖人多气虚，多痰湿；瘦人多阴虚，多火旺。（　　　）

第二节　人体主要生理指标

任务：人体生理指标正常标准

问题情境

白某，男，42岁。近日单位组织职工体检，体检报告出来后白先生担心自己身体健康有问题，带着体检报告前来咨询。报告中各项生理指标如下：心率60～100次／分，血压118/90mmHg，体温36.5℃，血红蛋白120～160g/L，空腹血糖5.3mmol/L，胆固醇4.4 mmol/L，请根据白先生的各项生理指标判断其健康状况，并给予健康指导。

👤 **同学问**：老师，身边很多人到医院做完各项检查拿到报告过来进行健康咨询，我们将如何判断各项指标是否正常？

👨 **老师答**：同学，正常生理指标主要包括腋下体温36～37℃；心率60～100次／分；血压不高于140/90mmHg，不低于90/60mmHg；总血量为70～80ml/kg；空腹血糖3.9～6.1mmol/L；血清胆固醇2.9～6.0mmol/L，甘油三酯0～1.7mmol/L。

基 本 知 识

了解人体生理指标对保障服务对象的安全具有极其重要的意义，生理指标在一定程度上也是体现体质调理效果的指标。

人体主要生理指标正常值

名　称		指　标
生命体征	体温（腋下测量）	36～37℃
	心率	60～100 次 / 分
	血压	不高于 140/90mmHg，不低于 90/60mmHg
血液检查	红细胞数	男：（4～5.5）×10^{12}/L 女：（3.5～5）×10^{12}/L
	血红蛋白	男：120～160g/L 女：110～150g/L
	白细胞数	成人正常值范围（4～10）×10^{9}/L
	血小板数	成人正常值范围（100～300）×10^{9}/L
	空腹血糖	3.9～6.1mmol/L
	血清胆固醇	2.9～6.0mmol/L
	甘油三酯	0～1.7mmol/L
	血肌酐	男：53～106μmol/L 女：44～97μmol/L

第 7 章

体质调理方案

基础技能要点

○ 制订调理方案

○ 体质评估工具应用

核心技能要点

○ 平和体质保健方案 ○ 气虚体质调理方案

○ 阳虚体质调理方案 ○ 阴虚体质调理方案

○ 痰湿体质调理方案 ○ 湿热体质调理方案

○ 血瘀体质调理方案 ○ 气郁体质调理方案

○ 特禀体质调理方案

第一节　平和体质保健方案

任务一：平和体质饮食保健

问题情境

张某，男，30岁，已婚，职员。平素身体健康，性格开朗，精力充沛。近日天气干燥，张先生自觉胃口不佳，体倦乏力，于是大量食用冷饮，如可乐、啤酒等，又喜食鱼肉辛辣食品，请对其饮食是否合理进行判断，并给予适当的建议。

同学问：老师，平和体质的人各方面状态都比较好，还需要通过饮食进行调理吗？

老师答：同学，还记得前面学过体质与治未病之间的关系吧？《黄帝内经》早在 2000 多年前就提出"圣人不治已病治未病"的概念，治未病是在疾病未发生之前就进行各种方式的养生调理，而对平和体质的人进行饮食保健就是古人所提出的治未病。

同学问：老师，现代很多年轻人都不会做饭，对于特别复杂的饮食调理方案，很多人不会操作更不能坚持，那么平和体质饮食保健方案有没有便捷、操作简单、易于坚持的方法呢？

老师答：同学，你提出的这个问题确实是现代年轻人普遍存在的问题。体质调理除了各种专业的膳食烹饪，还可以选择适宜不同体质人群的茶饮方进行调理，方式便携、简单，人人都能操作。

基 本 知 识

平和体质日常亦可使用代茶饮的方式进行保健。代茶饮以药食同源的材料为主，根据个体情况进行调配，装入茶袋中进行冲泡饮用，亦可放入养生壶中，煮水代茶饮。使用代茶饮期间不宜饮用其他茶水，不宜食用辛辣、油腻、寒凉食物，不宜饮酒，不宜食用萝卜、槟榔、生蒜、生葱。

1. **疏肝顺气茶（春季）**

[组成]陈皮 6g，白梅花 2g，佛手 2g，枸杞子 2g，大枣 2 枚。

[功效]疏肝理气，养血。

2. **莲子清心茶（夏季）**

[组成]莲子心 3g，淡竹叶 10g，绿茶少许。

[功效]清火解暑安神。

3. **清热化湿茶（长夏）**

[组成]芦根 6g，谷芽 3g，陈皮 2g，竹茹 2g，焦山楂 2g。

［功效］健脾助运，清热祛湿。

4. 雪梨陈皮茶（秋季）

［组成］陈皮 5g，麦冬 3g，玉竹 2g，雪梨（削块）1 个。

［功效］清热润燥。

5. 人参黄精茶（冬季）

［组成］黄精 6g，人参 2g，佛手 2g，陈皮 2g，生姜 3 片，大枣 5 枚。

［功效］健脾益气，补肾益精。

📖 拓展学习

1. 请查阅《素问·宣明五气》中"五味所入，五味所禁"的具体内容，并加以理解。

2. 请查阅《素问·经脉别论》中"饮入于胃，游溢精气，上输于脾。脾气散精，上归于肺，通调水道，下输膀胱。水精四布，五经并行，合于四时五脏阴阳，揆度以为常也"的含义，并加以理解。

📖 学习检测

1. 夏季五行属火，五脏应心，此时天气炎热，万物生长旺盛，食宜清补。（　　　）

2. 平和体质的人在夏季炎热时期应大量食用寒凉食物，以避免"上火"。（　　　）

3. 秋季五行属土，可选用茯苓、藿香、莲子、薏苡仁、白扁豆、丝瓜等。（　　　）

任务二：平和体质运动保健

问题情境

张某，女，21 岁，在读学生，身高 165cm，体重 65kg。平素身体健康，生活规律，饮食二便佳，性格活泼外向，喜爱运动，是拳击爱好者。但近期张某连续参加了几次拳击活动，感到有全身肌肉酸痛，请对其运动是否合理进行判断，并给予适当的建议。

🎓 同学问：老师，平和体质运动保健原则有哪些？

👨‍🏫 老师答：同学，平和体质的人运动方式应根据个人的年龄、性别及体能差异选择适宜的运动，以有氧运动为主，运动量适度即可。如年轻力壮者可选择球类、长跑、游泳等竞技运动，年老者可选择散步、八段锦或太极拳等运动。不可做不适宜于身体体能的运动，如果进行过于激烈的运动，会造成运动损伤，影响体质。

基 本 知 识

1. 运动保健

（1）散步：可在清晨或饭后进行 30～40 分钟的散步，散步宜由慢走到快走，微出汗为宜，此种方法适用于年龄较大的平和体质人群。

（2）跑步：可每周进行 2～3 次，每次 30～50 分钟的慢跑。此时应达到中等强度心率。

注：最大心率 =220－年龄（岁）或最大心率 =207－0.7× 年龄（岁）

中等强度心率 =（60%～75%）× 最大心率

（3）健身导引、八段锦、太极拳：每次可练习其中的一个或几个动作，亦可整套动作进行练习。在整个运动过程中要注重动作与呼吸的配合，做到以形领气，守神御形。

2. 养生经络操

（1）揉摩腹部健脾胃：五指并拢，双手交替从天突向下推至下腹部 20 次，然后双手叠掌，顺时针揉摩腹部 5 分钟，注意沉肩坠肘，精神放松，将注意力集中在腹部施术部位。

（2）叩打胃经生气血：用拇指点揉双侧足三里 1 分钟，以局部酸胀为度，然后手握空拳，沿着胃经循行（胫骨前嵴向外旁开 1 横指）路线，自上而下轻轻敲击双侧小腿外侧 20 遍。

📖 拓展学习

华佗在《庄子》"二禽戏"（"熊经鸟伸"）的基础上创编了"五禽戏"。其名称及功效据《后汉书·方术列传·华佗传》云："吾有一术，名五禽之戏：一曰虎，二曰鹿，三曰熊，四曰猿，五曰鸟。亦以除疾，兼利蹄足，以当导引。体有不快，起作一禽之戏，怡而汗出，因以著粉，身体轻便而欲食。普施行之，年九十余，耳目聪明，齿牙完坚。"

📖 学习检测

1. 某男，45 岁，在游泳锻炼时，心率为 100 次 / 分，请问其锻炼的强度是否合适？并说明原因。

2. 平和体质的人运动时摩腹采用顺时针摩腹是否正确？请说明原因。

任务三：平和体质精神调摄

问题情境

张某，女，31 岁，未婚，职员。平素身体健康、性格开朗、精力充沛。近日因工作与同事发生争执，心情紧张，急躁易怒，善太息。请对其精神是否合理进行判断，并给予适当的建议。

同学问：老师，平和体质的人性格多随和开朗，能较快适应各种社会环境。在精神调摄方面需要注意什么？

老师答：同学，平和体质的人精神调摄要注意保持心态平和，避免过强的精神刺激；根据四季季节变化特点，适当调整心情；保持适当的运动量，形神相养。

同学问：老师，平和体质的人精神调摄应避免哪些问题？

老师答：同学，对于平和体质的人，应避免过度劳神，过度紧张；避免因生活参加不愿参加的活动。

基 本 知 识

心态平和是人向平和体质靠拢的制胜法宝。《素问·上古天真论》云："外不劳形于事，内无思想之患，以恬愉为务，以自得为功，形体不敝，精神不散，可寿百数也。"平和体质的人应培养豁达乐观的态度，不可过度劳神，避免过度紧张，保持稳定平和的心态，要善于自我排遣或向人倾诉，宽宏大量，以愉悦解悲哀，遵循四季节气变化，适当调整各时情绪。

春季肝气宜得自然界阳气之助而升发，肝宜升宜动，肝气升发容易造成情绪激动、暴躁。此时应注意调和情绪，欣赏自然界欣欣向荣的生机，多听一些轻松愉悦的音乐，避免去各种比较嘈杂、躁动的环境。

夏季火易扰动心神，湿又容易困阻清阳。温度上升的变化幅度增大后，人的精神、情绪就会产生波动，不仅给人带来身体上的不适应，还会对人的心理和情绪产生负面影响，以致出现情绪烦躁、爱发脾气、记忆力下降等现象。此时可适当调整自己的工作节奏，平和心态，听一些舒缓的音乐，或可进行练字、画画等一些容易使心态平静的活动。

长夏之季，五脏应脾，脾在志为思，思虑过度易伤脾。湿困阻脾胃、清阳，会使人困倦，容易让人产生身体懒怠、心情低落、反应能力下降等情况。此时不宜久坐多思，房间宜多通风，保持空气流通，可通过一些运动的方式使自己的心情放松和愉悦。

秋季天气肃杀，五脏应肺，肺在志为悲忧，肺气虚弱时容易出现消极沮丧的感觉，受到秋季天气的影响，也容易让人心志消沉，容易产生一些悲观、忧愁的想法，此时应注意进行一些让人乐观愉悦的活动，如在秋高气爽之时登高望远，使心胸开阔。

冬季是中医学认为"封藏"的季节，此时容易使人身心处于低落状态。因此，冬季应注意调节情绪，达到平和、不过激的状态，要做到"志若伏若匿，若有私意，若已有得"，此时人们的情志也要像阳气一样内藏，不要有过激的情绪，避免消耗人体阳气阴精。冬季应特别注意不可受到惊吓，因为肾主冬令，肾主惊恐，就是说受到惊吓最易伤肾，而且惊则气乱，气乱则神机不藏，阳气外泄。

📖 拓展学习

1. 学习情志致病特点。《素问·举痛论》云："怒则气上，喜则气缓，悲则气消，恐则气下……惊则气乱……思则气结。"

2. 学习情志与气血津液的关系。《素问·疏五过论》云："暴乐暴苦，始乐后苦，皆伤精气。精气竭绝，形体毁沮。"

📖 学习检测

1. 夏季是中医学认为"封藏"的季节。（   ）
2. 怒则气上，喜则气缓，惊则气消。（   ）

任务四：平和体质经络保健

问题情境

李某，女，38岁，未婚，办公室行政人员。平素身体健康，性格开朗，精力充沛。近日由于感受风寒导致后背连及项部发紧，肌肉酸痛。请对其经络致病进行判断，并给予适当的建议。

同学问：老师，平和体质的人经络保健重点在哪些经络进行操作？注意事项有哪些？

老师答：同学，对平和体质的人进行经络保健时，经络的选择上应以足太阴脾经、足阳明胃经、足太阳膀胱经及督脉为主，并且注意保健手法应以平补平泻为主。操作的时间适中，手法宜轻柔和缓渗透，以期温补脾胃，补益气血，固本培元。忌用泻法，忌手法过重，忌操作时间过长，以免耗伤气血，引起不适症状。忌过用温补之法，以免化热化火。

同学问：老师，平和体质的人可以选择哪些技术进行经络保健？

老师答：同学，平和体质的人可以选择前面学过的刮痧、拔罐、砭术等技术，还可以选择推拿、艾灸、砭针贴敷技术进行经络保养。

调 理 方 案

1. 平和体质按摩保健

（1）操作部位：①重点部位选腹部、背部；②重点穴位取中脘、脾俞、胃俞。
（2）操作步骤

第一步	受术者仰卧于床上，全身放松，施术者位于床左侧，将右手手掌自然伸直，腕关节略背伸，将手掌平置于受术者腹部，以肚脐为中心，全掌顺时针摩腹约5分钟，使受术者腹部局部有热感为度。

第二步	施术者右手大鱼际揉法，以脐为中心，顺时针揉腹，操作时大鱼际附着于施术部位，稍用力下压，以肘关节为支点，前臂做主动摆动，带动腕部，使大鱼际在操作部位上做轻柔缓和的回旋运动，并带动皮下组织一起运动，约5分钟。

第三步	施术者坐于受术者右侧床上，右手做掌振法，五指自然分开掌指平放于腹之正中，中指置于中脘，掌心对脐缓缓振动，以前臂发力带动腕关节自然振动，3～5分钟。

第六步	施术者双手用三指捏法手势，将尾骨尖端之皮肤捏起，沿脊柱两侧自下而上双手交替边捏边向上行，至大椎穴止，自下而上，捏三提一，操作3次，约1分钟。

第四步	受术者俯卧于床上，全身放松，施术者位于床左侧，沿足太阳膀胱经背部循行自上而下做掌揉法，双手相叠，右手掌放于背部，左手稍下压，以肩关节为支点，肘关节微屈，上臂主动发力，带动肘、腕做顺时针均匀揉动，带动皮下组织，以背部微热为度，约3分钟。

第五步	施术者右手拇指按揉法，以右手拇指指端着力，左手拇指可辅助用力，以脾俞、胃俞为支撑点，大鱼际部主动施力，由浅到深，先轻后重，缓慢向下用力，做与背部相垂直的按压，至一定深度，令受术穴下产生轻或中等强度的酸胀感后，在原处稍作停留（按而留之）10～15秒，并做顺时针小幅度轻轻揉动，然后，再慢慢抬手至起始位置，约2分钟。

（3）操作时间及频率：每次操作20～30分钟，每周2～3次。

（4）禁忌证：背部或腹部皮肤有伤口或明显破溃及感染病灶者，或腹部有占位性病变；合并其他重大疾病（如重度高血压、冠心病、糖尿病、急性脑血管疾病）或精神疾病不能配合治疗者；妇女妊娠及月经期。

（5）注意事项：①调养期间，注意避风寒，多休息，可配合饮食、运动等法；②推拿后容易出现疲乏感，此属正常现象，可适当饮温水。

2. 平和体质艾灸保健

（1）操作部位：①春季选合谷、太冲、风门；②夏季先神阙、中脘、丰隆；③秋季选关元、足三里、脾俞；④冬季选关元、阴陵泉、肾俞、涌泉。

（2）操作步骤

第一步	暴露施灸部位，常规清洁消毒。

第二步	将艾条的一段点燃，距施灸穴位皮肤1～3cm处进行回旋灸，以局部皮肤温热潮红而无灼烧感为宜，每穴10～15分钟。

（3）操作时间及频率：每次艾灸20～30分钟，灸后受术者自觉温热，每周3次。

（4）禁忌证：对艾烟和热过敏者；施灸部位皮肤有伤口或明显破溃及感染病灶者；合并其他重大疾病（如重度高血压、冠心病、糖尿病、急性脑血管疾病）或精神疾病不能配合治疗者；妇女妊娠及月经期。

（5）注意事项：①室内应安静、适温。施灸过程中及施灸后注意保暖，年老体弱者应密切观察。②施灸过程中密切关注受术者并嘱其不要随意变换体位以防止艾绒脱落烫伤，可在施灸部位周围铺上毛巾。③对温度感觉迟钝者，应及时感知皮肤温度。④艾灸过程中出现晕灸立即停灸并作相应处理。⑤艾灸后，局部皮肤出现水疱，属正常现象，小疱可自行吸收，大疱挑破消毒后涂烫伤膏，并适当延长艾灸间隔。⑥艾灸后注意休息，补充温水，出现口干、疲劳乏力等属于正常灸后反应；艾灸当天避免洗澡、冷饮、房事等。

3. 平和体质砭针贴敷保健

（1）操作部位：①重点经络选足太阳膀胱经、任脉、手厥阴心包经、足阳明胃经、足少阴肾经；②重点穴位选肺俞、心俞、肝俞、脾俞、肾俞、中脘、内关、足三里、涌泉。

（2）操作步骤

| 第一步 | 受术者俯卧位，暴露砭针贴敷穴区，常规清洁消毒。 |

| 第四步 | 施术者取出砭针按照先阳后阴，先上后下的顺序，依次贴敷中脘→内关→足三里→涌泉，每穴按揉1分钟。 |

| 第二步 | 施术者取出砭针按照先阳后阴，先上后下的顺序，依次贴敷肺俞→心俞→肝俞→脾俞→肾俞，每穴按揉1分钟。 |

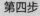

| 第三步 | 受术者仰卧位，暴露砭针贴敷穴区，常规清洁消毒。 |

（3）操作时间及频率：成人每穴贴敷6～12小时，儿童每穴贴敷4～6小时，12岁以上儿童可按照成人时间贴敷，间隔6小时以上贴敷第2次，10次为1个疗程（注：成年女性月经期作为间隔期）。

（4）禁忌证：对砭针胶布过敏者；贴敷部位皮肤有伤口或明显破溃及感染病灶者；合并其他重大疾病（如重度高血压、冠心病、糖尿病、急性脑血管疾病）或精神疾病不能配合治疗者；妇女妊娠及月经期。

（5）注意事项：砭针贴敷虽然是一种比较安全，又比较有效的方法，但是在应用中仍然需要注意以下几点。①砭针贴敷要在辨证的情况下进行操作；②砭针贴敷的时间不可过长；③针对病情比较严重的服务对象，砭针贴敷只是起到辅助治疗作用，需要到专业的医疗机构进及时救治；④虽然砭针贴敷过敏的概率很低，但皮肤比较敏感的服务对象，需要进行预实验后，在进行调理。

📖 拓展学习

1. 请查阅《灵枢·经脉》和《经络学》，了解十二经脉的循行规律，手三阴经从胸走手，手三阳经从手走头，足三阳经从头走足，足三阴经从足走胸（腹）等基本规律和人体十二正经的名称，如手太阴肺经，手阳明大肠经等。

2. 请查阅《经络腧穴学》学习常用背俞穴的定位和主治。背俞穴是五脏六腑之气输注于背部的腧穴，属足太阳膀胱经的经穴，全部分布于背部足太阳经第一侧线上，即后正中线（督脉）旁开1.5寸处，背俞穴与相应脏腑位置的高低基本一致，包括肝俞、心俞、脾俞、肺俞、肾俞、胆俞、小肠俞、胃俞、大肠俞、膀胱俞、三焦俞等。

📖 学习检测

1. 肚脐中央是神阙穴，可以针灸治疗脾胃病证。（　　　）
2. 在经络循行规律中肝之后交接于胆经。（　　　）
3. 砭针含有 45 种微量元素。（　　　）

第二节　气虚体质调理方案

任务一：气虚体质饮食调理

问题情境

王某，女，32 岁，未婚，办公室行政人员。平素身体良好，语声低微，形体消瘦，面色苍白，气短懒言，精神不振，体倦乏力，常自汗出，动则尤甚，请对其体质进行评估，并给予适当的饮食调理建议。

👤 **同学问**：老师，气虚体质的人饮食调理应选择哪种方式？注意事项有哪些？

👤 **老师答**：同学，气虚体质的人可使用药膳食养或代茶饮的方式进行调理。代茶饮以药食同源的材料为主，根据个体情况进行调配，装入茶袋中进行冲泡饮用，亦可放入养生壶中，煮水代茶饮。使用代茶饮期间不宜同时饮用茶水，不宜食用辛辣、油腻、寒凉食物，不宜饮酒，不宜食用萝卜、槟榔、生蒜、生葱。

基 本 知 识

1. **气虚体质饮食调理食谱**　饮食调理食谱的制作应在调理原则的指导下，选择适合的食材，并配以适宜的烹饪方法，使烹饪后的食物兼具补益调理和美味的特点。

（1）糖醋山药

[材料] 铁棍山药 300g，番茄酱、白醋、白糖各适量。

[制作方法] ①山药切段，蒸 15 分钟，取出去皮。②番茄酱、白醋、白糖调匀加入适量水，调成糖醋汁。③锅中加少许油，热后加入糖醋汁，起泡后加入山药翻炒收汁。④装盘，淋入汤汁。

[功效] 健脾益气，开胃助运，补肾益精。

（2）黄芪杞圆鸡煲

[材料] 老鸡 1 只，黄芪 40g，大枣 20g，枸杞子 20g，桂圆肉 20g，姜 1 块。

[制作方法] ①上述材料清水洗净，大枣去核，姜一块拍松备用。②老鸡洗净飞水后去皮斩块备用。③将上述材料（除枸杞子）与鸡块同入汤锅内，大火煮开后去沫，改小火炖煮 3 小时。④出锅前 10 分

钟放入枸杞子，加入少许盐调味。

［功效］健脾益气，养血安神。

2. 代茶饮方

（1）黄芪党参茶

［功效］生黄芪 5g，党参 3g，枸杞子 2g，麦冬 5 粒，炙甘草 2g。

［功效］益气养血生津。

（2）桂圆姜枣茶

［功效］桂圆 6g，党参 5g，大枣（去核）10g，生姜 3 片。

［功效］健脾益气，养血生津。

（3）黄芪白术茶

［功效］生黄芪 3g，炙黄芪 3g，党参 3g，生白术 2g，茯苓 2g，陈皮 2g。

［功效］健脾益气。

拓展学习

1. 请查阅《黄帝内经》和《中医基础理论》中对于元气、宗气、营气、卫气的基本属性和在人体中起到的作用。

2. 学习《素问·生气通天论》所云"阴之所生，本在五味；阴之五官，伤在五味。是故味过于酸，肝气以津，脾气乃绝。味过于咸，大骨气劳，短肌，心气抑。……味过于辛，筋脉沮弛，精神乃央。是故谨和五味，骨正筋柔，气血以流，腠理以密，如是则骨气以精"的含义。

学习检测

1. 气虚体质的人应大量补气，大量食用人参、麦冬、五味子等。（　　　）

2. 气虚体质的人应该在补气同时补血。（　　　）

任务二：气虚体质精神调摄

问题情境

刘某，男，20 岁，自幼患有心脏病，现语声低微，形体偏胖，面色苍白，气短懒言，精神不振，体倦乏力，常自汗出，动则尤甚。由于最近他的学习压力较大，上述症状较为明显。请对其体质进行评估，并给予适当的精神调摄建议。

🧑 同学问：老师，评估气虚体质的人心理特征都有哪些？

🧑 老师答：同学，气虚体质的人在心理特点上常表现为性格内向，不喜冒险，亦容易表现出退缩、多虑善思、犹豫不决等特性，不喜人多、嘈杂的环境，往往喜欢较为安静的活动，如听舒缓的音乐、读书、书法、静坐等。

🧑 同学问：老师，气虚体质的人精神调摄应遵循哪些原则？避免哪些问题？

🧑 老师答：同学，气虚体质的人精神调摄方面既要遵循其心理特点，又要增强其外向性交往；培养其乐观积极的生活生活态度；保持平和心态，避免过思过悲的情志刺激。对于气虚体质的人来说，应避免情绪起伏过大，特别是紧张刺激的心理波动，不能为改善心理特质而强求自己参加不愿参加的活动。

基 本 知 识

气虚体质的人精神调摄，应着重于自身的调整，保持平和心态，以积极进取的态度应对生活，避免过多的思虑。即使面对挫折和失败时，对于生活采取乐观的态度。适当参加有益的社会活动，特别是一些劳动强度不高且不易有心理负担的活动，如社区学校服务、音乐会等。多与别人交谈、沟通，多听一些节奏感强、欢快、轻松、令人振奋的音乐；也可跟着节拍和朋友一起跳舞，或闭上眼睛假想一些美好的事物。但不宜参与过于剧烈的活动或听过于激昂的音乐，或长时间处于过度拥挤、嘈杂的环境中。

📖 拓展学习

八段锦是用形体活动结合呼吸提炼出来的一种健身功法，八段锦可以舒展拉伸筋骨、疏通经络，与呼吸相配合，起到防病、调理、保健的作用，是非常适宜推广的一种导引功法。

八段锦：第一式，双手托天理三焦；第二式，左右开弓似射雕；第三式，调理脾胃须单举；第四式，五劳七伤往后瞧；第五式，摇头摆尾去心火；第六式，两手攀足固肾腰；第七式，攒拳怒目增气力；第八式，背后七颠百病消。每一式均有其功效与作用。

📖 学习检测

1. 某男，45岁，在与人激烈争吵时出现呼吸困难、面色苍白等症状，请分析其原因。

2. 气虚体质常表现为性格内向,不喜冒险,亦容易表现出退缩、多虑善思、犹豫不决等特性,不喜人多、嘈杂的环境。（　　　）

任务三：气虚体质经络调理

问题情境

刘某，男，20岁，在校大学生，身高176cm，体重50kg。刘某平素体质较差，容易感冒，是长跑爱好者。但近期刘某连续参加了几次体育比赛之后大量饮水，现感身体不适，背部尤甚。请对其运动是否合理进行判断，并给予适当调理建议。

同学问：老师，气虚体质的人进行经络调理重点选择哪些经络穴位进行操作？注意事项有哪些？

老师答：同学，对气虚体质的人进行经络调理时，在经络的选择上应以足太阴脾经、足阳明胃经、足太阳膀胱经及督脉为主。注意在调理中应以温法、补法为主，操作的时间宜短，剂量宜少，手法宜轻柔，以期温补脾胃、补益气血、固本培元。忌用泻法，忌手法过重、操作时间过长。否则，易耗伤气血，加重气虚症状。

调 理 方 案

1. 气虚体质按摩调理

（1）操作部位：①重点部位选腹部、背部；②重点穴位取梁丘、足三里、脾俞、胃俞、中脘、气海、关元、阑门穴等。

（2）操作步骤

| 第一步 | 受术者仰卧，全身放松，施术者位于床左侧，将右手手掌自然伸直，腕关节略背伸，将手掌平置于受术者腹部，以肚脐为中心，全掌逆时针摩腹约5分钟，使腹部局部有热感为度。 |

| 第四步 | 施术者右手中指按法，以中指指端着力，以各个穴位（中脘、阑门、天枢、关元、气海、足三里、梁丘）为支撑点，掌指部主动施力，由浅到深，先轻后重，缓慢向下用力，做与以上各穴相垂直的按压，至一定深度，令顾客穴下产生轻或中等强度的酸胀感后，在原处稍作停留（按而留之）10～15秒，然后，再慢慢抬手至起始位置，约6分钟。 |

| 第二步 | 施术者右手大鱼际揉法，以脐为中心，逆时针揉腹，操作时大鱼际附着于施术部位，稍用力下压，以肘关节为支点，前臂做主动摆动，带动腕部，使大鱼际在操作部位上做轻柔缓和的回旋运动，并带动皮下组织一起运动，约6分钟。 |

| 第三步 | 施术者坐于受术者右侧床上，右手做掌振法，五指自然分开掌指平放于腹之正中，中指置于中脘，掌心对脐缓缓振动，以前臂发力带动腕关节自然振动，约3分钟。 |

第五步　受术者俯卧于床上，全身放松，施术者位于床左侧，沿足太阳膀胱经背部循行自上而下做掌揉法，双手相叠，右手掌放于背部，左手稍下压，以肩关节为支点，肘关节微屈，上臂主动发力，带动肘、腕做顺时针均匀揉动，带动皮下组织，以背部微热为度，约3分钟。

 第七步　技术人员双手用三指捏法手势，将尾骨尖端之皮肤捏起，沿脊柱两侧自下而上双手交替边捏边向上行，至大椎穴止，自下而上，捏三提一，操作3次，约1分钟。

第六步　施术者右手拇指按揉法，以右手拇指指端着力，左手拇指可辅助用力，以脾俞、胃俞为支撑点，大鱼际部主动施力，由浅到深，先轻后重，缓慢向下用力，做与背部相垂直的按压，至一定深度，令受术穴下产生轻或中等强度的酸胀感后，在原处稍作停留（按而留之）10～15秒，并做顺时针小幅度轻轻揉动，然后，再慢慢抬手至起始位置，约2分钟。

（3）操作时间及频率：每次操作时间20～30分钟，隔天1次，10次为1个疗程，一般需2～3个疗程。

（4）禁忌证：背部或腹部皮肤有伤口或明显破溃及感染病灶者，或腹部有占位性病变；合并其他重大疾病（如重度高血压、冠心病、糖尿病、急性脑血管疾病）或精神疾病不能配合治疗者；妇女妊娠及月经期。

（5）注意事项：①调养期间，注意避风寒，多休息，可配合饮食、运动等法；②气虚体质者推拿后容易出现疲乏感，此属正常现象，可适当饮温水。

2. 气虚体质艾灸调理

（1）操作部位：①重点经络选足太阳膀胱经、督脉、任脉；②重点穴位选肺俞、膀胱俞、中脘、气海、足三里、天枢、大横、关元、水分、梁门、建里、太溪。

（2）操作步骤

 第一步　受术者俯卧位，选取肺俞至膀胱俞的背俞穴及相应水平的督脉穴位，先用四指从上至下叩击膀胱经，至皮肤微微发红，用75%的酒精进行常规消毒后，铺上桑皮纸。

 第三步　受术者仰卧位，将点燃的艾条悬于中脘、气海及足三里上，距皮肤约3cm，每次灸10～20分钟，以灸至皮肤温热红晕，而又不致烧伤皮肤为度。

第二步　将用生姜打碎的姜泥均匀地铺于脊柱两侧肺俞至膀胱俞区域的膀胱经及督脉上；以督脉为中线将姜泥垒成宽6cm，高1.5cm的长方体，充分覆盖背俞穴；将艾绒搓成细长梭状艾炷，首尾相压从头至尾紧密排列，点燃头、中、尾三点，待艾绒充分燃尽后再依前法放上艾炷，期间询问受术者热度，以患者自觉温热为度，及时调整艾炷大小粗细。连灸3壮后去除姜泥，皮肤红润、皮温升高；清洁皮肤后结束操作。

（3）操作时间及频率：每次艾灸 1～1.5 小时，灸后患者自觉背部温热，全身轻松，艾灸时间过长易引起劳累及其他不适。艾灸间隔根据临床观察发现一般人初期每周一次最佳，艾灸间隔时间短易耗气伤阴，间隔时间长则疗效不能连续，应根据个人灸后反应制订艾灸间隔时间。症状明显减轻后延长间隔时间。诸症状消失后建议继续艾灸以纠正偏颇体质，辨识为平和质停止治疗。

（4）禁忌证：不能长时间俯卧者；对生姜、艾烟、热过敏者；背部皮肤有伤口或明显破溃及感染病灶者；合并其他重大疾病（如重度高血压、冠心病、糖尿病、急性脑血管疾病）或精神疾病不能配合治疗者；妇女妊娠及月经期。

（5）注意事项：①调理过程中及治疗后注意保暖。②施灸过程中密切关注受术者并嘱其不要随意变换体位以防止艾绒脱落烫伤，可在施灸部位周围铺上毛巾。③对温度感觉迟钝者，施术者注意感知姜下皮温，及时调整。④艾灸过程中出现晕灸立即停灸并作相应处理。⑤艾灸后，局部皮肤出现水疱，属正常现象，小疱可自行吸收，大疱挑破消毒后涂烫伤膏，并适当延长艾灸间隔。⑥艾灸后注意休息，补充温水，出现口干、疲劳乏力等属于正常灸后反应；艾灸当天避免洗澡、冷饮、房事等。

3. 气虚体质砭针贴敷调理

（1）操作部位：①重点经络选足太阳膀胱经、督脉、任脉、足阳明胃经；②重点穴位选肺俞、脾俞、胃俞、膏肓、大椎、膻中、气海、关元、足三里。

（2）操作步骤

第一步　受术者俯卧位，暴露砭针贴敷穴区，常规消毒。

第三步　受术者取仰卧位，选取任脉膻中、气海、关元，足阳明胃经足三里穴常规消毒，依次从膻中→气海→关元→足三里的顺序进行贴敷，每穴按揉 1 分钟，或用艾条在砭针贴敷的穴区进行温和灸，每穴 2～3 分钟。

第二步　施术者选取督脉大椎、膀胱经肺俞→脾俞→胃俞→膏肓，遵循先阳后阴，先上后下的原则进行贴敷，每穴按揉 1 分钟，或用艾条在砭针贴敷的穴区进行温和灸，每穴 2～3 分钟。

（3）操作时间及频率：成人每穴贴敷 12 小时，儿童每穴贴敷 4～6 小时，12 岁以上儿童可按照成人时间贴敷，间隔 6 小时以上贴敷第 2 次，28 天 1 个疗程，连续 2～3 疗程（注：成年女性月经期作为间隔期）。

（4）禁忌证：对砭针胶布过敏者；贴敷部位皮肤有伤口或明显破溃及感染病灶者；合并其他重大疾病（如重度高血压、冠心病、糖尿病、急性脑血管疾病）或精神疾病不能配合治疗者；妇女妊娠及月经期。

（5）注意事项：①在砭针调养期间，注意避风寒，多休息，可配合饮食、运动等法；②气虚体质者贴砭针后容易出现疲乏感，此属正常现象，可适当饮温水；③砭针穴位进行艾灸时，施灸过程中密切关注受术者并嘱其不要随意变换体位以防止艾绒脱落烫伤，可在施灸部位周围铺上毛巾。

📖 拓展学习

1. 请查阅《灵枢·经脉》，了解多气多血的足阳明胃经的循行规律。

2. 请查阅《经络腧穴学》，学习八会穴的作用和主治。八会穴是指脏、腑、气、血、筋、脉、骨、髓的精气分别所会聚之处的八个腧穴，分别是章门、中脘、膻中、膈俞、阳陵泉、太渊、大杼、悬钟（绝骨）。

📖 学习检测

1. 肚脐中央是神阙穴，可以针灸治疗气虚证。（　　　）

2. 关元归任脉，在下腹部，前正中线上，肚脐正中下 1.5 寸。（　　　）

3. 12 岁以上儿童砭针贴敷时间可参考成人。（　　　）

第三节　阳虚体质调理方案

任务一：阳虚体质饮食调理

问题情境

王某，女，37 岁，未婚，职员。经常表现为面色苍白，气息微弱，体倦嗜卧，畏寒肢冷，全身无力，喜欢吃一些温热的食物。请对其饮食是否合理进行判断，并给予适当的建议。

👨 同学问：老师，适宜阳虚体质的茶饮方有哪些？

👨 老师答：同学，红参桂圆姜枣茶、益气保元饮、参茸红枣茶等都有很好的温阳益气的作用。

👨 同学问：老师，阳虚体质服用代茶饮期间，有无禁忌？需要注意什么？

👨 老师答：同学，红参、鹿茸等贵重食材，可在茶水饮尽后嚼服。使用代茶饮期间不宜同时饮用其他茶水，不宜食用油腻、寒凉食物，不宜饮酒，不宜食用萝卜、槟榔、生蒜、生葱等刺激性食物。

基 本 知 识

1. **阳虚体质饮食调理**　在饮食调理食谱制订时，应注意食材寒热的调和。由于阳热性的食物往往具有较强的刺激味道，所以在进行烹饪时也应注意口味的调和。

（1）韭菜炒鱿鱼

[材料] 鲜鱿鱼 2 条，韭菜 100g，红椒 30g，料酒、胡椒粉、姜、葱等调料各适量。

[制作方法] ①鱿鱼去黑膜洗净沥干水分，韭菜择洗干净沥干水分。②鱿鱼去头，在内面斜角划十

字花刀，然后将鱿鱼切成大片。③锅中加水烧开加入料酒，放入切好的鱿鱼焯烫，鱿鱼卷起即可捞出过凉。④焯烫过的鱿鱼沥干后，再加入适量料酒、胡椒粉、糖腌制片刻。⑤韭菜切段，红椒切丝，葱姜蒜切碎。⑥炒锅倒油爆香葱姜蒜，倒入鱿鱼翻炒，再加入韭菜和红椒稍作翻炒即可。

［功效］补肾温阳，滋阴养胃。

（2）当归羊肉生姜汤

［材料］羊肉 200g，当归 20g，生姜 20g，盐适量。

［制作方法］①羊肉洗净切成小块，当归、姜切片。②材料放入炖锅内，加入适量水炖煮。③出锅前加入少许盐调味即可。

［功效］温肾补阳，补血活血。

2. 阳虚体质代茶饮

（1）红参桂圆姜枣茶

［材料］红参 5g，桂圆 6g，大枣（去核）10g，生姜 3 片。

［功效］健脾益气，温胃养血。

（2）益气保元饮

［材料］红参 5g，生黄芪 10g，炙甘草 3g。

［功效］温阳益气。

（3）参茸红枣茶

［材料］红参 3g，鹿茸 2g，大枣（去核）10g。

［功效］温肾益气。

📖 拓展学习

1. 请查阅《素问·阴阳应象大论》云:"阴阳者，天地之道也，万物之纲纪，变化之父母，生杀之本始，神明之府也。治病必求于本。故积阳为天，积阴为地。阴静阳燥，阳生阴长，阳杀阴藏。阳化气，阴成形。寒极生热，热极生寒。寒气生浊，热气生清。清气在下，则生飨泄。浊气在上，则生腹胀。此阴阳反作，病之逆从也。"这是中医对于阴阳属性的认识。

2. 请查阅《中医诊断学》相关内容，学习五脏肝、心、脾、肺、肾的生理特性。

📖 学习检测

1. 五脏均可以出现阳虚。（　　　）

2. 阳虚体质的人在夏季炎热时期应大量食用寒凉食物。（　　　）

任务二：阳虚体质精神调摄

问题情境

刘某，男，20岁，在校大学生，经常表现为面色苍白，气息微弱，体倦嗜卧，畏寒肢冷，全身无力，喜欢吃一些温热的食物，常感到有腰部下肢酸痛感，精神状态不佳，经常喜欢睡觉。请对其进行体质评估，并给予适当精神调摄建议。

同学问：老师，阳虚体制的人心理特点有哪些？我们该如何进行判断？

老师答：同学，阳虚体质的人心理特点常表现为性格内向、情绪不佳，多愁善感，亦容易表现出懒思懒动、退缩不前、思维动作缓慢等特性，往往不喜人多、嘈杂的环境，或者是即使在人多的环境中也提不起精神，往往不喜欢运动性较强的活动，不喜参加体育运动，而喜欢独自读书、静卧、晒太阳等。

同学问：老师，阳虚体质精神调摄应注意什么？遵循哪些原则？

老师答：同学，对于阳虚体质的人既要遵循其本身心理特点，又要增强其外向性交往；增强其调节情绪，特别是消极情绪的能力；保持其平和心态，避免过思过悲的情志刺激。对于阳虚体质的人来说，应避免情绪起伏过大，特别是悲愁忧虑和惊恐的情绪刺激。

基 本 知 识

阳虚体质的人精神调摄时应根据其自身特点，通过一些方法来逐渐调整自己的心理，以积极进取的态度应对生活。如可以多交一些朋友，多与性格开朗乐观的人交谈、沟通，及时消除情绪中的消极因素。平时也可以通过听一些激昂、高亢、豪迈的音乐，以调动情绪。对待生活中的不利事件，要善于调节自己的情绪，防止退缩回避，而要从正反两方面分析，多想到其中的正面因素。

📖 拓展学习

中医气功是很好的心身锻炼技能，可以调身、调心、调息，使人精神放松。八段锦是用形体活动结合呼吸提炼出来的一种健身功法，可以舒展拉伸筋骨、疏通经络，与呼吸相配合，起到防病、调理、保健的作用，是非常适宜推广的一种导引功法。阴虚体质的人可以适当练习八段锦进行精神调摄。

📖 学习检测

1. 某女，45岁，在精神抑郁常常悲伤欲哭，属于阳虚体质。（　　　）

2．阳虚体质的人经常手足心热。（　　　）

任务三：阳虚体质经络调理

问题情境

许某，男，30岁，职员，面色苍白，气息微弱，体倦嗜卧，畏寒肢冷，全身无力，经常自觉腰部两侧酸痛不适，特别是晨起、劳累时不适加重。请根据上述情况适当给予经络调理建议。

 同学问：老师，阳虚体质的人经络调理重点选择哪些？手法操作有何宜忌？

 老师答：同学，对阳虚体质的人进行经络调理时，经络的选择应以足少阴肾经、督脉、足太阳膀胱经为主，并且注意在调理中应以温法、补法为主，操作的时间可略长，强度可加大，手法宜轻柔，以期温补脾肾、补火助阳、固本培元。因阳虚体质者有畏寒肢冷的表现，故调理场所应特别注意温暖舒适、干湿程度适中。操作中忌用泻法，忌手法过重，忌操作时间过长，忌所处场地寒冷。因为，这些都易耗伤阳气，加重阳虚症状。

调 理 方 案

1. 阳虚体质按摩调理

（1）操作部位：①重点部位选背部、腰部、腹部；②重点穴位选中脘、气海、关元。

（2）操作步骤

第一步	受术者取俯卧位，先以掌揉法施术于两侧膀胱经，从大杼穴一直往下到大肠俞，从两侧膀胱经外侧往督脉方向揉动，然后揉督脉，从大椎至腰阳关，揉法操作过程中以肩关节为支点，肘微屈，带动腕关节揉动，带动皮下组织，用力均匀柔和，逐渐渗透，使施术部位微微发热为宜，揉5分钟左右。

第五步	用手掌紧贴背部行擦法，横擦肾俞、脾俞、命门、腰阳关及八髎穴，以透热为度。

第四步	以拇指弹拨法沿两侧夹脊穴往督脉方向弹拨，每穴弹拨3~5次，如手下触及筋结可多弹拨几次，以感觉筋结稍软为宜。

第二步	以㨰法从两侧膀胱经着力，以肩关节为支点，沉肩，垂肘，以第5掌指关节背面吸定，与膀胱经走向成45°往督脉方向㨰动，在脾俞、肾俞、大肠俞、至阳、命门、腰阳关等穴重点操作，时间3~5分钟。

第三步	接上步，以拇指指腹点压督脉穴位，缓缓下压，力度稍轻，以有酸胀感为度，每穴5~8秒，其中命门穴时间稍长。

第六步	受术者取仰卧位，用摩法顺时针摩腹，绕肚脐从内到外、由浅到深反复 3~5 分钟。

第八步	施术者坐于受术者床上右侧，右手做掌振法，五指自然分开掌指平放于腹之正中，掌根置于关元，掌心对脐缓缓振动，以前臂发力带动腕关节自然振动，约 5 分钟。

第七步	中指点揉中脘，气海、关元，每穴约 1 分钟。

（3）操作时间及频率：每次操作时间 30~40 分钟，隔天 1 次，7 次为 1 个疗程，一般需 3~5 个疗程。

（4）禁忌证：背部或腹部皮肤有伤口或明显破溃及感染病灶者，或腹部有占位性病变；合并其他重大疾病（如重度高血压、冠心病、糖尿病、急性脑血管疾病）或精神疾病不能配合治疗者；妇女妊娠及月经期。

（5）注意事项：①调养期间，注意避风寒，多休息，可配合饮食、运动等法；②阳虚体质者推拿后容易出现疲乏感，此属正常现象，可适当饮温水；③在推拿时，室内应温暖，可在腿上盖一薄毯子以保暖。

2. 阳虚体质艾灸调理

（1）操作部位：①重点经络选足太阳膀胱经、督脉、任脉；②重点穴位选大椎、膀胱俞、气海、足三里、关元、神阙、肩井、委中。

（2）操作步骤

第一步	受术者俯卧位，选取大椎至膀胱俞的背俞穴及相应水平的督脉穴位，先用四指自上而下叩击膀胱经，至皮肤微微发红，常规清洁消毒后，铺上桑皮纸。

第三步	受术者仰卧位，将 3 段 2~3cm 长的艾条放入艾灸盒中，点燃艾条，用艾灸盒里面的卡子将艾条固定；盖上艾灸盒上的盖子，将艾灸盒放置在神阙、关元、足三里等穴位上，固定好整个艾灸盒，为集中艾条的热力，可在艾灸盒周围铺上毯子；艾条燃完，施灸完毕。

第二步	后将生姜打碎的姜泥均匀地铺于脊柱两侧肺俞至膀胱俞区域的膀胱经及督脉上；以督脉为中线将姜泥垒成宽 6cm，高 1.5cm 的长方体，充分覆盖背俞穴；将艾绒搓成细长梭状艾炷，首尾相压从头至尾紧密排列，点燃头、中、尾三点，待艾绒充分燃尽后再依前法放上艾炷，期间询问受术者热度，以受术者自觉温热为度，及时调整艾炷大小粗细。连灸 3 壮后去除姜泥，皮肤红润、皮温升高；清洁皮肤后结束操作。

（3）操作时间及频率：每次艾灸 1~1.5 小时，不超过 2 小时，灸后受术者自觉全身温热；阳虚体质者艾灸于三伏天最为适宜，应长期坚持，频率保持在每周 1 次，连续 2~3 个月，待症状明显减轻后延长间隔时间。诸症状消失后建议继续艾灸以纠正偏颇体质，辨识为平和质停止治疗。

（4）禁忌证：不能长时间俯卧者；对生姜、艾烟、热过敏者；背部皮肤有伤口或明显破溃及感染病灶者；合并其他重大疾病（如重度高血压、冠心病、糖尿病、急性脑血管疾病）或精神疾病不能配合治疗者；妇女妊娠及月经期。

（5）注意事项：①治疗过程中及治疗后注意保暖。②施灸过程中密切关注受术者并嘱其不要随意变换体位以防止艾绒脱落烫伤，可在施灸部位周围铺上毛巾。③对温度感觉迟钝者，施术者注意感知姜下皮温，及时调整。④艾灸过程中出现晕灸立即停灸并作相应处理。⑤艾灸后，局部皮肤出现水疱，属正常现象，小疱可自行吸收，大疱挑破消毒后涂烫伤膏，并适当延长艾灸间隔。⑥艾灸后注意休息，补充温水，出现口干、疲劳乏力等属于正常灸后反应；艾灸当天避免洗澡、冷饮、房事等。

3. 阳虚体质砭针贴敷调理

（1）操作部位：①重点经络选足太阳膀胱经、督脉、任脉；②重点穴位选百会、大椎、至阳、命门、腰阳关、肾俞、关元、足三里、太溪。

（2）操作步骤

第一步	受术者俯卧位，选取百会、大椎、至阳、命门、腰阳关等督脉穴位及膀胱经肾俞穴，常规清洁消毒后，将砭针遵循先阳后阴、先上后下的顺序依次贴敷在相应的穴位，并进行按揉，每穴 1 分钟，也可在砭针贴敷的穴位进行艾条回旋灸，加强温助阳气的作用，每穴 2～3 分钟。

第二步	受术者仰卧位，选取任脉关元、胃经足三里、肾经太溪穴遵循先上后下的顺序进行砭针贴敷，并进行按揉，每穴 1 分钟，也可在砭针贴敷的穴位进行艾条回旋灸，加强温助阳气的作用，每穴 2～3 分钟。

（3）操作时间及频率：成人每穴贴敷 12 小时，儿童每穴贴敷 4～6 小时，12 岁以上儿童可按照成人时间贴敷，间隔 6 小时以上贴敷第 2 次，每日或隔天 1 次，10 次为 1 个疗程（注：成年女性月经期作为间隔期）。

（4）禁忌证：对砭针胶布过敏者；贴敷部位皮肤有伤口或明显破溃及感染病灶者；合并其他重大疾病（如重度高血压、冠心病、糖尿病、急性脑血管疾病）或精神疾病不能配合治疗者；妇女妊娠及月经期。

（5）注意事项：①多食温热性质食物，如牛肉、羊肉、狗肉、韭菜等，不宜摄入寒凉性质食物；②防寒保暖，增强户外运动，多晒太阳；③艾灸调理过程中出现晕灸，应立即停止艾灸并作相应处理；④砭针贴敷后注意休息，补充温水，出现口干、疲劳乏力、皮肤轻微发痒、局部穴位发红等属于正常砭针后反应。

📖 拓展学习

1. 请查阅《灵枢·经脉》，学习足太阳膀胱经的循行规律及其常用腧穴的定位主治和特定穴。

2. 请查阅《经络腧穴学》学习常用郄穴，如手太阴肺经的孔最、足阳明胃经的梁丘、足太阴脾经的地机、手厥阴心包经的郄门、足少阳胆经的外丘、足厥阴肝经的中都、阴维脉的筑宾、阳维脉的阳交、阴跷脉的交信。

📖 学习检测

1．手三阴经从头走足，手三阳经从胸走手。（　　　）
2．足三里归足阳明胃经，在外膝眼下 3 寸，距胫骨前缘一横指。（　　　）
3．砭针的材质是砭石，砭石具有平衡脏腑、固本扶阳，温经散寒的作用。（　　　）

第四节　阴虚体质调理方案

任务一：阴虚体质饮食调理

问题情境

刘某，男，36 岁，车间工人。体型偏瘦，平素怕热，喜食辣味，常有口干，手足心热，大便干燥，睡时汗出，醒后汗止的表现。近期因春节聚会较多，连续食用了 3 天火锅，席间为了助兴，还饮用了大量白酒、冷饮，现原有症状加重。请对其饮食是否合理进行判断，并给予适当建议。

👤 **同学问**：老师，阴虚体质可否通过茶饮方进行调理？有无禁忌？需要注意什么？

👤 **老师答**：同学，阴虚体质者可以通过药膳食养方进行调理，亦可使用代茶饮进行调理。代茶饮以药食同源的材料为主，根据个体情况进行调配，装入茶袋中进行冲泡饮用。代茶饮亦可放入养生壶中，煮水代茶饮。如石斛、西洋参等贵重食材，可在茶水饮尽后嚼服。使用代茶饮期间不宜同时饮用其他茶水，不宜食用油腻、寒凉食物，不宜饮酒，不宜食用萝卜、槟榔、生蒜、生葱等刺激性食物。

基 本 知 识

1. 阳虚体质饮食调理食谱

（1）双耳羹

[材料] 银耳 20g，黑木耳 15g，冰糖 15g。

[制作方法] ①银耳、黑木耳分别用清水泡发，清洗干净，摘去根部，撕成小朵。②银耳、黑木耳及冰糖放入碗中，加入适量水。③把大碗放入蒸锅内，加盖隔水蒸 30 分钟，取出温度降至 60℃左右，加入蜂蜜，调匀即可。

[功效] 滋阴润燥,益气活血。

(2)西芹百合炒腰果

[材料] 西芹 100g,胡萝卜 50g,百合 50g,腰果 50g,糖、盐各适量。

[制作方法] 百合切去头尾分开数瓣,西芹切丁,胡萝卜切小薄片。锅内下 2 大匙油,冷油小火放入腰果炸至酥脆,捞起放凉将油倒出一半,剩下的油烧热放入胡萝卜及西芹丁,大火翻炒约 1 分钟。放入百合、盐、砂糖大火翻炒约 1 分钟即可盛出,洒上放凉的腰果即可。

[功效] 滋阴润肺,清肝补肾。

(3)三鲜娃娃菜

[材料] 娃娃菜 2 棵,鲜冬菇 100g,猪肉丸子 150g,胡萝卜 20g,鸡蛋 1 个,油、盐、糖胡椒粉各适量。

[制作方法] ①洗净食材,娃娃菜切条,根部不要切断,冬菇、胡萝卜切片。②油热后加入鸡蛋、葱姜炒香,倒入开水,将汤煮至于浓白,捞出蛋渣和葱姜。③依次将猪肉丸、冬菇与胡萝卜下入。④最后加入娃娃菜,加入适量调料粉,收汁装盘。

[功效] 滋阴润肺,清热去烦。

2. 阳虚体质代茶饮

(1)黄精麦冬茶

[材料] 酒黄精 6g,麦冬 3g,枸杞子 2g,佛手 1g。

[功效] 补肾益精,养阴清热。

(2)石斛竹叶茶

[材料] 石斛 5g,竹叶 2g,麦冬 3g,桂圆 5g。

[功效] 滋阴清热,养血生津。

(3)百合枇杷润肺茶

[材料] 百合 6g,麦冬 3g,杏仁 3g,蜜炙枇杷叶 3g。

[功效] 养阴清肺,降气止咳。

📖 拓展学习

《素问·阴阳应象大论》云:"辛甘发散为阳,酸苦涌泄为阴。"成无己在《注解伤寒论》云:"酸以收之,甘以缓之,酸甘相合,用补阴血。"吴鞠通也云:"复胃阴者莫若甘寒,复酸味者,酸甘化阴也。"酸可收敛,甘味可缓,酸甘化阴,甘寒生津,可见具有酸、甘、寒凉特性的食物可以滋补阴液。请查阅以上资料进一步了解酸甘化阴法的机制。

📖 学习检测

1. 阴虚体质的人可以多食用具有滋阴清热生津作用的食物,如银耳、石斛、莲藕等。(　　)

2. 阴虚体质的人应当多服用寒凉食物,以帮助降火。(　　)

任务二：阴虚体质精神调摄

问题情境

高某，女，45岁，公务员。平素怕热，睡觉时足不可盖被，口干喜饮水，多言好动，时有心烦，遇事易紧张、急躁，情绪不稳定，动不动就想发火。近日听老师说孩子学习成绩下降，心中更是焦躁不安，恼怒不已，见到孩子后情绪更是难以控制，甚至想动手打人。请对其情绪管理是否合理进行判断，并给予适当建议。

👤 **同学问**：老师，阴虚体质的人心理特征有哪些？如何进行辨识？

👨‍🏫 **老师答**：同学，阴虚体质的人在心理上往往表现为性情急躁、性格外向、活泼好动，亦容易表现出思维动作迅速，容易莽撞，语速较快等特性，往往不喜紧张、刺激的环境。在紧张、刺激的环境里，更容易心情烦躁。

👤 **同学问**：老师，阴虚体质的人精神调摄需要注意什么？有无禁忌？

👨‍🏫 **老师答**：同学，对于阴虚体质的人既要遵循本身的心理特点，又要增强其内守养生的能力和方法；增强其调节情绪，特别是对于突发、紧张事件的调节能力。对于阴虚体质的人来说，应避免情绪起伏过大，特别是要远离容易引起恼怒情绪的事件和情绪刺激。

基本知识

阴虚体质的人精神调摄，需根据自身的特点，通过一些可行的方法来逐渐调整自己的心理，遵循"恬淡虚无、精神内守"的养生法，加强自我涵养，养成遇事先思而后动的习惯，养成冷静、沉着的习惯。平时可通过听一些节奏舒缓的轻音乐和古典音乐，如渔舟唱晚、摇篮曲、水莲、梦幻曲、沉思等，练习静功和瑜伽，参加插花、茶艺、刺绣、烘焙等安静优雅的活动来陶冶情操。避免参加竞争胜负的文娱活动。在交友方面，多与心态平和、开朗大方的人做朋友，培养宽和、平稳、不急躁的处事态度和方法。

📖 拓展学习

1. 《灵枢·百病始生》云："喜怒不节则伤脏，脏伤则病起于阴也。"这说明五志过极可以伤及人体脏腑，伤及人体之阴。请阅读《素问·阴阳应象大论》所云"怒伤肝……喜伤心……思伤脾"，了解情志与五脏的对应关系，以及情志过极伤脏的过程。

2. 朱丹溪是金元四大家之一，为滋阴派的代表人物，曾提出"相火论"和"阳常有余，阴常不足"理论。他认为保养阴精之大法在于静心节欲以制君相之火，节慎饮食以顾护脾胃，慎燥热以防劫阴。请阅读《格致余论·房中补益论》所云"人之有生，心为火居上，肾为水居下……故生意存焉"及"君火不妄动，相火唯有禀命守位而已……飞走之狂势也哉"等内容，理解朱丹溪养阴护阴理论。

📖 **学习检测**

1. 阴虚体质的人性格上有什么特点？
2. 阴虚体质的人应当如何缓解负面情绪，请举例说明。

任务三：阴虚体质经络调理

问题情境

小李是个忙碌的办公室白领，几乎天天加班，对待工作她一丝不苟，对待身体保健她也是毫不吝啬。最近 3 个月，她每周都要去养生馆报到。一次，她告诉养生馆的技术人员说，自己嘴唇、皮肤总是干干的，大便也干燥难解，还时常觉得身体发热。技术人员说她这些都是有"内火"的表现，需要泻火才行。于是，小李每次调理都要进行按摩、刮痧、走罐、放血，调理时长 1 个小时以上，她想只有这样，才能把体内的火释放出来。你认为这样做有道理吗？说说你的看法。

👤 **同学问**：老师，阴虚体质经络调理应重点在哪些经络进行操作？手法操作注意事项有哪些？

👤 **老师答**：对阴虚体质的人进行经络调养时，在经络的选择上应以足少阴肾经、任脉、足太阳膀胱经为主，并且注意在调养中以补法为主，操作的时间可略长，力量不宜过大，手法轻柔，以期滋补肾阴、固本培元。且因阴虚体质者易阴虚阳亢，故调理场所因特别注意温度不宜太热，以免造成过度汗出而伤阴液。操作中避免使用手法过重、频率过快、操作时间过长的泻法。

调 理 方 案

1. 阴虚体质按摩

（1）操作部位：①重点部位选背部、腰部、腹部、四肢部；②重点穴位选肝俞、脾俞、肾俞、八髎、鸠尾、中脘、神阙、气海、关元、中极、足三里、阴陵泉、三阴交、照海、太溪、复溜、太冲、涌泉、合谷、神门、内关。

（2）操作步骤

第一步	受术者取仰卧位，施术者位于其右侧。用右手掌心对神阙，放于腹部，沿顺时针方向做连续旋转环摩。摩动范围逐步扩大，直至整个腹部。不带动皮下组织，约 5 分钟。

第二步	用双手拇指叠指揉法沿冲脉、任脉自鸠尾、中脘、神阙至气海、关元、中极等穴，每穴 1~2 分钟，以局部感温热为度。

第三步	双手拱手状，掌面桡侧重叠地扣放在腹部，通过腕关节旋转回环的运动，沿右手掌小鱼际侧至左手小鱼际的尺侧，直至左手掌腕部、右手掌腕部依次接触腹部，做双掌揉法揉全腹部。揉动的速度宜缓，每分钟20～30次，约3分钟。

第四步	拇指点揉双侧的合谷、神门、内关、阴陵泉、复溜、太溪、照海等穴，点按与揉法相结合，缓缓用力，力量由轻至重，以酸胀为度，每穴约1分钟。

第八步	在头顶用五指拿法，直到枕骨下部，改用三指拿法。重复操作，约3分钟。

第七步	受术者取坐位，用扫散法在头两侧胆经循行部位交替施用约3分钟。

第六步	用掌擦法擦肾俞、八髎、涌泉穴，以透热为度。

第五步	受术者取俯卧位，施术者用掌根揉法放松腰背部肌肉后，再点按肝俞、脾俞、肾俞、涌泉等穴，每穴1分钟。

（3）操作时间及频率：每次操作40～50分钟，隔天1次，7次为1个疗程，一般需3～5个疗程。

（4）禁忌证：背部或腹部皮肤有伤口或明显破溃及感染病灶者，或腹部有占位性病变；合并其他重大疾病（如重度高血压、冠心病、糖尿病、急性脑血管疾病）或精神疾病、不能配合治疗者；妇女妊娠及月经期。

（5）注意事项：①调养期间，注意及时补充水分，多休息，可配合饮食、运动调养；②阴虚体质者推拿后容易出现疲乏感，此属正常现象，可适当多饮温水；③在推拿时，环境不宜太热，以免大汗出而耗气伤阴。

2．阴虚体质艾灸调理

（1）操作部位：①重点经络选足太阳膀胱经、肾经、任脉；②重点穴位选肝俞、脾俞、肾俞、太溪、复溜、涌泉。

（2）操作步骤

第一步	嘱受术者俯卧位，施术者将艾条燃着的一端在施灸穴位上方1～3cm处做回旋运动，回旋灸至皮肤潮红而不灼烫为度，每穴3～5分钟，共约30分钟。

第二步	嘱受术者仰卧位，施术者选取以肚脐为中心，上、下、左、右各旁开4寸的范围，用75%的乙醇溶液进行常规消毒后，铺上桑皮纸。

第三步	将用生姜打碎的姜泥压成半径 5cm，高 2cm 的圆饼，放于桑皮纸正中；将艾绒搓成细长梭状艾炷，首尾相压放于姜饼上，点燃相连的三点，待艾绒充分燃尽后再依前法放上艾炷，期间询问受术者热度，以嘱受术者自觉温热为度，及时调整艾炷大小粗细。连灸 3 壮后去除姜泥，皮肤红润、皮温升高；清洁皮肤后结束操作。

（3）操作时间及频率：每次艾灸 1～1.5 小时，时间不宜过长，灸后受术者自觉全身舒适，应长期坚持，频率保持在每周 2 次，连续 1～2 个月，待症状明显减轻后延长间隔时间。诸症状消失后建议继续艾灸以纠正偏颇体质，辨识为平和质停止治疗。

（4）禁忌证：不能长时间俯卧者；对生姜、艾烟、热过敏者；施灸部皮肤有伤口或明显破溃及感染病灶者；合并其他重大疾病（如重度高血压、冠心病、糖尿病、急性脑血管疾病）或精神疾病不能配合治疗者；妇女妊娠及月经期。

（5）注意事项：①治疗过程中及治疗后注意受术者保暖。②施灸过程中密切关注嘱受术者不要随意变换体位以防止艾绒脱落烫伤，可在施灸部位周围反应铺上毛巾。③对温度感觉迟钝者，技术人员注意感知姜下皮温，及时调整。④艾灸过程中出现晕灸者应立即停灸，并做相应处理。⑤艾灸后，局部皮肤出现水疱，属正常现象，小疱可自行吸收，大疱挑破消毒后涂烫伤膏，并适当延长艾灸间隔。⑥艾灸后注意休息，及时补充水分，出现口干、疲劳乏力等属于正常灸后反应；艾灸当天避免洗澡、冷饮、房事等。

3. 阴虚体质砭针贴敷调理

（1）操作部位：①重点经络选足太阳膀胱经、脾经、肾经、肝经；②重点穴位选肝俞、脾俞、肾俞、阴谷、曲泉、三阴交、阴陵泉、涌泉。

（2）操作步骤

第一步	嘱受术者取俯卧位，暴露砭针贴敷穴区，常规消毒。

第二步	施术者将砭针遵循先上后下、先阳后阴的原则进行贴敷，肝俞→脾俞→肾俞，每穴点按 1 分钟。

第四步	施术者将砭针遵循先上后下、先阳后阴的原则进行贴敷，阴陵泉→曲泉→阴谷→三阴交→涌泉，每穴点按 1 分钟。

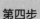

第三步	受术者取仰卧位，暴露砭针贴敷穴区，常规消毒。

（3）操作时间及频率：成人每穴贴敷 6～12 小时，儿童每穴贴敷 4～6 小时，12 岁以上儿童可按照成人时间贴敷，间隔 6 小时以上贴敷第 2 次，28 天为 1 个疗程，连续调理 2～3 疗程（注：成年女性月经期作为间隔期）。

（4）禁忌证：对砭针胶布过敏者；贴敷部位皮肤有伤口或明显破溃及感染病灶者；合并其他重大疾病（如重度高血压、冠心病、糖尿病、急性脑血管疾病）或精神疾病不能配合治疗者；妇女妊娠及月经期。

（5）注意事项：砭针贴敷虽然是一种比较安全、有效的方法，但是在应用中仍然需要注意：①砭针贴敷要在辨证的情况下进行操作；②砭针贴敷的时间不可过长；③针对病情比较严重的受术者，砭针贴敷仅起到辅助治疗作用，需要到专业的医疗机构进及时救治；④虽然砭针贴敷过敏的概率很低，但皮肤比较敏感的受术者，需要进行预实验后，再进行调理。

📖 拓展学习

《丹溪心法》云："火以畅达，拔引热毒，此从治之意。""大病虚脱，本是阴虚，用艾灸丹田者，所以补阳，阳生阴长故也。""若补火，艾炳至肉，若泻火，不要至肉，是扫除之，用口吹风竹散。"请阅读上述内容，了解艾灸除热的原理和操作方法。

📖 学习检测

1. 阴虚体质的人按摩应遵循宜轻不宜重，宜缓不宜急，宜补不宜泄的原则。（　　　）
2. 阴虚体质的人在进行按摩调理时多选择任脉、足太阳膀胱经和足少阴肾经。（　　　）

第五节　痰湿体质调理方案

任务一：痰湿体质饮食调理

问题情境

我有个同学名叫小胖，是个无肉不欢的人，每餐必有肉，无肉不吃饭，隔三差五就要到外面大吃一顿，自助烤肉是他的最爱，可乐、冰激凌、奶油蛋糕必不可少，饭后倒头便睡，任凭谁叫都不予理睬。平时约出去打球，他总是推脱说自己头晕、胸闷、又累又困，然后独自回宿舍睡觉去了。他上课打盹，下课睡觉，是我们学院出了名的"睡神"，为此他也感到很苦恼，我们也是束手无策，你能帮他出出主意，提供一些药膳或给一些饮食调理的建议吗？

🧑 同学问：老师，我的舅舅体形肥胖、肚子大，面部皮肤油脂分泌旺盛，特别容易出汗，平常不爱活动，喜欢吃油炸食物。他的体质属于痰湿体质还是湿热体质？

🧑 老师答：同学，根据你的描述，你舅舅的体质属于痰湿体质，前面学习的痰湿体质的特点还记得吗？痰湿体质是由于水液内停而导致痰湿凝聚的一种体质状态，以黏滞重浊为主要特征，即形体肥胖，腹部肥满松软，面部皮肤油脂较多，易汗出，汗多且黏，胸闷，痰多，懒动，喜食肥甘，口黏腻或甜腻，舌胖大苔腻，脉滑。

🧑 同学问：老师，适合痰湿体质的人的茶饮方有哪些？

老师答：同学，痰湿体质的人可以选择健脾祛湿茶、温脾祛湿茶、理气化痰茶等进行日常调理。

基 本 知 识

痰湿体质者可采用药膳食养方调理，亦可使用代茶饮的方式进行调理。代茶饮以药食同源的材料为主，根据个体情况进行调配，装入茶袋中，供冲泡饮用。亦可放入养生壶中，煮水代茶饮。使用代茶饮期间不宜同时饮用其他茶水，不宜食用油腻、寒凉食物，不宜饮酒，不宜食用萝卜、槟榔、生蒜、生葱等刺激性食物。

1. 痰湿体质饮食调理食谱

（1）薏米排骨冬瓜汤

［材料］冬瓜 200g，排骨 200g，薏苡仁 50g，油、盐各适量。

［制作方法］①将冬瓜洗净，去皮，切成块状。②将排骨斩块，焯水后捞出。③油热加入冬瓜进行煸炒，然后加入排骨、薏苡仁和适量水进行炖煮。④加入适量的盐调味即可食用。

［功效］清热利水，健脾祛湿。

（2）鲤鱼菌菇煲

［材料］鲤鱼 1 条，蘑菇 200g，腐皮结 8 个，葱、姜、盐各适量。

［制作方法］①鲤鱼腮后切一刀，祛除鱼线，切块，洗净。②葱切斜段，姜切片，蘑菇洗净切块。③油热后煸炒葱姜，将鱼块放入煎成微黄。④放入适量水，再加蘑菇和腐衣结，大火煮沸撇去浮沫后小火炖煮。⑤煮到汤汁奶白，加入盐，继续炖 20 分钟即可食用。

［功效］健脾开胃，利湿消肿。

（3）豌豆玉米虾仁

［材料］豌豆 100g，玉米 50g，北极虾 400g，油、盐、葱姜各适量，胡椒粉、料酒少许。

［制作方法］①熟北极虾化冻后剥成虾仁，加胡椒粉、料酒腌制片刻。②锅中水烧开后，放入豌豆和玉米，煮 1 分钟，取出过凉水。③热水中放入虾仁焯烫变色紧缩后，捞出沥干水分，加入少许白糖、盐和淀粉，拌均匀备用。④炒锅倒油，爆香葱姜，倒入虾仁滑油，盛出备用。豌豆和玉米入锅爆炒片刻，加入虾仁翻炒出锅。

［功效］健脾祛湿化痰。

2. 痰湿体质代茶饮

（1）健脾祛湿茶

［材料］生黄芪 5g，茯苓 5g，冬瓜皮 3g，陈皮 2g。

［功效］健脾祛湿，理气化痰。

（2）健脾祛湿茶

［材料］党参 5g，炒白术 3g，炙甘草 2g，干姜 2g，茯苓 3g。

［功效］温中健脾，散寒祛湿。

（3）理气化痰茶

［材料］化橘红 5g，罗汉果 4g，薄荷 1g。

［功效］理气燥湿化痰。

📖 拓展学习

《素问·脏气法时论》云："脾主长夏，足太阴阳明主治，其曰戊己。脾苦湿，急食苦以燥之。"《证治汇补·痰症》云："脾为生痰之源，肺为贮痰之器"，"热痰则清之，湿痰则燥之。"请阅读原文并加以理解。

📖 学习检测

1. 痰湿体质的人多脾胃功能失常，导致湿浊停留于体内，所以痰湿体质的人要健脾祛湿，多服用党参、薏苡仁、茯苓、陈皮等。（ ）

2. 豌豆玉米炒虾仁是一道既美味又营养的美食佳品，具有很好的祛痰湿效果，你学会了吗？

3. 你还知道哪些适宜痰湿体质的人服用的药膳吗？与大家分享一下。

任务二：痰湿体质精神调摄

问题情境

大家好！我叫小胖，就是上面提到过的那名同学。我觉得自己属于典型的虚胖者，身上没有一点肌肉，稍一运动就气喘得要命，平时也打不起精神来，总是犯困，似乎永远都睡不醒，有时候我也想和同学们一起打篮球，跑步、游泳，但总是觉得很累很累，甚至连话都懒得说，问题都懒得想，同学们都说我思维迟钝，真正进入了冬眠期，真不知道该怎么办好，大家能帮帮我吗？

👨 **同学问**：老师，痰湿体质的人心理特征有哪些？将如何辨识？

👨 **老师答**：同学，痰湿体质的人在心理上往往表现为性格温和、稳重，多善于忍耐，亦容易表现出思维动作较缓慢，做事拖沓，做事犹豫少主见，懒怠思考等特性。痰湿体质的人往往喜欢安定平和的生活和工作环境，不喜欢多变、快节奏的氛围，这会让他们感到紧张，所以有时候也会用拖延的方法来表达他们的心情。

👨 **同学问**：老师，痰湿体质的人精神调摄应遵循哪些原则？避免哪些问题？

👨 **老师答**：同学，对于痰湿体质的人既要遵循他们本身心理特点，又要注意鼓励其积极、乐观向上；增强其调节适应快节奏及多变环境的能力；培养其独立思考的能力。对于痰湿体质的人来说，应避免长期处于一成不变、节奏缓慢的生活和工作环境中；改正懒于思考、被动接受安排、无自我决断的习惯。

基 本 知 识

痰湿体质的人精神调摄，需根据自身的特点，通过一些可行的方法来逐渐调整。由于该体质人容易在思想上产生疲倦感，可以与运动调理相结合，适当多进行一些体育活动或养生功法练习，在活动中多交友，和朋友们一起进行锻炼，借助团队的力量进行督促。平时应自我控制克服"少想""懒想"的状态，多思考、多表达自己对事情的看法，适当参与一些有竞争性的活动或工作。同时多活动，尽量避免久坐少动，克服"好累，今天不干了，明天再说吧"之类的想法。多听一些节奏强烈、轻快振奋的音乐，如斯特劳思的圆舞曲系列、比才的卡门序曲、拉德茨基进行曲等。

📖 拓展学习

《素问·四气调神大论》指出，人应顺应四季气候变化，调节情志以养生。痰湿体质的人最难度过夏季，此时应"使志无怒，使华英成秀，使气得泄，若所爱在外"。请查阅原文加以理解。

📖 学习检测

1．阅读完上面的内容，你能帮助小胖同学制订一个计划，走出冬眠期吗？

2．你认为痰湿体质的人有哪些精神表现，并观察周围是否有这样的人，结合上文，给予他们合理的精神调摄建议。

任务三：痰湿体质经络调理

问题情境

你好，我是小胖同学的体质调理师，一个月前，小胖同学经朋友介绍来到我这里进行艾灸调理。刚来时他总是给我一种萎靡不振的感觉，特别喜欢睡觉，有时候我比较忙，让他等一会儿，他就能坐在沙发上睡着。我见他这么胖，又容易困倦，平时还总是吃肉，觉得他体内肯定有痰湿，于是给他艾灸膻中、中脘、天枢、足三里、三阴交、肺俞、脾俞等穴位，每次艾灸之前，先按揉一会儿，然后再施灸，每次1小时，并嘱咐他有空就来调理，就这样小胖同学已经坚持调理了三四次。你认为我的调理方法正确吗？哪里还需要改进？

同学问：老师，适合痰湿体质的人经络调理的技术有哪些？

老师答：同学，痰湿体质的人除了可以通过刮痧、砭术、拔罐的方式调理之外，还可选用推拿按摩、艾灸、砭针贴敷等适宜技术进行调理。

同学问：老师，痰湿体质的人重点选择哪些经络进行操作？手法操作注意事项有哪些？

老师答：同学，对痰湿体质的人进行经络调养时，经络的选择上应以足阳明胃经、任脉、足太阴脾经、足太阳膀胱经、带脉为主，并且注意在调养中应以平补平泻为主，操作的时间适中，手法力量轻重适中，以期健脾益气、燥湿化痰。因痰湿体质者易困倦，故调理时间不宜过长，场所不宜太过封闭或太热，避免过度汗出、阴液亏损而加重疲倦。

调 理 方 案

1. 痰湿体质按摩调理

（1）操作部位：①重点部位选腹胸部、腰骶部、下肢；②重点穴位取肝俞、脾俞、肾俞、中脘、气海、关元、合谷、足三里、丰隆、血海、三阴交。

（2）操作步骤

| 第一步 | 受术者取仰卧位，顺时针摩腹 5 分钟，自肋下缘、剑突下开始向下，以拇指按揉腹部的任脉、足阳明胃经至关元穴水平线。每经操作 3 分钟。 |

| 第二步 | 用拇指按揉中脘、天枢（双）、气海、关元穴。每穴 1 分钟，以酸胀得气为度。 |

| 第三步 | 坐于受术者右侧，运用掌振法振腹 3 分钟。 |

| 第四步 | 推带脉。用双掌根合推法自带脉穴开始，沿带脉走行用力推向腹中线，共 5 次。 |

| 第五步 | 从左外侧区双手拿揉腹部，并用力将手推向右外侧区处。反复操作 5 次，相反方向操作 5 次。 |

| 第十步 | 直擦背部督脉及左侧背部各 1 分钟，以透热为度。 |

| 第九步 | 用拇指按揉双侧肝俞、脾俞、肾俞，每穴 1～3 分钟，以酸胀得气为度。 |

| 第八步 | 受术者取俯卧位，施术者以擦法施术于背部两侧膀胱经，往返 5～10 次。 |

| 第七步 | 以拇指按揉双侧上、下肢各 2 分钟。以拇指点双侧合谷、足三里、丰隆、血海、三阴交穴，每穴 0.5～1 分钟，以酸胀得气为度。 |

| 第六步 | 以神阙为中心顺时针掌推腹部，自右下腹开始，经右上腹、左上腹、左下腹至耻骨联合上方为止。操作 15 次，操作时力量应带动皮下组织，使受术者觉腰腹部有充实束紧感。 |

（3）操作时间及频率：每次操作时间 30～40 分钟，隔天 1 次，7 次为 1 个疗程，一般需 2～3 个疗程。

（4）禁忌证：背部、胸腹部或四肢部皮肤有伤口或明显破溃及感染病灶者，或腹部有占位性病变；合并其他重大疾病（如重度高血压、冠心病、糖尿病、急性脑血管疾病）或精神疾病不能配合治疗者；

妇女妊娠及月经期。

（5）注意事项：①调养期间，注意避风寒，多休息，可配合情绪、运动等法；②在推拿时，室内应安静舒适，期间注意保暖。

2. 痰湿体质艾灸调理

（1）操作部位：①重点经络选足太阳膀胱经、足阳明胃经、任脉、足太阴脾经；②重点穴位选肺俞、脾俞、膻中、中脘、水分、滑肉门、天枢、足三里、丰隆、三阴交。

（2）操作步骤

| 第一步 | 受术者取俯卧位，将艾条燃着的一端在肺俞、脾俞等穴位上方 1～3cm 处做回旋运动，回旋灸至皮肤潮红而不灼烫为度，每穴 5～8 分钟。 |

| 第二步 | 受术者取仰卧位，将艾条燃着的一端在膻中、中脘、水分、滑肉门、天枢、足三里、丰隆和三阴交等穴位上方 1～3cm 处做回旋运动，回旋灸至皮肤潮红而不灼烫为度，每穴 5～8 分钟。 |

（3）操作时间及频率：每次艾灸 1～1.5 小时，时间不宜过长，灸后受术者自觉全身舒适，应长期坚持，频率保持在每周 3 次，连续 1～2 个月，待症状明显减轻后延长间隔时间。诸症状消失后建议继续艾灸以纠正偏颇体质，辨识为平和质再停止。

（4）禁忌证：对生姜、艾烟、热过敏者；施灸部皮肤有伤口或明显破溃及感染病灶者；合并其他重大疾病（如重度高血压、冠心病、糖尿病、急性脑血管疾病）或精神疾病不能配合治疗者；妇女妊娠及月经期。

（5）注意事项：①治疗过程中及治疗后注意受术者保暖。②施灸过程中密切关注受术者反应并嘱其不要随意变换体位以防止艾绒脱落烫伤，可在施灸部位周围铺上毛巾。③对温度感觉迟钝者，施术者注意感知皮温，及时调整。④艾灸过程中出现晕灸立即停灸并做相应处理。⑤艾灸后，局部皮肤出现起疱，属正常现象，小疱可自行吸收，大疱挑破消毒后涂烫伤膏，并适当延长艾灸间隔。⑥艾灸后注意休息，及时补充水分，出现口干、疲劳乏力等属于正常灸后反应；艾灸当天避免洗澡、冷饮、房事等。

3. 痰湿体质砭针贴敷调理

（1）操作部位：①重点经络选足太阳膀胱经、足阳明胃经、任脉、足太阴脾经；②重点穴位选肺俞、脾俞、胃俞、中脘、水分、滑肉门、天枢、大横、足三里、丰隆。

（2）操作步骤

| 第一步 | 受术者取俯卧位，选取膀胱经脾俞、胃俞进行常规清洁消毒后，将砭针遵循先阳后阴、先上后下的顺序依次贴敷在相应的穴位，并进行按揉，每穴 1 分钟。 |

| 第二步 | 受术者取仰卧位，穴位常规消毒，选取任脉中脘、水分穴；胃经滑肉门、天枢、足三里、丰隆穴；脾经大横穴，遵循先上后下的顺序进行砭针贴敷，并进行按揉，每穴 1 分钟。 |

（3）操作时间及频率：成人每穴贴敷 10～12 小时，儿童每穴贴敷 4～6 小时，12 岁以上儿童可按照成人时间贴敷，间隔 6 小时以上贴敷第 2 次，每天或隔天 1 次，28 天 1 个疗程，连续调理 3～6 个月（注：成年女性月经期作为间隔期）。

（4）禁忌证：对砭针胶布过敏者；贴敷部位皮肤有伤口或明显破溃及感染病灶者；合并其他重大疾病（如重度高血压、冠心病、糖尿病、急性脑血管疾病）或精神疾病不能配合治疗者；妇女妊娠及月经期。

（5）注意事项：①砭针贴敷要在辨证的情况下进行操作；②砭针贴敷的时间不可过长；③病情比较严重的受术者，砭针贴敷只是起到辅助治疗作用，需要到专业的医疗机构进及时救治；④虽然砭针贴敷过敏的概率很低，但皮肤比较敏感的受术者，需要进行预实验后，再进行调理。

📖 拓展学习

按摩取穴技巧

1．丰隆：丰，即丰满；隆，即隆起；指足阳明经气血汇聚之处，肉见丰厚，故取穴时应以食指节重按或以按摩棒点按，在穴位周围寻找敏感点，当有痰吐不出时，最为敏感。

2．三阴交：即肝、脾、肾三条阴经相交之处，一般以拇指指腹着力，做轻柔的顺时针或逆时针的旋转运动，不可用力过大，稍有酸胀感即可。

3．中脘：中，即在上脘与下脘中间；脘，空腔。意指任有脉的地部经水由此向下而行。任脉上部经脉的下行经血，至本穴后，继续向下而行，如流入任脉下部的巨大空腔。操作时可嘱受术者屈膝，使腹壁松弛，随呼吸起伏而深按之，按至底部后略抬起，以助于经气运行。

📖 学习检测

1．在给小胖同学调理时，多选取脾经、胃经、膀胱经、带脉、任脉上的穴位，你能给他解释一下为什么吗？

2．痰湿体质的人进行按摩调理时，手法应以平补平泻为主，操作的时间、力量适中，不宜于太过封闭或太热环境中治疗，这种观点是否正确？

第六节 湿热体质调理方案

任务一：湿热体质饮食调理

问题情境

王某，女，一档美食节目的主持人，工作中对形象的要求很是严格，偏偏她又是个脸上爱出油、爱长痘痘的人，平时有头晕胸闷、口苦口干、白带量多、大便黏腻的表现。她经常要到各地寻访、品尝美食，在此期间美酒、大鱼大肉、辛辣之品都不可不吃。为了能够减轻这些症状，她常饮用清热化痰茶，出差时也随身携带。这茶究竟有什么作用，适合湿热体质的人服用吗，还有哪些食物可以起到祛除湿热的效果？

👨 **同学问**：老师，我的表姐29岁，身材高挑，五官端正，面部痤疮严重，皮肤油腻，容易急躁爱发脾气，大学毕业就到了银行工作，家庭条件、工作单位都非常不错，但是一直没有找到合适的男朋友，经人介绍了好多男朋友，都因为她的皮肤问题没有继续交往。家人非常着急，她这种问题属于哪种体质？表现特征有哪些？

👨 **老师答**：同学，通过你的描述，你表姐的体质属于湿热体质。湿热体质是以湿热内蕴为主要特征的体质状态，以湿与热兼夹为主要特征表现，即形体中等或偏瘦、面垢油光、易生痤疮、疮疖，易心烦急躁，口苦口干，身重困倦，男性易阴囊潮湿，女性易带下增多，舌质偏红，苔黄腻，脉滑数等。

👨 **同学问**：老师，湿热体质容易调理吗？应该用哪些方法进行调理？

👨 **老师答**：同学，湿热体质的人可以通过饮食调理、精神调摄、经络调理等方式进行调理。

基 本 知 识

1. 湿热体质饮食调理食谱

（1）苦瓜牛肉

［材料］苦瓜2根，牛肉250g，鸡蛋1枚，盐、葱、姜、料酒各适量。

［制作方法］①牛肉清洗干净，切成肉片，加入适量盐、料酒、淀粉，抓拌均匀后腌制10分钟。②苦瓜清洗干净后切片，焯水1分钟后捞起放出凉水中浸泡，捞出沥干。③炒锅里放油，油热后，将牛肉下锅快速滑炒。④放入葱姜末，加入苦瓜翻炒后，装盘即可。

［功效］清热燥湿滋补。

（2）白灼芦笋

［材料］芦笋250g，蒸鱼豉油、蒜泥、香菜、蚝油、食用油、白砂糖各适量。

［制作方法］①芦笋去掉老根部分，留作煮汤，将上段拍松切成等长段。②开水加入少量的盐、油，倒入切段的芦笋，焯2分钟。③捞起过冷开水，有冰水口感更佳。④根据个人口味，将红辣椒、蒜、香菜等切细放在碗中，加入蒸鱼豉油、蚝油、白砂糖，热油淋上，制作酱汁。⑤将芦笋摆好，淋上酱汁即可。

［功效］清热利湿。

（3）丝瓜鲫鱼汤

［材料］鲫鱼1条，丝瓜2条，油、盐、葱、姜、黄酒各适量。

［制作方法］①鲫鱼去除鱼鳞、鱼鳃和内脏，冲洗干净。②在鱼背的两面都斜切几刀，抹上盐，淋上少许黄酒，进行腌制。③热锅冷油，大火加热，将鲫鱼放入锅内，煎至两面呈焦黄色。④将锅中倒入没过鱼身的水（热水为佳），大火煮至鱼汤发白，加入一汤匙黄酒，水开后转中小火，盖上锅盖。⑤丝瓜去皮切掉两端，切成滚刀块后放入锅内，继续煮10分钟，加入适量盐调味即可。

［功效］清热利湿，健脾开胃。

2. 湿热体质代茶饮

（1）藿香清暑祛湿茶

［材料］藿香5g，薄荷3g，紫苏叶3g。

［功效］清暑祛湿，行气和胃。

（2）荷叶薏仁茶

［材料］荷叶 6g，生薏苡仁 6g，陈皮 3g。

［功效］清热利湿，健脾理气。

（3）清热化痰茶

［材料］全瓜蒌 6g，蜜炙枇杷叶 3g，白萝卜 2 片。

［功效］清热化痰，下气降逆。

📖 拓展学习

《素问·生气通天论》云："膏粱之变，足生大丁。"过食膏粱厚味易生湿热，湿热易生疮疡，故饮食不可偏嗜。偏嗜则伤五脏。请阅读"阴之所生，本在五味；阴之五宫，伤在五味。是故味过于酸，肝气以津，脾气乃绝……谨道如法，长有天命"了解相关内容。

📖 学习检测

1. 湿热体质的人应遵循的饮食原则是（　　　）。

    A．清热利湿　　　　B．清热燥湿　　　　C．理气　　　　D．辛辣油腻

2. 荷叶薏米茶的功效是（　　　）。

    A．清热　　　　　　B．利湿　　　　　　C．健脾　　　　D．理气

任务二：湿热体质精神调摄

问题情境

小张是名游泳教练，性格开朗，思维敏捷，反应迅速，是个十分能干的人，但他经常容易急躁，缺乏耐心，有时对学员大吼大叫。进入酷暑季节，学习游泳的人明显增多，小张的工作更加忙碌起来，面对众多学员，他教过两遍的动作学员如果还是不会，就要大叫起来，越是这样，学员就越是胆怯，动作就越发做不好。他心里急躁发烦，原有的头晕、口苦口黏、困倦乏力的症状日渐加重，他该怎样摆脱这种情绪困扰呢？

🧑 **同学问**：老师，湿热体质的人精神调摄应遵循哪些原则？避免哪些问题？

👨 **老师答**：同学，对于湿热体质的人既要遵循他们本身心理特点，又要嘱其尽量保持平和、愉悦的情绪态度；增强其处理问题的忍耐能力。对于突发情况建议其在全面、冷静思考后再做出行动。对于湿热体质的人来说，应避免长期在紧张、多变的生活和工作环境中；勿过于争强好胜，将自

己处于竞争的状态下。

基 本 知 识

湿热体质的人精神调摄时总的原则是以静养神、愉快怡神。这主要是由于体内有"热",容易使人心烦发怒、躁动不安。因此,需要有意识地克制和疏导自己过激的情绪,可通过培养一些在安静、幽雅的环境中就可以实施的爱好,如书法、瑜伽、太极拳、气功等,使自己的情绪平和安静。平时可多听一些曲调舒缓、悠扬、具有镇静作用的乐曲对情绪进行缓解。

拓展学习

《黄帝内经》云:"恬淡虚无,真气从之,精神内守,病安从来。"湿热体质的人容易心烦发怒,躁动不安,如不加以控制,则可使湿热更甚,故此应多习练内功,静心养性。以下内容选自《庄子》一书,望读后有所收获。

"无视无听,抱神以静,形将自正。必静必清,无劳汝形。无劳汝静,乃可长生。目无所视,耳无所闻,心无所知,汝神将守形,形乃长生。"

学习检测

1. 湿热体质的人有哪些性格特点? 请举例说明。
2. 湿热体质的人应该避免哪些问题?
3. 请举例说明适宜湿热体质的人精神调摄的方法。

任务三:湿热体质经络调理

> **问题情境**
>
> 钱某,男,公司老板。平时应酬多,经常喝酒,吃烧烤,还尤为喜欢吃牛、羊肉。眼见夏日来临,钱先生最难熬的季节又到了。每逢此时,他都要到养生馆去做艾灸,并且以身上出些水疱为佳。钱先生认为艾灸可以以热治热,可以将体内的湿气排挤出去,这样头晕头胀、四肢困重、疲乏无力的症状就可以得到缓解。你赞同他的做法吗?

👤 **同学问**:老师,湿热体质经络调理应选用哪些技术?

👤 **老师答**:同学,湿热体质经络调理可选择推拿(按摩)、艾灸、砭针贴敷等适宜技术进行调理。

同学问：老师，调理湿热体质的人重点在哪些经络进行操作？手法操作有无禁忌？

老师答：同学，对湿热体质的人进行经络调养时，经络的选择应以足阳明胃经、任脉、足太阴脾经、足太阳膀胱经为主，以泻法为主，操作的时间适中，手法柔和渗透，以期健脾益气，清利湿热。且因湿热体质者易热而化燥，故调理时间不宜过长，场所不宜太过封闭，以免造成过度汗出而加重湿热。操作中虽以泻法为主，但亦不可太过，手法过重、频率过快、操作时间过长、所处场地太热等都易耗伤阴液，加重湿热症状。

调 理 方 案

1. 湿热体质按摩调理

（1）操作部位：①重点部位选腹部、背腰部、四肢部；②重点穴位选肝俞、脾俞、三焦俞、大肠俞、中脘、关元、合谷、天枢、足三里、上巨虚、丰隆、支沟。

（2）操作步骤

 第一步 受术者取仰卧位，施术者以全掌按揉法施于腹部。手法应沉着缓和，从中脘穴向关元穴方向缓缓移动，往返 10 遍。

 第五步 用掌推法自上而下推背部及下肢膀胱经，并手握空拳叩击背部，结束操作。

 第二步 用拇指按揉受术者双侧天枢、足三里、上巨虚、丰隆、合谷、支沟，每个穴位各操作 2 分钟。

 第四步 受术者取俯卧位，以滚法沿脊柱两侧足太阳膀胱经循行部位操作，自肝俞至大肠俞，操作约 5 分钟，再点按双侧脾俞、胃俞、三焦俞、大肠俞诸穴，每穴 2 分钟。

第三步 以神阙为中心，全掌顺时针摩腹 5 分钟。

（3）操作时间及频率：每次操作时间 30～40 分钟，每天 1 次，7 次为 1 个疗程，一般需 2～3 个疗程。

（4）禁忌证：背腰部、腹部或四肢部皮肤有伤口或明显破溃及感染病灶者，或腹部有占位性病变；合并其他重大疾病（如重度高血压、冠心病、糖尿病、急性脑血管疾病）或精神疾病不能配合治疗者；妇女妊娠及月经期。

（5）注意事项：①调养期间，注意避风寒，多休息，可配合情绪、运动等调理法；②在推拿时，室内应安静舒适，期间注意空气流通。

2. 湿热体质艾灸调理

（1）操作部位：①重点经络选足太阳膀胱经、足阳明胃经、任脉、足太阴脾经；②重点穴位选关元、足三里、支沟、内庭。

（2）操作步骤：嘱受术者取仰卧位，将艾条燃着的一端在关元、足三里、支沟、内庭等穴位上方

1～3cm 处作回旋运动施灸。回旋灸至皮肤潮红而不灼烫为度，每穴 10～15 分钟。

（3）操作时间及频率：每次艾灸 20～30 分钟，时间不宜过长。灸后受术者自觉全身舒适。应长期坚持，频率保持在每周 3 次，连续 1～2 个月，待症状明显减轻后延长（艾灸）间隔时间。诸症状消失后建议继续艾灸以纠正偏颇体质，待辨识为平和质停止治疗。

（4）禁忌证：对艾烟、热过敏者；施灸部皮肤有伤口或明显破溃及感染病灶者；合并其他重大疾病（如重度高血压、冠心病、糖尿病、急性脑血管疾病）或精神疾病不能配合治疗者；妇女妊娠及月经期。

（5）注意事项：①调理过程中及治疗后注意保暖。②施灸过程中密切关注受术者反应，并嘱其不要随意变换体位，以防艾绒脱落烫伤，可在施灸部位周围铺上毛巾。③对温度感觉迟钝者，技术人员注意感知皮温，及时调整。④艾灸过程中，如出现晕灸，应立即停灸，并做相应处理。⑤艾灸后，局部皮肤出现水疱，属正常现象。小疱可自行吸收，大疱挑破消毒后涂烫伤膏，并适当延长艾灸间隔。⑥艾灸后注意休息，及时补充水分，出现口干、疲劳乏力等属于正常灸后反应；艾灸当天避免洗澡、冷饮、房事等。

3. 湿热体质砭针贴敷调理

（1）操作部位：①重点经络选足太阳膀胱经、足阳明胃经、任脉、足太阴脾经、手少阳三焦经。②重点穴位选肺俞、脾俞、胃俞、中脘、关元、足三里、内庭，阴陵泉，支沟。

（2）操作步骤

第一步	受术者俯卧位，选取膀胱经肺俞、脾俞、胃俞进行常规清洁消毒后，将砭针遵循先阳后阴、先上后下的顺序依次贴敷在相应的穴位，并进行按揉，每穴 1 分钟。

第二步	受术者取仰卧位，穴位常规消毒，选取任脉中脘、关元穴，胃经足三里、内庭穴，脾经阴陵泉穴；三焦经支沟穴，遵循先上后下的顺序进行砭针贴敷，并进行按揉，每穴 1 分钟。

（3）操作时间及频率：成人每穴贴敷 6～12 小时，儿童每穴贴敷 4～6 小时，12 岁以上儿童可按照成人时间贴敷，间隔 6 小时以上贴敷第 2 次，每天或隔天 1 次，28 天为 1 个疗程，连续 2～3 疗程（注：成年女性月经期作为间隔期）。

（4）禁忌证：对砭针胶布过敏者；贴敷部位皮肤有伤口或明显破溃及感染病灶者；合并其他重大疾病（如重度高血压、冠心病、糖尿病、急性脑血管疾病）或精神疾病不能配合治疗者；妇女妊娠及月经期。

（5）注意事项：①忌食肥甘厚味、辛辣刺激之品，避免暴饮暴食，吃得太快；②避免长期居住潮湿阴暗的环境；③注意休息，不能熬夜，保持充足睡眠；④定期检查血糖、血脂、血压；⑤注意保暖；⑥保持乐观情绪，避免大怒暴怒；⑦远离烟酒。

📖 拓展学习

请阅读《灵枢·九针十二原》所云"凡用针者，虚则实之，满则泄之，宛陈则除之，邪胜则虚之"及"刺诸热者，如以手探汤……取之阳之陵泉也"理解其内涵。在为湿热体质的人推拿调理时，以"实则泻之""以手探汤"的原则借鉴用之。

学习检测

多选题

1．湿热体质的人推拿调理时多选择（　　　）。

　　A．背部　　　　　　　B．腹部　　　　　　　C．四肢　　　　　　　D．四肢末端

2．湿热体质的人艾灸后出现水疱，应该（　　　）。

　　A．不做处理　　　　　B．挑破　　　　　　　C．继续施灸　　　　　D．局部消毒，涂抹烫伤膏

第七节　血瘀体质调理方案

任务一：血瘀体质饮食调理

问题情境

王某，女，32岁，办公室文员。平素面色暗淡，口唇微紫，时有心胸闷堵，舌下脉络有瘀滞，经期月经有血块。近期单位组织体检，甲状腺彩超显示有甲状腺结节。王某已怀有7个月身孕，经常吃有补益作用的饮食，如人参鹿茸鸡汤。请对其饮食是否合理进行判断，并给予适当的建议。

同学问：老师，血瘀体质可以选择哪些方式进行干预调理？

老师答：同学，血瘀体质可以选择饮食调理、精神调摄、经络调理等方式进行干预。

基 本 知 识

1．血瘀体质饮食调理食谱

（1）香菇油菜

［材料］油菜500g，香菇100g，猪肉150g，大蒜、姜、盐、老抽等各适量。

［制作方法］①香菇洗净，与大蒜、大姜切丁备用。②肉切成小丁，准备好水淀粉。③油菜洗净，切去头，将根茎切十字刀，整型成花托状。④锅里加水将油菜焯水后，过凉控干后，放入少许盐腌制入味。⑤将油菜切面向上装盘。⑥锅里加油烧热，放上肉丁炒至断生，放上姜蒜丁，加老抽、盐调味，水淀粉勾芡。⑦将炒好的肉丁摆放到油菜的花心中，将汤汁均匀淋在油菜上即可。

［功效］理气化瘀。

（2）三七胡萝卜烧排骨

［材料］小排500g，胡萝卜150g，三七15g，油、盐、姜、葱、料酒、老抽各适量。

［制作方法］①小排剁小段，胡萝卜切滚刀块，洗净备用。②三七加入适量水炖煮30分钟。③小

排焯水沥干备用。④油热后，倒入焯水后的小排，翻炒变色后加入胡萝卜，然后倒入料酒和老抽上色。⑤将三七及三七汤倒入锅中。⑥收汤后加入少量食盐调味。

　　［功效］活血化瘀，健脾消脂。

　　2. 血瘀体质代茶饮

（1）山楂冰糖饮

［功效］山楂 300g，冰糖 100g。

［功效］活血化瘀，消食开胃。

（2）当归红花饮

［功效］当归 3g，红花 2g，玫瑰花 10 粒，红枣 5 枚。

［功效］理气活血，祛瘀调经。

（3）三七橘皮饮

［功效］三七 3g，陈皮 3g，桃仁 3g，佛手 1g，大枣 5 枚。

［功效］理气活血祛瘀。

📖 拓展学习

　　三七粉是植物三七的根茎制品，是用三七主根打成的粉，别名田七粉、金不换。三七性温，味甘微苦，入肝、胃、大肠经。人参补气第一，三七补血第一，又称北人参、南三七。一直以来，三七都是一味常用中药材。

　　三七的功效可用"止血、散瘀、定痛"六个字来概括，所以，历来以三七作为伤科金疮要药。

📖 学习检测

1. 具有"止血而不留瘀，化瘀而不伤正"特点的中药是三七。（　　　）
2. 既能消肉食积滞，又能活血化瘀的中药是当归。（　　　）

任务二：血瘀体质精神调摄

问题情境

马某，男，68 岁，退休干部。平素面色紫暗，舌有瘀点，胸闷，刺痛。一年前因心绞痛至医院植入支架，后康复出院。出院后因自己身体闷闷不乐，郁郁寡欢，常与老友下棋、打麻将排解忧郁情绪，但时常因输赢情绪波动。请对其精神状态进行评估，并给予适当的精神调摄建议。

👤 **同学问**：老师，血瘀体质的人心理特征都有哪些表现？

👤 **老师答**：同学，血瘀体质的人多有气血郁结症状。在心理特点上往往表现为容易心烦、忧闷、思虑繁杂，既有多思全面、做事稳妥的良好一面，也容易表现出性格上的善变多虑、缺乏主见、烦躁以及健忘的不良表现。

基 本 知 识

血瘀体质的人精神调摄时总的原则是倡导积极乐观、避免忧闷。由于血瘀与气郁往往相伴而行，此类体质的人容易陷于不良情绪的状态下难以自拔，进一步加重气郁血瘀程度，突出表现为当有不易解决事情发生时，容易感到胸闷、烦躁、胀痛等不良感受；而当其精神愉快时则气血和畅，症状减轻。因此，对于血瘀体质的人来说，情绪调整非常重要，可以通过听一些抒情柔缓的音乐，读优美的散文，进行插花、茶艺、爬山等让自己心情放松平、心胸开阔的活动来调节情绪。还要注意避免突然的强烈的情绪刺激，培养镇定从容的处事方法，避免瘀血随气而行发生危险。

📖 拓展学习

七情内伤

七情内伤，是由于情绪变化引起脏腑精气功能紊乱而致疾病发生或诱发的一类病因。七情内伤致病，因其直接损伤内脏精气，故可导致或诱发多种情志病和身心疾病。七情所伤，是由喜、怒、忧、思、悲、恐、惊七种情志变化过于强烈、持久或突然，引起脏腑气机紊乱，功能失调而致病。

七情，是指喜、怒、忧、思、悲、恐、惊七种正常的情志活动，是人体的生理和心理活动对外界环境刺激的不同反应，属人人皆有的情绪体验，一般情况下不会导致或诱发疾病。只有强烈持久的情志刺激，超越了人体的生理和心理适应能力，损伤机体脏腑精气，导致功能失调，或人体正气虚弱，脏腑精气虚衰，对情志刺激的适应调节能力低下，因而导致疾病发生或诱发时，则称为"七情内伤"。

📖 学习检测

1. 血瘀体质的人不宜经常看恐怖片、惊悚片和悬疑片。（   ）
2. 血瘀体质的人为使心情愉悦，可在晚间听动感十足、节奏欢快的音乐，并可随音乐起舞。（   ）

任务三：血瘀体质经络调养

问题情境

洪某，女，27岁，公司员工。平素烦躁易怒，常胁肋刺痛，情志不舒，每逢经期症状加重，小腹刺痛，经血有血块，脾气暴躁，常有冲动欲毁物打人，需勉力控制。常在经期对小腹部、腰骶部进行推拿调理，请对其调理方案是否合理做出判断。

👨 **同学问**：老师，血瘀体质可以选择推拿、艾灸、砭针贴敷等适宜技术进行调理吗？

👨 **老师答**：同学，血瘀体质除了可以刮痧、砭术、拔罐等技术调理，也可选择推拿、艾灸、砭针贴敷等技术进行体质调理。

👨 **同学问**：老师，血瘀体质的人重点选择哪些经络进行操作？有无操作禁忌？

👨 **老师答**：同学，对血瘀体质的人进行经络调养时，经络的选择应以任脉、足太阴脾经、足阳明胃经、足太阳膀胱经为主，在操作中应以泻法为主，兼以补法，操作时间可略长，手法力量可稍大，手法宜柔和渗透，以期活血化瘀、行气通络。血瘀体质者在气温低的环境下会症状加重。因此，调理场所应特别注意温度不宜过低，以25℃左右为宜，且环境应轻松舒适，以免影响情绪，因气郁而加重血瘀症状。

基 本 知 识

1. 血瘀体质按摩调理

（1）操作部位：①重点部位选腹胸部、腰骶部、下肢部；②重点穴位选心俞、膈俞、肝俞、胆俞、脾俞、胃俞、肾俞、命门、天突、鸠尾、中脘、气海、关元、足三里、血海、地机、三阴交。

（2）操作步骤

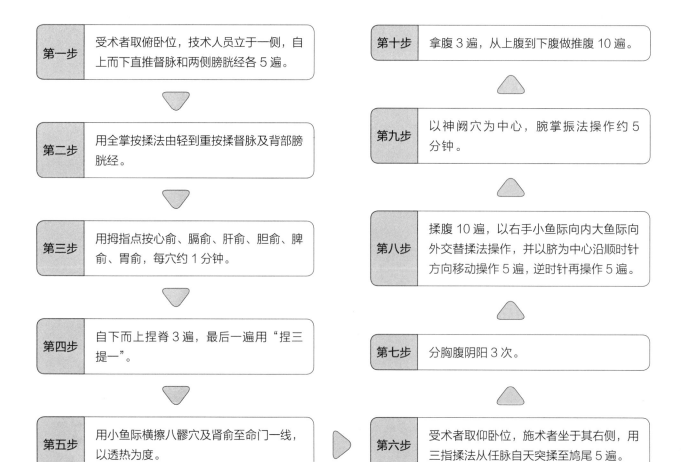

第一步	受术者取俯卧位，技术人员立于一侧，自上而下直推督脉和两侧膀胱经各5遍。
第二步	用全掌按揉法由轻到重按揉督脉及背部膀胱经。
第三步	用拇指点按心俞、膈俞、肝俞、胆俞、脾俞、胃俞，每穴约1分钟。
第四步	自下而上捏脊3遍，最后一遍用"捏三提一"。
第五步	用小鱼际横擦八髎穴及肾俞至命门一线，以透热为度。
第六步	受术者取仰卧位，施术者坐于其右侧，用三指揉法从任脉自天突揉至鸠尾5遍。
第七步	分胸腹阴阳3次。
第八步	揉腹10遍，以右手小鱼际向内大鱼际向外交替揉法操作，并以脐为中心沿顺时针方向移动操作5遍，逆时针再操作5遍。
第九步	以神阙穴为中心，腕掌振法操作约5分钟。
第十步	拿腹3遍，从上腹到下腹做推腹10遍。

第十一步	按揉中脘、气海、关元等穴，每穴30秒。		第十二步	拇指点按揉血海、三阴交、地机、足三里，以酸胀为度。

（3）操作时间及频率：每次操作时间30～40分钟，每天1次，1周5次，7次为1个疗程，一般需2～3个疗程。

（4）禁忌证：背部、胸腹部或下肢部皮肤有伤口或明显破溃及感染病灶者，或腹部有占位性病变；合并其他重大疾病（如重度高血压、冠心病、糖尿病、急性脑血管疾病）或精神疾病不能配合治疗者；妇女妊娠及月经期。

（5）注意事项：①调养期间，注意避风寒，多休息，可配合情绪、运动等法。②在推拿时，室内应安静舒适，期间注意保暖。

2. 血瘀体质艾灸调理

（1）操作部位：①重点部位选督脉及膀胱经第一侧线，自大椎穴至腰俞穴段平齐；②重点穴位选大椎、腰俞。

（2）操作步骤

第一步	受术者取俯卧位，充分暴露背部施灸部位，将体位调整舒适，在大椎穴至腰俞穴的脊柱段，常规消毒。		第六步	待艾炷完全燃尽后，然后移去姜泥及艾灰，用备好的温水，浸湿毛巾，然后轻轻擦净背部施灸部位，并注意保暖，灸疗结束。

第二步	沿脊柱凸起部位，自上而下涂搽适量鲜姜汁，并均匀撒上药粉（川芎、莪术、肉桂、吴茱萸、冰片各1g），呈长线条状。		第五步	在整段艾炷上点燃上、中、下三点，待其自燃自灭。一壮灸完后即可更换下一壮，共灸3壮。

第三步	在督灸粉上平铺宽10cm的长条形桑皮纸，在桑皮纸上铺放生姜泥（新鲜生姜1.25kg左右，打成碎末，用纱布适当滤去姜汁，制成湿度适宜的姜泥），使用压板修整、压实生姜泥使之为宽6cm、高3cm的梯形。		第四步	在姜泥上面中间轻压一凹槽，放置上橄榄形艾炷，呈叠瓦状互相拼接。

（3）操作时间及频率：每次艾灸1.5～2小时，灸后受术者自觉全身温热；每周1次，4次为1个疗程，连续2～3个疗程。

（4）禁忌证：不能长时间俯卧者；对艾烟、生姜、药物和热过敏者；背部皮肤有伤口或明显破溃及感染病灶者；合并其他重大疾病（如重度高血压、冠心病、糖尿病、急性脑血管疾病）或精神疾病不能配合治疗者；妇女妊娠及月经期。

（5）注意事项：①室内应安静、适温，施灸过程中及施灸后注意保暖，年老体弱者应密切观察。②施灸过程中密切关注受术者反应，嘱其不要随意变换体位，以防止艾绒脱落烫伤，可在施灸部位周围铺上毛巾。③对温度感觉迟钝者，应及时感知姜下温度。④如在艾灸过程中出现晕灸，应立即停灸，并作相应处理。⑤艾灸后，局部皮肤出现水疱，属正常现象。小疱可自行吸收，大疱挑破消毒后涂烫伤膏，并适当延长艾灸间隔。⑥艾灸后注意休息，补充温水，出现口干、疲劳乏力等属于正常灸后反应；艾灸当天避免洗澡、冷饮、房事等。

3. 血瘀体质砭针贴敷调理

（1）操作部位：①重点经络选足太阳膀胱经、任脉、足太阴脾经、足阳明胃经；②重点穴位选心俞、膈俞、肝俞、脾俞、胃俞、肾俞、天突、鸠尾、中脘、足三里、血海、地机、三阴交。

（2）操作步骤

| 第一步 | 受术者取俯卧位，充分暴露背部施砭针穴位，将体位调整舒适，穴区常规消毒。 | | 第五步 | 在下肢足三里、血海、地机、三阴交穴依次按照先阳后阴，先上后下的顺序进行贴敷，每穴点按 1 分钟。 |

| 第二步 | 取出砭针在背部腧穴依次按照自上而下的顺序进行贴敷。每穴点按 1 分钟。 | | 第四步 | 取出砭针按天突→鸠尾→中脘的顺序进行贴敷，每穴点按 1 分钟。 |

| 第三步 | 受术者取仰卧位，充分暴露胸腹部施砭针穴位，将体位调整舒适，穴区常规消毒。 |

（3）操作时间及频率：成人每穴贴敷 12 小时，儿童每穴贴敷 4～6 小时，12 岁以上儿童可按照成人时间贴敷，间隔 6 小时以上贴敷第 2 次，每天或隔天 1 次，28 天 1 个疗程，连续调理 2～3 疗程（注：成年女性月经期作为间隔期）。

（4）禁忌证：对砭针胶布过敏者；贴敷部位皮肤有伤口或明显破溃及感染病灶者；合并其他重大疾病（如重度高血压、冠心病、糖尿病、急性脑血管疾病）或精神疾病不能配合治疗者；妇女妊娠及月经期。

（5）注意事项：①血瘀体质的人群要做好预防工作，应在生活中减少磕碰。②如果除了身体出现瘀斑，还伴有牙龈出血、鼻衄、便血、月经量过多或消化道出血的现象，则不能进行砭针贴敷，建议及时到医院化验检查，如血常规、凝血机制方面的检查，以排除其他疾病。

📖 拓展学习

捏脊，又称捏积推拿法，两手沿着脊柱的两旁，用捏法把皮捏起来，边提捏，边向前推进，由尾骶部捏到枕项部。

中医捏脊的方法可分三指捏法和二指捏法，具体操作如下。

1. 三指捏法　两手腕关节略背伸，拇指横抵于皮肤，食指中指置于拇指前方的皮肤处，以三指捏拿肌肤，两手边捏边交替前进。

2. 二指捏法　两手腕关节略尺偏，食指中节桡侧横抵于皮肤，拇指置于食指前方的皮肤处，以拇指、食指捏拿皮肤，边捏边交替前进。

捏脊方向为自下而上，从臀裂至颈部大椎穴。一般捏3～5遍，以皮肤微微发红为度。在捏最后一遍时，常常捏三下，向上提一次，称为"捏三提一"。

捏脊疗法可以刺激人体的自主神经干和神经节，通过复杂的神经体液因素，提高机体免疫功能，并整体地、双向地调节内脏活动，从而防治多种疾病。

📖 学习检测

1. 被称为"阴脉之海"的是（　　　）。

　　A. 冲脉　　　　　　　B. 任脉　　　　　　　C. 阴跷脉　　　　　　D. 阴维脉

2. 地机穴为脾经郄穴，位于三阴交上3寸。（　　　）

第八节　气郁体质调理方案

任务一：气郁体质饮食调理

问题情境

石某，女，15岁，初中生。平素学习压力大，性格内向，沉默寡言，敏感忧虑，喜欢喝冰镇碳酸饮料，常吃鱼虾蟹等海鲜产品。请对其体质进行评估，并给予适当的饮食调理建议。

👤 **同学问**：老师，气郁体质的形成原因是什么？常见表现有哪些？

👨‍🏫 **老师答**：同学，气郁体质的人多因长期情志不畅、气机郁滞，以不畅、郁、胀为主要特征的体质状态，以形体消瘦、神情抑郁、胀闷不适为主要特征。常见表现为性格内向、常忧虑多思、敏感脆弱、烦闷不乐、长吁短叹、肝胃脾经循行部位胀闷不适，舌淡红，苔薄白，脉弦等。

👤 **同学问**：老师，气郁体质容易调理吗？应该用哪些方法进行调理？

👨‍🏫 **老师答**：同学，气郁体质的人可以选择内调外治的综合调理，通过饮食、情志、经络等方式进行调理。

基 本 知 识

1. 气郁体质饮食调理食谱

（1）黄花木耳炒肉丝

[材料] 猪肉 200g，干黄花菜 50g，泡发木耳 50g，青辣椒 2 个，油、盐、葱姜各适量。

[制作方法] ①肉清洗干净切成丝，调入盐、糖、老抽、生抽及白胡椒粉、淀粉各适量，拌匀腌制。②事先泡发的黄花菜清洗干净，摘去花梗，撕成丝。青椒和泡发的木耳清洗干净切丝，蒜姜切末，葱斜切条。③热油，先将黄花菜、青椒和木耳下锅炒变色，加少量盐拌炒均盛出。④原锅加油，油热，先下葱姜蒜，爆香后再下肉丝。⑤肉丝炒变色断生后，将前面炒好的蔬菜下锅，翻炒拌匀，勾一层薄淀粉芡汁起锅。

[功效] 理气宽膈，活血安神。

（2）沙茶牛肉

[材料] 牛肉 350g，油、盐、糖、蚝油、姜、蒜、沙茶酱各适量。

[制作方法] ①牛肉切片，加入适量的盐糖、生粉、胡椒粉、食用油，腌制 5 分钟。②葱姜蒜改刀，青红椒切小块。③起油锅，爆香葱姜蒜，把沙茶酱放入煸出香味，加入牛肉，加入适量料酒。牛肉变色后，放入青红椒。④翻炒均匀，出锅即可。

[功效] 补气健脾，理气解郁。

（3）茉莉花炒蛋

[材料] 茉莉花 100g，鸡蛋 3 枚，胡萝卜 50g，盐、油各适量。

[制作方法] ①茉莉花洗净，水开后放些盐，焯 5 分钟捞出备用。②鸡蛋打散，胡萝卜切小丁。③起锅热油，油温不要太高，下入鸡蛋炒散至碎米状，七成熟时盛出。④下胡萝卜煸炒断生后，倒入鸡蛋。加入茉莉花和盐炒匀出锅。

[功效] 疏肝理气，和胃消胀。

2. 气郁体质代茶饮

（1）玫瑰菊花饮

[功效] 玫瑰花 10 粒，菊花 6 朵，大枣 2 枚，冰糖适量。

[功效] 疏肝理气，养血明目。

（2）柴橼栀心茶

[功效] 柴胡、香橼各 3g，栀子、莲子心各 2g，冰糖适量。

[功效] 疏肝解郁、泻火清心。

（3）益肾疏肝茶

[功效] 酒黄精 6g，佛手 3g，陈皮 2g，白梅花 1g，大枣 2 枚，红糖适量。

[功效] 益肾养血，舒肝和胃。

📖 拓展学习

紫苏、紫苏叶、紫苏梗的区别

紫苏、紫苏叶、紫苏梗都是唇形科植物紫苏，区别在于所用植物的部位不同、功效不同。

1. 所用植物部位不同

紫苏：指唇形科植物紫苏的全株。

紫苏叶：指唇形科植物紫苏的叶子。

紫苏梗：指唇形科植物紫苏的干燥茎。

2. 功效不同

紫苏：紫苏既能发汗散寒以解表邪，又能行气宽中、解郁止呕。

紫苏叶：紫苏叶也叫苏叶，有解表散寒、行气和胃的功能，主治风寒感冒、咳嗽、胸腹胀满、恶心呕吐等症。

紫苏梗：理气宽中，止痛，安胎。用于胸膈痞闷，胃脘疼痛，嗳气呕吐，胎动不安。

📖 学习检测

1. 黄花菜具有利湿热、宽胸膈之功，气郁体质宜吃生黄花菜。（　　　）
2. 菊花归肝、脾、胃经。（　　　）

任务二：气郁体质精神调摄

问题情境

包某，女，29岁，公司员工。平素工作繁忙，常因心直口快与同事发生口角。下班回家后一人独处，不善交友，郁闷情绪难以倾诉和排解。久之常闷闷不乐，唉声叹气，胁肋胀满，经期小腹胀痛，经量减少，请对其体质进行评估，并给予适当的情绪调摄方案。

同学问：老师，气郁体质的人心理特征都有哪些表现？

老师答：同学，气郁体质的人多有气血郁结症状，在心理上往往表现为性格内向，常忧虑多思、敏感脆弱、烦闷不乐、长吁短叹。既有多思、敏感、善于发现问题的良好一面，也容易表现出性格上的缺乏主见、心情容易低落，甚至会有突然爆发的不良表现。如果处于寒冷或者紧张的环境中，上述症状也会表现得更为明显。

同学问：老师，气郁体质的人精神调摄方式有哪些？应该注意什么？

老师答：同学，对于气郁体质的人精神调摄既要遵循他们本身心理特点，又要鼓励其遇事开朗、包容、豁达；增强其决断力，避免过度反复考虑，钻牛角尖；增强其自我调适能力，建议顾客尝试倾诉、运动等方式来调整。

对于气郁体质的人来说，应避免受到突然的、强烈的精神刺激或长时间的情绪低落、自我封闭，长期独处。

基 本 知 识

气郁体质的人精神调摄的总目标是乐观开朗、豁达平和。由于此类体质人容易陷于不良情绪的状态下难以自拔，或进一步加重郁阻，或郁久而爆发，出现一些突发事件，应予以注意。气郁体质的人应该有意识地养成开朗的性格，多参加轻松、有益的社会活动，在活动中发现更多美好的事物和情感，避免纠结于某些不良情绪中。要善于结交知心朋友，特别是有正能量乐观情绪的朋友，学习及时向朋友倾诉不良情绪，寻求朋友的帮助。此外，在日常生活中，可以多听一些节奏欢快、轻松、旋律优美的乐曲，多看一些轻喜剧，参加跑步、集体舞、登高等有一定强度但愉悦无竞争性的活动，在活动中愉悦身心，多认识朋友。

📖 拓展学习

《素问·举痛论》云："百病生于气也，怒则气上，喜则气缓，悲则气消，恐则气下，寒则气收，炅则气泄，惊则气乱，劳则气耗，思则气结。"情志所致的损伤如下。

1. 怒则气上，指暴怒而致肝气疏泄太过，气机上逆，甚则血随气升，并走于上的病机变化。
2. 喜则气缓，指过度喜乐伤心，导致心气涣散不收，甚则心气暴脱或神不守舍的病机变化。
3. 悲则气消，指过度悲忧伤肺，导致肺气抑郁及肺气耗伤的病机变化。
4. 恐则气下，指过度恐惧伤肾，致肾气失固，气陷于下的病机变化。
5. 惊则气乱，指猝然受惊伤心肾，导致心神不定，气机逆乱，肾气不固的病机变化。
6. 思则气结，指过度思虑伤心脾，导致心脾气机结滞，运化失职的病机变化。

📖 学习检测

1. 气郁体质的人应让不良情绪适时找到发泄出口，如外出锻炼、找人倾诉、旅游赏景等。（   ）
2. 气郁化火则烦躁易怒，容易冲动。（   ）

任务三：气郁体质经络调理

问题情境

章某，女，31岁，新生儿母亲。平素性格内向，常焦虑烦躁。一个月前因产子、生活方式剧烈改变而难以适应，出现闷闷不乐、兴趣减退、精力不足、气短懒言等不适症状，医院诊断为轻度产后抑郁。在家进行推拿调理，每天推胸腹部肝经、胆经，拳叩下肢肝经、胆经，每次均以重刺激、长时间的泻法进行操作。请对其经络调理是否合理进行判断，并给予适当的建议。

同学问：老师，气郁体质重点选择哪些经络进行操作？有无操作禁忌？

老师答：同学，对气郁体质的人进行经络调养时，经络的选择上应以足厥阴肝经、足少阳胆经、足太阳膀胱经为主，在操作中应以泻法为主，兼以补法，操作的时间可略长，手法力量可稍大，手法宜柔和渗透，以期疏肝理气，行气通络。且因气郁体质者常情志不舒，故调理场所因特别注意轻松舒适，不可嘈杂，以免影响情绪，加重气郁症状。

调 理 方 案

1. 气郁体质按摩调理

（1）操作部位：①重点部位选背部、腰部、胸腹部，下肢部；②重点穴位选大椎、厥阴俞、心俞、肝俞、脾俞、胃俞、肾俞、腰俞、中府、云门、天突、膻中、期门、中脘、关元、三阴交、申脉、照海、太冲。

（2）操作步骤

第一步	受术者取俯卧位，施术者以拇指点、揉其心俞、厥阴俞、肝俞、脾俞、胃俞、肾俞等穴位，每穴 0.5～1 分钟，并用三指捏脊法从腰俞穴至大椎穴捏脊 8～10 次，最后 3 次为捏三提一以加强刺激，操作约 10 分钟。

第二步	受术者取仰卧位，施术者中指点擦其双侧中府、云门以及天突、膻中等穴，双手擦两胁，拇指重点擦搓期门穴以及两胁阳性结节，操作约 5 分钟。

第三步	以神阙穴为圆心顺时针摩揉腹部，以受术者自觉腹部微热为度，操作约 3 分钟。

第六步	沿受术者双下肢脾经、肝经点揉 3～5 次，再点按双侧三阴交、申脉、照海，每穴 0.5～1 分钟、推太冲穴 1 分钟。

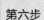

第五步	以中指振受术者中脘、关元穴各 3 分钟。

第四步	受术者取仰卧位，施术者取坐位，掌心置于其腹部神阙穴，以前臂振法"松振法"作用于其腹部，振腹操作约 5 分钟。

（3）操作时间及频率：每次操作时间 30～40 分钟，每天 1 次，每周 5 次，7 次为 1 个疗程，一般需 2～3 个疗程。

（4）禁忌证：背部、胸腹部或下肢部皮肤有伤口或明显破溃及感染病灶者，或腹部有占位性病变；合并其他重大疾病（如重度高血压、冠心病、糖尿病、急性脑血管疾病）或精神疾病不能配合治疗者；妇女妊娠及月经期。

（5）注意事项：①调养期间，注意避风寒，多休息，可配合情绪、运动等法；②在推拿时，室内应安静舒适，期间注意保暖。

2. 气郁体质艾灸调理

（1）操作部位：①重点经络选足太阳膀胱经、督脉、任脉、足厥阴肝经、足阳明胃经；②重点穴位选大椎、腰俞、大杼、肝俞、胆俞、脾俞、白环俞、附分、秩边、足三里、关元、太冲。

（2）操作步骤

| 第一步 | 受术者取俯卧位，将艾条一端点燃，在督脉大椎至腰俞、膀胱经第一侧线大杼至白环俞、膀胱经第二侧线附分至秩边上施以缓慢往返艾条悬灸，距皮肤2～3cm，在脾俞、肝俞重点施灸，10～15分钟，以皮肤潮红、受术者能耐受、感到温热而无灼痛为度。 |
| 第二步 | 受术者取仰卧位，取关元、足三里和太冲穴进行艾条悬灸，距皮肤2～3cm，进行悬灸，以皮肤潮红，顾客感觉有温热感而无灼痛为宜。 |

（3）操作时间及频率：艾灸每次1～1.5小时，不超过2小时，灸后顾客自觉全身温热；频率保持在每周3次，7次为1个疗程，连续2～3个疗程。

（4）禁忌证：不能长时间俯卧者；艾烟、热过敏者；背部、腹部、下肢施灸部位皮肤有伤口或明显破溃及感染病灶者；合并其他重大疾病（如重度高血压、冠心病、糖尿病、急性脑血管疾病）或精神疾病不能配合治疗者；妇女妊娠及月经期。

（5）注意事项：①治疗过程中及治疗后注意保暖。②施灸过程中密切关注顾客反应，嘱其不要随意变换体位，以防止艾绒脱落烫伤，可在施灸部位周围铺上毛巾。③对温度感觉迟钝者，技术人员要注意感知艾条下皮温，及时调整距离。④艾灸过程中，如出现晕灸，应立即停灸，并做相应处理。⑤艾灸后，局部皮肤出现水疱，属正常现象，小疱可自行吸收，大疱挑破消毒后涂烫伤膏，并适当延长艾灸间隔。⑥艾灸后注意休息，补充温水，出现口干、疲劳乏力等属于正常灸后反应；艾灸当天避免洗澡、冷饮、房事等。

3. 气郁体质砭针贴敷调理

（1）操作部位：①重点经络选足太阳膀胱经、督脉、任脉、足厥阴肝经、足阳明胃经；②重点穴位选大椎、大杼、肝俞、胆俞、脾俞、中脘、章门、关元、足三里、太冲。

（2）操作步骤

| 第一步 | 受术者取俯卧位，暴露砭针贴敷穴区，常规消毒。 |
| 第四步 | 取出砭针遵循先阳后阴、先上后下的顺序依次贴敷中脘→章门→关元→足三里→太冲，每穴点按1分钟。 |

| 第二步 | 取出砭针遵循先阳后阴、先上后下的顺序依次贴敷大椎→大杼→肝俞→胆俞→脾俞，每穴点按1分钟。 |
| 第三步 | 受术者取仰卧位，暴露腹部和下肢砭针贴敷穴区，常规消毒。 |

（3）操作时间及频率：成人每穴贴敷10～12小时，儿童每穴贴敷4～6小时，12岁以上儿童可按照成人时间贴敷，间隔6小时以上贴敷第2次，每日或隔天1次，28天为1个疗程，2～3个月，连续调

理 3 个疗程（注：成年女性月经期作为间隔期）。

（4）禁忌证：对砭针胶布过敏者；贴敷部位皮肤有伤口或明显破溃及感染病灶者；合并其他重大疾病（如重度高血压、冠心病、糖尿病、急性脑血管疾病）或精神疾病不能配合治疗者；妇女妊娠及月经期。

（5）注意事项：①调养期间，注意避风寒，多休息，可配合情绪、运动等法；②在进行砭针贴敷调理时，室内应安静舒适，期间注意保暖。

📖 拓展学习

腹部松振法的操作要领

1. 受术者取仰卧位，施术者坐其患侧。
2. 施术者将掌心平放于受术者腹部，以劳宫对神阙，掌根对关元，五指分别对应冲、任、胃经、脾经等脉。
3. 利用腕部屈伸产生放松式振动。
4. 与受术者同频效果更佳。

频率每分钟 300～400 次为宜，初练者不必在意次数，应保证腕部不自主振动、省力，每次不能少于 5 分钟。待临床反应，患者感觉关元、神阙有热流，有放射性反应为佳。

📖 学习检测

1. 腰俞穴在后正中线，第 4 腰椎棘突下。（　　　）
2. 平第 6 肋间隙，前正中线旁开 4 寸的腧穴为日月。（　　　）

第九节　特禀体质调理方案

任务一：特禀体质饮食调理

问题情境

黄某，男，4 岁半，上幼儿园。自幼对蛋白质过敏，不能食用鸡蛋、瘦肉、牛奶等食物，食后则皮肤瘙痒，出现红色丘疹。家长很担心孩子的身体情况，询问是否可以吃人参、阿胶等进行补益，你对此有什么看法？

👤 同学问：老师，我特别容易过敏，尤其到了春天，花粉过敏严重，很多户外活动不敢参加，没有疫情也要长期戴口罩，麻烦您帮我做一下体质评估，我的体质属于哪一类？

👤 老师答：同学，根据你的主诉，你属于特禀体质。特禀体质是由于先天禀赋不足和禀赋遗传等因素造成的一种特殊体质，包括先天性、遗传性的生理缺陷与疾病以及过敏反应等。这类体质人员以生理缺陷、过敏反应等为主要特征。常见以哮喘、风团、咽痒、鼻塞、喷嚏等过敏性反应。

同学问：老师，我的这种体质该如何进行调理？

老师答：同学，特禀体质外治方法除了选择刮痧、砭术、拔罐等技术调理，还可以选择推拿按摩、艾灸、砭针贴敷等技术进行经络调理，还可配合饮食调理、情志调摄等。

基 本 知 识

1. 特禀体质饮食调理食谱

（1）彩丝金针菇

［材料］金针菇 80g，黑木耳 50g，西芹 50g，青红椒、油、盐、姜各适量。

［制作方法］①金针菇、黑木耳焯水后控干水分备用；②黑木耳、青红椒、西芹切丝，姜蒜切末。③锅中放油，青红椒和西芹段炒香，放入黑木耳和金针菇，加入盐调味，翻炒均匀即可。

［功效］扶正防敏，清热活血。

（2）紫苏烧黄瓜

［材料］紫苏 10g，黄瓜 300g，油、盐、姜、蒜、生抽各少许。

［制作方法］①紫苏洗净切碎，黄瓜去皮切厚片。②锅内放油烧热，入蒜和干辣椒、姜丝爆香，加入黄瓜片炒至两面微焦，加少量生抽。③加入蒜、紫苏碎、盐和适量水，将黄瓜焖软。④收汤出锅装盘。

［功效］行气宽中，解毒消敏。

（3）西兰花扒杏鲍菇

［材料］西兰花 150g，杏鲍菇 200g，胡萝卜 50g，瘦猪肉 20g，盐、蚝油、姜、淀粉各适量。

［制作方法］①西兰花洗净掰小朵，杏鲍菇、胡萝卜切成片，瘦猪肉切片用盐与淀粉稍加腌制。②掰成小朵的西兰花和胡萝卜片入沸水中焯一下，水中放入少许食盐，保持两种食材色泽鲜艳。③焯过水的西兰花捞出，摆放在盘子四周，胡萝卜片备用。④锅中放底油，爆香葱姜末，加入肉片，放入杏鲍菇煸炒至软，加入蚝油、生抽调味，加入适量水煮 5 分钟，再加入胡萝卜片煸炒收汤，水淀粉勾芡装盘放入西兰花中，将芡汁均匀淋洒在西兰花上。

［功效］健脾和胃，解毒舒敏。

2. 特禀体质代茶饮

（1）乌防代茶饮

［功效］防风 5g，乌梅 6g，柴胡 3g，五味子 1g，生甘草 2g。

［功效］调和肺气，益气固卫，脱敏。

（2）银花荷萍代茶饮

［功效］金银花 5g，薄荷 3g，浮萍 3g，生甘草 2g。

［功效］清热疏风，解毒舒敏。

（3）黄桂舒敏茶

［功效］生黄芪 10g，桂枝 3g，白芍 3g，辛夷 5 朵，生姜 3 片，大枣 3 枚。

［功效］温补脾肺，舒敏通窍。

📖 拓展学习

过敏性鼻炎

过敏性鼻炎即变应性鼻炎，是指特应性个体接触变应原后，主要由 IgE 介导的介质（主要是组胺）释放，并有多种免疫活性细胞和细胞因子等参与的鼻黏膜非感染性炎症疾病。其发生的必要条件有 3 个：特异性抗原即引起机体免疫反应的物质；特应性个体即所谓个体差异、过敏体质；特异性抗原与特应型个体二者相遇。

变应性鼻炎的典型症状主要是阵发性喷嚏、清水样鼻涕、鼻塞和鼻痒。部分人群伴有嗅觉减退。其主要表现有以下几点。

1. **喷嚏**　每天数次阵发性发作，每次多于 3 个，多在晨起或者夜晚或接触过敏原后立刻发作。
2. **清涕**　大量清水样鼻涕，有时可不自觉从鼻孔滴下。
3. **鼻塞**　间歇或持续，单侧或双侧，轻重程度不一。
4. **鼻痒**　大多数患者鼻内发痒，或可伴眼痒、耳痒和咽痒。

📖 学习检测

1. 代茶饮通鼻窍的中药中需要用布包的是（　　　）。
   A．紫苏　　　　　　　B．细辛　　　　　　　C．辛夷　　　　　　　D．白芷
2. 乌防代茶饮中具有敛肺止咳、生津止渴作用的是（　　　）。
   A．防风　　　　　　　B．乌梅　　　　　　　C．柴胡　　　　　　　D．五味子

任务二：特禀体质精神调摄

问题情境

牛某，男，23 岁，本科毕业。属于过敏体质，对花粉、动物皮毛、尘螨过敏。牛先生大学临近毕业参加多场应聘，但屡屡受挫，均以失败告终，难以接受残酷的现实，认为自己处处不如别人，所学知识没有用武之地。请问他该如何调节求职中遇到的负面情绪？

🎓 **同学问**：老师，特禀体质的心理特征有什么不同？

👨‍🏫 **老师答**：同学，特禀体质的心理特征因禀质特异而情况不同，但多数过敏体质者因对外界环境适应能力差，会表现出不同程度的内向、敏感、多疑、焦虑、抑郁等心理反应。既可表现为认真、观察仔细、善于发现问题的良好一面，也容易有过于焦虑、敏感、心情容易低落或变化多样的不良表现。如果处于紧张的环境中，上述症状也会表现得更为明显。

🎓 **同学问**：老师，特禀体质精神调摄应遵循什么原则？注意事项有哪些？

老师答：同学，对于特禀体质人遵循他们本身心理特点，又要增强其自我保护的能力，增强其开朗、豁达的情绪态度；增强特禀体质人的决断力和调节能力，避免过度反复考虑。对于特禀体质的人来说，应避免受到突然的强烈的精神刺激；避免处于过于紧张的工作和生活压力下。

基 本 知 识

特禀体质的人精神调摄的总原则是保持乐观豁达的精神状态。由于此类体质人情绪上多数比较敏感，且容易受到周围的环境的感染，容易陷于不良情绪的状态下。因此，特禀体质的人应该有意识地培养自己乐观、开朗、不过于细致的性格，多参加轻松、有益的社会活动，适当进行运动，加强体质锻炼，在活动和运动中发现更多美好的事物和情感，避免纠结于某些不良情绪中。

📖 拓展学习

支气管哮喘是由多种细胞和细胞组分参与的气道慢性炎症为特征的异质性疾病，这种慢性炎症与气道高反应性相关，通常出现广泛而多变的可逆性呼气气流受限，导致反复发作的喘息、气促、胸闷和（或）咳嗽等症状，强度随时间变化。多在夜间和（或）清晨发作、加剧，多数患者可自行缓解或经治疗缓解。支气管哮喘如诊治不及时，随病程的延长可产生气道不可逆性缩窄和气道重塑。

支气管哮喘常表现为发作性伴有哮鸣音的呼气性呼吸困难或发作性咳嗽、胸闷。严重者被迫采取坐位或呈端坐呼吸，干咳或咳大量白色泡沫痰，甚至出现发绀等，有时咳嗽是唯一的症状（咳嗽变异型哮喘）。有的青少年患者则以运动时出现胸闷、咳嗽及呼吸困难为唯一的临床表现（运动性哮喘）。哮喘症状可在数分钟内发作，经数小时至数天，用支气管舒张剂缓解或自行缓解。某些患者在缓解数小时后可再次发作。夜间及凌晨发作和加重常是哮喘的特征之一。

📖 学习检测

1．患有五迟五软的特禀体质的人若有语言障碍和智力障碍，可减少对其情志的关注度。（　　）
2．特禀体质的人往往比较敏感，与其沟通要注意方式方法。（　　）

任务三：特禀体质经络调理

问题情境

温某，女，6岁，早产儿，32周出生，出生体重1.8kg。出生后身体常大面积起湿疹，尤以腋下、肘窝、后背、大腿内侧为甚，该儿童适合用重刺激的手法操作于患处来调理体质吗？

同学问：老师，特禀体质重点选择哪些经络进行操作？操作宜忌有哪些？

老师答：同学，对特禀体质的人进行经络调养时，经络的选择上应以督脉、手太阴肺经、手阳明大肠经、足太阳膀胱经为主。在调养中以补法为主，操作的时间适中，手法轻柔，可多采用一些摩擦类手法如搓、擦法，以期宣肺通窍，解表祛邪，提升免疫。因特禀体质者易过敏，故调理时床单等应特别关注洁净，以免因尘螨等引起过敏反应。

调 理 方 案

1. 特禀体质按摩调理

（1）操作部位：①重点部位选颈背部、面部、四肢部；②重点穴位选大椎、风门、肺俞、风池、印堂、迎香、四白、曲池、合谷、足三里。

（2）操作步骤

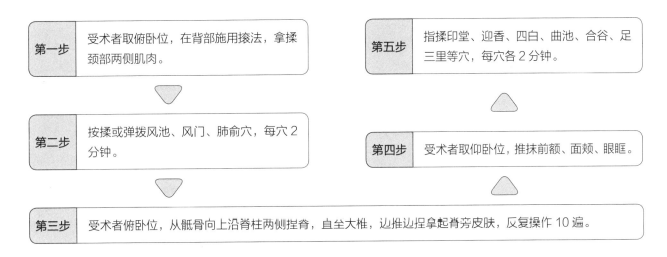

第一步　受术者取俯卧位，在背部施用揉法，拿揉颈部两侧肌肉。

第五步　指揉印堂、迎香、四白、曲池、合谷、足三里等穴，每穴各2分钟。

第二步　按揉或弹拨风池、风门、肺俞穴，每穴2分钟。

第四步　受术者取仰卧位，推抹前额、面颊、眼眶。

第三步　受术者俯卧位，从骶骨向上沿脊柱两侧捏脊，直至大椎，边推边捏拿起背旁皮肤，反复操作10遍。

（3）操作时间及频率：每次操作时间30～40分钟，每天1次，每周5次，7次为1个疗程，一般需2～3个疗程。

（4）禁忌证：颈背部、面部或四肢部皮肤有伤口或明显破溃及感染病灶者，或腹部有占位性病变；合并其他重大疾病（如重度高血压、冠心病、糖尿病、急性脑血管疾病）或精神疾病不能配合治疗者；妇女妊娠及月经期。

（5）注意事项：①调养期间，注意避风寒，多休息，可配合情绪、运动等法；②在按摩时，室内应安静舒适，期间注意保暖。

2. 特禀体质艾灸调理

（1）操作部位：①重点部位选大椎至腰俞的督脉及膀胱经第一侧线段；②重点穴位选大椎、腰俞。

（2）操作方法

 第一步 受术者取俯卧位，充分暴露背部施灸部位，将体位调整舒适，在大椎穴至腰俞穴的脊柱段，常规清洁消毒。

 第二步 沿脊柱凸起部位自上而下涂擦适量鲜姜汁，并均匀撒上药粉（附子、肉桂、黄芪、何首乌、防风、川芎各 3g，细辛、辛夷、地肤子、冰片各 1g），呈长线条状。

第三步 在督灸粉上平铺宽 10cm 的长条形桑皮纸，在桑皮纸上铺放生姜泥（新鲜生姜 1.25kg 左右，打成碎末，用纱布适当滤去姜汁，制成湿度适宜的姜泥），使用压舌板修整、压实为宽 6cm，高 3cm 的梯形。

第四步 在姜泥上面中间轻压一凹槽，放置上橄榄形艾炷，呈叠瓦状互相拼接。

 第五步 在整段艾炷上点燃上、中、下三点，待其自燃自灭。一壮灸完后即可更换下一壮，共灸 3 壮。

 第六步 待艾炷完全燃尽后，然后移去姜泥及艾灰，用备好的温水，浸湿毛巾，然后轻轻擦净背部施灸部位，并注意保暖，灸疗结束。

（3）操作时间及频率：每次艾灸 1.5～2 小时，灸后受术者自觉全身温热；每周 1 次，4 次为 1 个疗程，连续 1～2 个疗程。

（4）禁忌证：不能长时间俯卧者；对艾烟、生姜、药物和热过敏者；背部皮肤有伤口或明显破溃及感染病灶者；合并其他重大疾病（如重度高血压、冠心病、糖尿病、急性脑血管疾病）或精神疾病不能配合治疗者；妇女妊娠及月经期。

（5）注意事项：①室内应安静、适温，施灸过程中及施灸后注意保暖，年老体弱者应密切观察。②施灸过程中密切关注受术者并嘱其不要随意变换体位以防止艾绒脱落烫伤，可在施灸部位周围铺上毛巾。③对温度感觉迟钝者，应及时感知姜下温度。④艾灸过程中出现晕灸立即停灸并作相应处理。⑤艾灸后，局部皮肤出现水疱，属正常现象，小疱可自行吸收，大疱挑破消毒后涂烫伤膏，并适当延长艾灸间隔。⑥艾灸后注意休息，补充温水，出现口干、疲劳乏力等属于正常灸后反应；艾灸当天避免洗澡、喝冷饮、房事等。

3. 特禀体质砭针贴敷调理

（1）操作部位：①重点经络选足太阳膀胱经、督脉、任脉、手太阴肺经、手阳明大肠经、足阳明胃经。②重点穴位选大椎、风门、肺俞、脾俞、肾俞、膻中、关元、曲池、合谷、足三里。

（2）操作步骤

 第一步　受术者取俯卧位，暴露砭针贴敷穴区，常规消毒。

第二步　施术者将砭针遵循先阳后阴，先上后下的顺序依次进行贴敷，大椎→风门→肺俞→脾俞→肾俞，每穴按揉 1 分钟。

第三步　受术者取仰卧位，暴露砭针贴敷穴区，常规消毒。

 第四步　施术者将砭针遵循先阳后阴，先上后下的顺序，依次贴敷，膻中→关元→曲池→合谷→足三里，每穴按揉 1 分钟。

（3）操作时间及频率：成人每穴贴敷 10～12 小时，儿童每穴贴敷 4～6 小时，12 岁以上儿童可按照成人时间贴敷，间隔 6 小时以上贴敷第 2 次，每天或隔天 1 次，28 天 1 个疗程，连续 2～3 疗程。

（4）禁忌证：对砭针胶布过敏者；贴敷部位皮肤有伤口或明显破溃及感染病灶者；合并其他重大疾病（如重度高血压、冠心病、糖尿病、急性脑血管疾病）或精神疾病不能配合治疗者；妇女妊娠及月经期。

（5）注意事项：①砭针贴敷要在辨证的情况下进行操作；②砭针贴敷的时间不可过长；③针对病情比较严重的服务对象，砭针贴敷只是起到辅助治疗作用，需要到专业的医疗机构进及时救治；④虽然砭针贴敷过敏的概率很低，但皮肤比较敏感的服务对象，需要进行预实验后，在进行调理。

📖 拓展学习

间接灸

间接灸也叫隔物灸，是将艾炷下面垫着姜片、蒜片、食用盐或药饼等辛温芳香的药物作衬隔，具有温经通络的作用，又不会像直接灸一样灼伤皮肤，间接灸的种类有很多种，可根据病证的不同选用不同的物品作隔垫。间隔物可根据受术者的实际情况进行选择，如姜片（隔姜灸）、蒜片（隔蒜灸）、食盐（隔盐灸）或以药品制成的薄饼（附饼灸、豉饼灸、椒饼灸等）。

📖 学习检测

1. 特禀体质手法调养以泻法为主。（　　）
2. 曲池穴为治疗皮肤病的要穴。（　　）

第 8 章

体质调理后的宣教指导

基础技能要点

○ 运动调理原则

○ 起居调理原则

核心技能要点

○ 饮食调理原则

○ 情志调理原则

任务一：运动调理原则

问题情境

范某，男，45岁，是一名职业书法家，经常黑白颠倒熬夜，起居生活不规律，不爱运动，近日感觉神疲乏力，食欲减退，体力下降，家人督促他到医院就诊，医生开了一些药给他，叮嘱按时服用，并提示回去要增强锻炼。张某遵循医嘱每天到健身房进行高强度锻炼，突然有一天，正在锻炼期间感到胸闷气短、全身乏力，头晕目眩，健身房工作人员发现后立即拨打120并采取人工呼吸、心肺复苏等急救措施，可惜120赶到时范某已经没有生命体征，家属将这家健身房告上法庭。请对其运动方式是否合理进行判断，并分析谁来负主要责任。

🎓 **同学问**：老师，体质调理后运动指导应遵循哪些原则？

🎓 **老师答**：同学，体质调理后的运动指导应遵循因人而异、因时制宜、循序渐进、持之以恒的原则。

基 本 知 识

1. **因人而异**　根据服务对象不同的亚健康状况以及不同的性别、年龄、职业、体质及禀赋，选择与之相适应的调理健身功法，因病因人而异，方可奏效。

2. **因时制宜**　根据寒暑互易，昼夜交替而引起的气候阴阳变化规律，结合人体气血阴阳的盛衰，选择不同的传统功法，以达健身防病，延年益寿之目的。

3. **循序渐进**　练功者应量力而行，循序渐进，不可强力支撑，亦不可急于求成，避免由于练功用力不当而出现各种偏差。应根据自己的症状情况、体力逐渐增加运动量及运动时间。

4. **持之以恒**　一旦选择了某一种适合自己的功法，应坚持锻炼，不要轻易地改辕易辙，经常变换不同的功法。无论何种功法都没有"神力"，调整人体的阴阳气血、脏腑功能绝非一日之功，必须要经过相当一段时间的合理、得法的锻炼，才能收到预期效果。

任务二：起居调理原则

🎓 **同学问**：老师，体质调理后起居指导应遵守哪些原则？

🎓 **老师答**：同学，体质调理后起居指导应遵守因人而异、顺应四时的原则。

基 本 知 识

1. 因人而异 根据顾客的亚健康状况以及不同的性别、年龄、职业、体质及禀赋，选择与之相适应的起居调理方法，因症状因人而异。

2. 顺应四时 根据自然界的季节气候变化进行适当调节，古人对此亦极为重视，积累了许多有益的经验。如《素问·四气调神大论》根据季节变化提出了与之相适应的作息制度，认为春季宜"夜卧早起"，外出散步，无拘无束；夏季宜"夜卧早起"，多动少怒；秋季宜"早卧早起"，精神安静；冬季宜"早卧晚起"，避寒就温。这种顺应四时的作息安排，是根据人与自然为统一整体的观点提出来的，有一定的实践价值。

任务三：饮食调理原则

同学问：老师，体质调理后饮食指导应遵循哪些原则？

老师答：同学，体质调理后起居指导应遵循辨明气味、合理调配，饮食有节、饥饱适度的原则。

基 本 知 识

1. 辨明气味，合理调配 在不同地域和不同民族中，由于生产条件、地理气候环境及风俗习惯的不同，存在着饮食上不同需求。因此，有人按照膳食结构的不同，将世界上种族分为三大类，即以肉类为主食的肉食民族，以乳酪为主食的奶食民族和以五谷杂粮为主食的谷食民族。《内经》针对汉民族的特点，指出中国人的膳食结构应以"五谷为养、五果为助、五畜为益、五菜为充，气味合而服之，以补益精气"。

中医将食物的味道归纳为酸、苦、甘、辛、咸五种，统称"五味"。五味对人体的作用各有不同，五味调和则有利于健康。

食物还有四气之性，为寒、热、温、凉。此可以分两个概念理解，一为概念上的寒、凉、温、热，是指为经过加工的食物本身所具有的性味，如鸭肉寒凉，鸡肉温补等；二为在烹饪过程中，人为对食物加工的作用，使人在食用时感受到不同的温度刺激，如油炸、冰镇、烧烤等，甚至会改变食物原有的性味。因此，饮食的冷热，必须适度，不可过偏，即使是在酷暑炎夏也不能过于偏嗜冷饮冷食，否则容易损伤脾胃。同样，热食也要有一定的限度。

2. 饮食有节，饥饱适度 首先饥饱应适度。古人饮食十经云："饮食有节，则身利而寿登益，饮食不节，则形累而寿命损。"《黄帝内经》强调饮食不可过饥过饱，即通过调控食量来达到养生的目的，指出了不节制食量进餐的危害性。不仅饮食过饱会危及人体的健康，饮食不足同样也会对人体产生危害。《灵枢·五味》云："故谷不入，半日则气衰，一日则气少矣。"这说明饮食物是人体气血来源，进食量不足会导致气血衰少，进而正气亏虚，外邪侵袭而发病。

此外，没有食欲也不应该勉强进食，过分强食会损伤脾胃。《吕氏春秋·孟春纪》云："肥肉厚酒，务以自强，命之曰烂肠之食。"陶弘景《养性延命录》云："不饥强食则脾劳，不渴强饮则胃胀。"

3．三因制宜，勿犯禁忌　①因人制宜；②因时制宜；③因地制宜。

任务四：情志调理原则

（图）同学问：老师，体质调理后情志调摄指导应遵守哪些原则？

（图）老师答：同学，体质调理后情志调摄应遵循中医学整体观念和辨证论治的指导原则，还要遵守心理调理与家庭社会相配合。

基 本 知 识

1．遵循中医学整体观念和辨证论治的基本原则　在实施精神调理时，应强调心身兼顾，心理调理与砭针灸药等外治疗法相结合，相辅相成，更为有效地调理各种有精神创伤导致的躯体不适，或有躯体疾病引起的心理反应。强调科学分析病情及服务对象个性心理特征根据不同疾病的不同时期，因人制宜，选择适当的调理方法，制订行之有效的调理方案。

2．心理调理与家庭社会相配合　各种心理疾病的形成与调理、康复过程中，家庭或社会因素的影响发生着重要作用。因此，积极争取家庭与社会的配合，营造良好的家庭气氛与社会环境，减少顾客的心理冲突，是提高心理调理效果的重要保证。

📖 拓展学习

请查阅《中医体质学》第九章体质养生与治未病的内容，进一步学习九种体质类型的精神调摄、运动调养、饮食调养、起居调养、针灸推拿等调养方法。

体质养生与治未病是指在中医理论指导下，针对个体的体质特征，通过合理的精神调摄、饮食调养、起居调养、运动调养，并重视未病先防，欲病早治，既病防变，瘥后防复，改善体质，强壮体魄，提高人体对环境的适应能力，以预防疾病，从而达到健康长寿的目的。

📖 学习检测

1．运动指导中强调练功者应量力而行，循序渐进，不可强力支撑，亦不可急于求成。（　　　）

2．中医将食物的味道归纳为酸、苦、甘、辛、咸五种，统称"五味"。（　　　）

高级

知识技能精进

第 9 章

中医体质评估

基础技能要点

○ 中外体质分类比较

核心技能要点

○ 少数民族医学的体质分类

第一节　中外体质分类的比较

任务一：中西方体质分类的比较

问题情境

足球运动最早起源在中国。在春秋战国时期，就出现了"蹴鞠"或"蹋鞠"，而今的中国足球一直走下坡路，进世界杯遥遥无期，看不到希望，甚至很多球迷对我国的足球"冲出亚洲，走向世界"失去了信心，认为中西方运动员的体质差异比较大，西方国家球员的体质强壮，爆发力、身体对抗能力极强，与人种有关，是靠后天无法弥补的硬伤。请运用中西方体质分类的比较说明中西方运动员体质差异的根本原因。

同学问：老师，中医说对人类不同体质进行了分类，西方有没有同样的体质划分法？

老师答：同学，中西医对个体差异现象的认识思路、方法各异。西方学者多是从个体的行为表现、心理活动特征进行体质分类，其中只有体型说兼及了个体的形态特征和生理功能方面的差异。因此，西方学者对人类个体差异性的研究多属于心理学范畴。中医学从形态结构、生理功能、心理特征、适应能力等方面进行体质分类，可针对不同体质进行有效的医疗和养生康复。

基 本 知 识

西方学者对个体差异性的分类方法与划分类型

西方学者多从生命活动的某一方面、某一角度去认识和把握个体间差异性和差异规律。归纳来看，至今有 30 多种不同的学说，具有代表性的有以下几种。

1. **四体液说**　古希腊著名医生希波克拉底在恩培多克勒"四根说"的基础上，提出了"四体液说"。他认为人体的液体有 4 种，即血液、黏液、黄疸汁、黑胆汁。根据 4 种体液在人体内的混合比例，血液占优势的人属多血质，黏液占优势的人属黏液质，黄疸汁占优势的人属胆汁质，黑胆汁占优势的人属抑郁质。

2. **体型说**　体型说中比较有影响的有法国学者 Siguad、德国学者 E. Kretschmer 及美国学者 W. H. Sheldon 的分类观点。Siguad 把体型分为脑型、呼吸型、肌型。Kretschmer 的气质体型说把体质分为瘦长型、强壮型、矮胖型。美国学者 Sheldon 的胚胎说把体型分为内胚型、中胚型和外胚型。

3. **血型说**　根据 ABO 血型研究体质类型以日本学者居多。古川竹二根据血型把人区分为 A、B、

AB、O 四种气质类型。A 型血的人多温和、焦虑、怕羞、依赖性强、自由散漫、感情易冲动；B 型血的人敏感、思路广、刚愎自用、拓展力强、怕受拘束；O 型血的人意志坚强，好胜霸道、坦诚、善良、踏实苦干；AB 型比 B 型、O 型自行其是。

4. **内分泌说**　内分泌腺的功能与机体的新陈代谢密切相关，并影响着人的行为。美国心理学家 L. Berman 等提出，人的气质是由某种内分泌腺的活动所决定的。根据人的某种内分泌腺发达程度将人划分为甲状腺型、脑下垂体型、肾上腺型、副甲状腺型、胸腺型及性腺过分活动型。例如甲状腺型，其体态为身体健康、头发茂密、双眼明辉，其气质特征是知觉灵敏、意志坚强、不易疲劳；脑下垂体型，体态发育较好，体格纤细，气质特征多性格柔和，自制力强等。

5. **神经反应与抑制说**　实验心理学创始人和近代心理学的奠基者、德国心理学家冯德（Wilhelm Wundt）根据人的神经系统对外界反应的快慢和意志力的强弱来解释胆汁质、抑郁质、多血质、黏液质 4 种气质的不同。他认为多血质的人情绪反应弱但迅速，黏液质的人情绪反应弱而缓慢，胆汁质的人情绪反应强而迅速，抑郁质的人情绪反应强但缓慢。

6. **高级神经类型说**　俄罗斯生物学家和心理学家巴甫洛夫根据动物实验研究结果提出了著名的高级神经活动类型说。他根据大脑皮质的基本神经过程有强度、均衡性和灵活性 3 种基本特性，把个体的神经活动分为不同的神经活动类型。人的神经活动类型可分为 4 种：①强、不平衡型（兴奋型）；②强、平衡、不灵活型（安静型）；③强、平衡、灵活型（活泼型）；④弱型（抑制型）。

总之，以上各种对个体差异性的分型学说，多是属于现代心理学的内容，其中只有 E. Kretschmer 的气质体型说与 W. H. Sheldon 的胚胎说考虑了个体的形态特征和生理功能方面的差异，与医学的关系更为密切。

任务二：中日体质分类的比较

问题情境

张某，男，在北京做外贸生意，经常接触外国人，他最近接待了几个日本客户。虽然大学时也对日本有所了解，日本人无论冬夏都是喝冷饮，这和我们中国人太不一样了。这几位日本人吃饭只喝冰啤酒。他觉得这么喝，小年轻也吃不消啊，他还好奇问了他们，这么喝，胃不疼吗？他们说一直就是这个习惯。请根据中日体质分类特点对张先生的疑问给予合理的解释。

🧑 **同学问**：老师，日本汉方医学怎样进行体质分类？

👨‍🏫 **老师答**：同学，在日本汉方医学界一贯堂医学体质分型是最具代表性的。一贯堂医学是由森道伯（1867－1931 年）于晚年创立的独特的体质医学体系，将现代人的体质大致分为瘀血质、脏毒质，解毒质 3 类，并确立了治疗标准，对其治疗提出了 5 个处方。

🧑 **同学问**：老师，日本汉方医学与中医学体质分类有差异吗？

👨‍🏫 **老师答**：同学，汉方医学与中医学同出一源，均非常重视对个体体质差异性的研究，但受地理文化、社会环境、民族习惯等因素的影响，中、日两国医学界体质分类研究上形成了一定的差异。

基 本 知 识

1. **体质分类的理论渊源** 中医体质分类源于《黄帝内经》，后经历代医家的发展日趋丰富。日本汉方医学理论渊源大致有二：一是源于《伤寒论》中的方正理论；二是源于中国金元时期的李、朱医学理论，即根据"气血水"病因学说的基本思想而建立和发展起来的一贯堂医学体质理论。日本汉方医学与中医体质分类二者是"同源异流"。

2. **体质分类的特征** 在对体质分类特征的认识上，中医体质分类涉及脂肪蓄积与分布、肌肉发育、背脊形态、胸廓与腹部形态、头形、面形、五官形态、四肢比例、心理性格、行为特征及其与内在脏腑功能的关系，以及对环境适应能力的强弱，对外界因素刺激的反应方式等各方面。日本汉方医学界对体质特征的认识，在体型、面型、肤色、骨骼肌肉的发育、脂肪分布及营养状况等方面均有涉及，且重视腹诊等。二者在对体质特征认识上的差异在于中医体质分类将病理特性寓于生理特征之中，如土形之人"土"性，木形之人"木"性，均有其生理病理的内在关系；日本则偏重于病理特征，多限于对某些病证的易感性方面的特征，或直接将体质特征等同于"证"的特征。

3. **体质分类的方法** 中医体质分类方法和划分内容全面、系统而具体，密切联系临床实际，具有鲜明的中医学特色。古代有根据阴阳含量的多少分类、根据体型分类、根据五行分类等方法。现代体质类型的划分内容包括个体的形、神、色、态、舌苔、脉象、心理性格、饮食习惯、二便状况等，既论及每类体质的生理特征，也论及其发病倾向和治疗用药特点等。日本汉方医学界侧重对体质病理类型的研究，将体质等同于证，总体来说是一种"方证体质理论"。

4. **体质分类的类型** 中日双方对体质划分的类型不一，但双方对体质类型的划分，基本上都是以临床应用为出发点，并且分类的依据具有相似性。但二者也有区别，日本体质分类多偏实性，如一贯堂医学的分类是表现为邪盛的实证分类，但对虚性体质类型也有论述；而中医体质分类是虚实兼论。

5. **体质分类的临床应用** 中日双方都认为，体质与疾病的发生具有内在联系，某一类型的体质对某些疾病具有易感性；在体质与治疗上，亦强调了体质对疾病治疗的指导作用，不同的体质其处方用药即不同。但不同的是，汉方是方体对应；而中医不拘泥某体即某方的方体对应，临床应用范围比较广，在用药上强调活法活用，用药处方视体质而异，视病情而异。

总之，中日双方在体质分类的理论背景、方法上不同，最明显的差别是在体质临床应用上的侧重点不同。日本汉方医学强调了体质与发病、治疗与方药的关系；而中医不仅重视体质的差异与辨病、辨证及治疗处方用药的关系，还强调了年龄、性别、地域环境、生活习惯及生活条件等因素对体质与疾病的影响。

任务三：中韩体质分类的比较

问题情境

马某，男，12岁，酷爱运动，尤其是喜欢足球。一次在家中爸爸陪他看国家队比赛，他突然问爸爸一个问题，同为亚洲黄种人，韩国队、日本队的男足表现出的身体素质和体力明显感觉比国足高，同样的体能专业训练为什么会出现这种情况？请根据中韩体质分类及特点给予合理的解释。

同学问：老师，韩国有体质分类吗？

老师答：同学，韩国有四象医学的体质分类，四象医学是名医李济马（1837－1900 年）在《灵枢·通天》"五态人"基础上发展而成的。李济马认为人的体质应该是或阴或阳，不偏不倾的中和之人是不存在的，故分为太阳人、少阳人、太阴人、少阴人 4 种类型，把每种体质的机构形态、五官特征、情志性格、饮食嗜好等同脏腑的大小及其相关生理功能、病理特征联系起来，同时与药味的四气阴阳性能相对应，将日常摄取的饮食区分属性与体质阴阳相结合，由此形成了融合预防治疗、保健长寿为一体的四象体质医学体系。

基 本 知 识

中韩对体质理论的研究各有侧重，"同源异流"。韩国四象医学和中医学体质分类的比较如下。

1. **体质理论的内涵**　中医体质学在理论体系上，拓宽以阴阳、五行、藏象、经络、气血津液为主要内容的基础理论框架，深入阐明中医体质学"形神合一""治未病""治病求本""同病异治""异病同治"等思想。韩医学以"天、人、性、命"整体观为理论指导，以"思维之四象"结构为主要理论框架，以辨象论治为主要特征。四象医学具有两大基本原理，即阴阳的对立统一原理和太少阴阳的四元构造原理，用来解释人体的生理、病理及心性。

2. **体质的形成与分类方法**　中医学认为，体质是在先天遗传和后天获得的基础上所形成的，并强调了饮食因素、生活条件、地理环境因素、社会、精神因素和疾病因素在体质形成及发展过程中的影响，即体质的不同，不仅决定于遗传因素，而且也受后天环境因素的深刻影响。而韩医学更重视先天因素对体制形成的影响。

从分类方法上来看，中医学的指导思想是整体观，分类的理论是阴阳五行学说和藏象学说，分类的依据是人体生命活动的物质基础阴阳气血津液的盛、衰、虚、实变化在不同个体的表现特征。韩医四象医学依据脏腑阴阳的盛衰变化，将体质类型分为太阳人、少阳人、太阴人、少阴人，是以《灵枢》的分型为雏形而创立的，同时四象医学根据各类人的性格分类，在以其性情决定人体阴阳升降的生理与病理，并在阴阳升降的缓速调解中治疗病证，这是"四象医学"的核心内容，也是与中医体质学有所区别的部分。从中医学和韩医学对现代体质类型的研究来看，尽管双方各自对体质划分的类型不同，但基本上都是以临床应用为出发点的。

3. **体质分类的临床应用**　中韩双方对体质的研究，都是以临床应用为目的，共同之处在于：①都强调了体质对疾病治疗的指导作用，不同的体质其处方用药是不同的；②注重根据体质差异进行养生保健。但由于双方医学研究实际存在的差异，在体质的临床应用方面亦有所不同。不同点在于在体质与治疗的关系上，韩医学是按象用药，不可混用；而中医学则既强调体质理论的指导作用，但不拘泥某体即某方的方体对应，临床应用范围比较宽泛，在用药上强调活法活用，用药定方视体质而异，视病情而异。

📖 拓展学习

印度韦达养生学（Ayurveda, 又译为阿育吠陀）是世界上最古老的传统医学之一。韦达医学认为人的体内有 Vata、Pitta、Kapha 三种基本元素，Vata 就像脉冲一般调动着人体的神经系统，影响着人的风性液体，可导致胃肠胀气、痛风、风湿病等；Pita 是胆汁性的液体由胃肠分泌，流通于肝脏，渗透于脾、心、眼和肌肤，主要功能在于产生能量，其分泌的胆汁直接参与消化并且有增强新陈代谢的功能；Kapha 是人的体液，与黏液、润滑、营养素的载体信息相关。当 Vata、Pitta 和 Kapha 三者平衡时，人体才能保持健康；反之，失衡就会导致体质的异常。并由此将人的体质类型分为 Vata 体质、Pitta 体质、Kapha 体质。

📖 学习检测

1. 古希腊著名医生希波克拉底在恩培多克勒"四根说"的基础上，提出了"四体液说"。（   ）

2. 日本汉方医学理论渊源大致有二：一是源于《黄帝内经》；二是源于中国金元时期的李、朱医学理论。（   ）

3. 韩医学以"天、人、性、命"整体观为理论指导，以"思维之四象"结构为主要理论框架，以辨象论治为主要特征。（   ）

第二节　少数民族医学的体质分类

任务一：藏医学体质分类

问题情境

藏族姑娘卓玛和湖北姑娘刘俊是大学同班同学，而且还同龄，毕业多年后同学聚会，很多同学变化都非常大，卓玛身形高大，皮肤黝黑粗糙，脸色呈酱红色，典型的"高原红"。刘俊身材娇小，皮肤白皙，面色红润，两个人在同学中形成了鲜明的对比，卓玛看似比实际年龄年长 10 岁，而刘俊比实际年龄年轻 10 多岁。请根据少数民族与汉族的体质特点分析藏族卓玛与汉族刘俊体质的差异。

🧑 同学问：老师，在我国除了中医学，还有藏医学、蒙医学、维吾尔医学、傣医学、壮医学等少数民族医学，藏医学有体质分类吗？

👨 老师答：同学，从《四部医典》内容来看，藏医学对人体体质有着比较全面的认识，并形成了具有本民族医学特点的体质理论。

基 本 知 识

藏医学体质分类如下。

1. **体质构成要素** 藏医学认为人体内存在着三大因素："隆""赤巴""培根"。三大因素又支配着七大物质基础（饮食精微、血、肉、脂肪、骨、骨髓、精）及三种排泄物（即"三秽"，汗液、尿液、粪便）。七大物质基础又被称为"人体体质七要素"，体质的异常即由这七大物质的匮乏损耗所导致。

2. **体质分型** 隆、赤巴、培根既用来解释人体各种生理功能，又用来划分不同的体质类型。藏医学认为，人体体质各不相同，不同类型的体质各自具有不同的特征，这种差异不仅表现在形态类型上，还表现在生理功能和心理性格特征等方面。根据身材、肤色、性格等特点，将体质划分为七种基本类型，即单一隆型、单一赤巴型、单一培根型、隆和赤巴混合型、培根和隆混合型、培根和赤巴混合型及隆赤巴培根汇集型。

3. **临床辨质**

（1）以"隆"为主要成分的人：驼背、干瘦、容貌青灰色，话多，不耐寒冷，行走时关节作响，财运不佳，寿短，睡眠不实，体格矮小，喜争吵，善射箭等运动，嗜食甜、酸、苦、辣等食物，具有老鹰、狐狸等的性格。

（2）以"赤巴"为主要成分的人：易渴不耐饥，头发和身体肤色发黄，极聪明而傲慢，汗多，身臭，寿长，体高，财运中等，嗜食甜、苦、涩及凉性食物，具有老虎、猴子等的性格。

（3）以"培根"为主要成分的人：体温低，骨骼关节不显露，肌肉丰满，身体肤色发白，体形端直，耐饥渴。抗烦恼，能抵制痛苦及寒热，肥胖、长寿、多财，嗜睡，外柔内刚，性情善良，嗜食辣，酸涩、粗糙食物，具有狮子的性格。

在藏医学看来，不同类型体质分别导致其发病类型的不同及诊断、治疗用药的不同。在体质与发病的关系方面，休质不同，对致病因素有不同的易感性。在病性上隆型体质患病或寒火热，病性不定；赤巴型体质患病偏热；培根型体质患病多偏寒。在体质与治疗方面，藏医学讲究用药的性味依体质而定。

任务二：维吾尔医学体质分类

- 同学问：老师，维吾尔族医学有体质分类吗？
- 老师答：同学，早在两千多年前维吾尔族人民就有了自己的医药知识。在众多维吾尔医家不断努力下，通过系统总结和整理本民族的医药知识，并吸收先见的汉族医学、印度医学及阿拉伯医学知识，逐渐形成了具有民族特色的医学理论体系，其中也包含了许多有关体质理论的内容。

基 本 知 识

维吾尔医学体质分类如下。

1. **体质构成基础** 维吾尔族人民在长期的生活实践和对自然界各种事物的观察体验中，逐渐认识到水、火、土、气四大物质是构成世界的根本物质，称为 Erank（爱日康，汉译为基础）。人类也是由

Erank 构成，其生命活动、生老病死都与 Erank 的变化密切相关。

维吾尔将四大物质属性应用于医学领域，借以说明人体的生理、病理以及人体与外界环境之间的相互作用，形成了从自然到人体，从生理到病理，从诊断到治疗、预防等包括了以四大物质学说、气质学说、体液学说为主体的完整的理论体系。

2. **体质分型** 维吾尔体质分型主要从性格特征上进行，即气质分型。Erank 构成人体时，人体和各器官也表现出上述四种特性，称为 Mizaj（密杂吉，汉译为气质）。人体生命活动的全过程都具有气质特性，受气质变化影响，四种气质属性的强弱和不同构成，决定了人体气质类型的差异，常见类型有干热、湿热、湿寒、干寒及平和等。

体液学说本源于气质学说，并受气质学说指导和支配。体液即人体内流动的液体，称为 Hi-lit（合力提，汉译为体液），是正常生命活动的基本物质。每一个体都有干性、湿性、寒性、热性四种性质的体液，但构成比例各不相同，形成了某种或某二种体液占优势的个体差异。体液一般分为四种临床类型：胆液质、血液质、黏液质、黑胆质，根据人体气质类型，有何种气质，就具有何种体液优势。

3. **临床辨质**

（1）干热气质：该气质的人急躁易怒，动作迅猛，敏感多情，克己力较差、少寐等，属于四液中的胆液质，多患神经病、肝病、消化系统疾病等。

（2）湿热气质：湿热气质是人体四大气质中的最佳气质。该气质的人性情活跃，动作灵敏，智慧、思维反应较快、克己力较好，属血液质。

（3）湿寒气质：该气质的人性情沉稳、动作迟缓、对事物反应较慢，克己力较强，在体力、智力等方面比湿热气质的人稍差，属黏液质，多患风湿病、关节病、瘫痪等。

（4）干寒气质：该气质的人感情脆弱，反应迟钝、犹豫胆小、偏激、倾向悲观、精神痛苦、不愿交往等，属黑胆质，多患精神病、心脏病等。

任务三：蒙医学体质分类

同学问：老师，蒙医学也有体质分类吗？

老师答：同学，蒙医学也是有体质分类的。蒙古族以长期同疾病做斗争中所积累的传统医疗实践经验为基础，在朴素的唯物论和自发的辩证思想指导下，逐步形成了本民族的传统医学——蒙医学。蒙医学对人体体质也有着独特的理论与观点。

基 本 知 识

蒙医学体质分类如下。

1. **体质的构成要素** 蒙医学认为，人体由"三根""七素"构成。"三根"是指人体赖以进行生命活动的三种能量和基本物质，即赫依、希拉、巴达干。"七素"即食物精华、血、肉、脂、骨、骨髓、精液（经血），也包括滋养这些物质的元素及"七素"各自的清质（指精华之精）。"七素"是构成人体形态结构的最基本单位，也是人体"三根"赖以生存的物质基础，"七素"的形成、滋补和更新所需要的原料是由食物供给的，食物含有的各种营养成分必须在"三根"的作用下经过消化系统的消化和吸收，才能被人体利用。

2. 体质分型　蒙医学认为，人的体质（也称禀赋）是人体生来就具备的生理上的特性，其对体质的划分包括了生理和心理特征。蒙医学以"三根"理论为基础，把人体的体质类型分为赫依型、希拉型、巴达干型，赫依希拉混合型、赫依巴达干混合型、巴达干希拉混合型和赫依希拉巴达干聚合型七种体质类型。

3. 临床辨质

（1）赫依型：体格矮小、干瘦、背稍驼，肤色发青，耐寒性弱，腹部发硬，能耐受泻性饮食及药物，睡眠不实，多言语，行走时关节作响，好歌舞，喜争吵，善于比试竞赛，行动灵活，嗜食甘、酸、咸味及热性食物等。

（2）希拉型：体格中等，肤色及毛发呈浅黄色，极聪明而骄傲，耐寒，多汗，身臭，易渴，易饥，腹部柔软，不耐泻性饮食和药物，动作敏捷，反应迅速，嗜食甘、苦、涩味及凉性食物等。

（3）巴达干型：体格魁梧，胸脯宽阔，骨骼关节不显露，肌肉丰满，皮肤呈白色，腹部平坦，嗜睡，耐饥渴，抗烦恼，能抵制痛苦及旱热，外柔内刚，性格温和，嗜食辛、酸、涩味及粗糙食物等。

任务四：傣医学体质分类

🎓 **同学问**：老师，傣医学也有体质分类吗？

👨‍🏫 **老师答**：同学，傣医学是傣族人民同疾病做斗争而总结出的传统医学，有着较系统的医学理论和丰富的临床经验。傣族主要居住在云南省西双版纳地区，是一个信仰佛教的民族。傣族人民因受佛教影响，也吸收了大量的古印度医学成就，通过长期的医疗实践，形成了独特的傣医学及其体质分类。

基 本 知 识

傣医学体质分类如下。

1. 体质构成要素　傣医学理论的核心是"四塔""五蕴"，都来自佛经。傣医学借用"四塔""五蕴"来解释人体的生理现象和病理变化，指导临床辨病用药和立法组方。

"四塔"是构成人体自然和四种基本物质或者说是四种基本元素，包括佤约塔（风），爹卓塔（火），阿波塔（水、血），巴他维塔（土）。"五蕴"指人体内蕴藏的五种精神性的物质，包括色蕴、识蕴、受蕴、想蕴和行蕴。二者均禀受于先天父母，相互协调，完成人的整个生命过程。通过"四塔""五蕴"的组合，就构成了一个具有有形躯体、思维能力、生命活动的完整的人体。人体必须保持体内"四塔""五蕴"的相对平衡和人体"四塔"与自然界"四塔"的相对平衡关系，才能正常地生长发育、健康无病。

2. 体质分型及临床应用　傣医学以形体、肤色等为依据对人体体质加以划分，并根据体质、年龄等不同来指导临床用药。

"五蕴"中的色蕴指的是人体的形状和容貌，是人体外在的表象，包括了人体的高、矮、胖、瘦及各种不同肤色。这些因素构成了人体体质的不同。

调理时应根据服务对象的体质特征，了解其形体的胖瘦及肤色的黑、白、黄、红等，才能正确调理病证，如肤色白的人体质差、血淡，常感头目昏花，不欲食，发病宜选用苦味之药治之；肤色红的人体质较好，血咸，发病宜选辣味之药治之。

傣医学还把人的一生分为1—20岁，21—40岁，40岁以上三个阶段。年龄的老幼不同，体质也有差别，因而有其不同的好发疾病，治疗也宜选择相应的药物。如1—20岁的人，发育较快，但尚未发育成熟，气血未充，宜食甜、咸之品，生病也应选择甜、咸的药物；21—40岁的人，以发育成熟，精力充沛，体质强壮，但火偏盛，宜偏食辣、苦、酸之物，生病也应选择辣、苦、酸味的药物。

任务五：壮医学体质分类

👨‍🎓 **同学问**：老师，壮医学也和藏医学、维医学、蒙医学、傣医学一样有体质分类吗？

👨‍🏫 **老师答**：同学，壮医药于先秦时期萌芽，经过魏汉六朝的发展，至唐宋已大抵形成了草药内服、外洗、熏蒸、佩药、刮骨、角疗、灸法、挑针、金针等十多种治法的结构。自宋代，壮医引进阴阳的概念作为说理工具解释人体的生理病理、疾病的病因病机，并逐步形成天地人"三气同步"及"三道""两路""毒虚致病"理论，从而使壮医药临床诊疗水平得到进一步提高。在壮医学理论形成和发展过程中，特别是在壮医临床实践中，有根据不同体质进行疾病预防或治疗的记载。

基 本 知 识

壮医学体质分类如下。

1. **体质构成要素** "三道两路"是壮医体质构成的要素。"三道"指谷道、水道和气道。"两路"指龙路和火路。"谷道"之食道和胃肠道，是五谷进入人体得以消化吸收之通道。"水道"指人体水液进出的通道，水道的主要功能是排出汗、尿，其调节枢纽为肾和膀胱。"气道"是人体之气与大自然之气相互交换的通道，进出于口鼻，其交换枢纽的脏腑为肺。"龙路"在人体内是血液的通道，功能主要是为内脏骨肉输送血液养分，故又可称为"血脉"。"火路"在人体内为感传通路，感受外界的各种信息和刺激，适应外界的各种变化，实现"三气同步"的生理平衡。

壮医学认为，人体是一个统一的小宇宙，分为三部，即上部天、下部地、中部人。人体内三部之气也是同步运行、制约化生的。天气主降，地气主升，人气主和。天、地、人三气同步，是一个不可分割的有机整体，升降适宜，中和涵养，则气血调和，阴阳平衡，人体处于健康状态。"三气同步"主要是通过人体内"谷道""水道"和"气道"三道及其相关的枢纽脏腑的制化，以及"龙路"的养分输送、"火路"的传感协调来实现的。

壮医学"阴阳为本，三气同步"的天人自然观是壮医体质分型的理论基础。

2. **体质分型及临床应用** 从体质人类学的角度来看，壮族有布越、布土、布侬、布傣等族系，不同族系体质是有差别的，根据不同体质预防疾病是壮医理论的运用之一，在临床对疾病的治疗中，壮医理论也将辨病和辨体质结合了起来。

（1）火型体质：体形瘦长，手足心热，平时易口燥咽干，口渴喜冷饮，身体羸弱，大便干燥，舌红少苔。心理特征为性情急躁、外向、好动、活泼。调以解火毒，通"水道""谷道"。

（2）湿热体质：形体肥胖，腹部肥满松软，面部油脂较多，多汗且黏，易困倦，胸闷，舌体胖大，舌苔白腻，脉滑。心理特征为性情平和，以通调"水道"，去除湿气。

（3）寒型体质：面色无华，形寒喜暖，唇淡口不渴，精神不振，大便多溏，小便清长，舌淡胖，苔白，脉沉细无力。心理特征为性格沉静内向。调以振奋"龙路"并补虚。

（4）郁型体质：形瘦者为多，平素犹豫面貌，神情多烦闷不乐或胸胁胀痛，或喜太息、嗳气等。心理特征为性格内向不稳定、敏感多疑。宜调节"气道"，疏通"火路"，舒畅情志。

📖 拓展学习

少数民族人群中中医体质分布特征

一项对 1160 名西藏自治区拉萨市的世居者（藏族）和移居者（汉族）的中医体质流行病学调查，发现藏族和汉族相比，阳虚质、阴虚质、特禀质、平和质存在显著差异（$P < 0.05$）；移居汉族气虚质随移居时间的延长比例逐渐下降，可能与高原适应性相关。

一项对云南省西双版纳傣族自治州傣族自然人群进行的中医体质调查研究显示，傣族的中医体质类型主要是阴虚质、平和质、湿热质。分析其原因，主要与傣族的生活习惯、宗教信仰、气候类型、饮食习惯等密切相关。

一项对 420 名广西贺州市瑶族居民的中医体质状况调查研究发现，阳虚质、气虚质、痰湿质位列前三位。瑶族主要居住在广西贺州市的高寒山区，因其生态因素、劳作方式、饮食结构、民族习俗等影响，形成了瑶族独特的体质分布规律。

📖 学习检测

1. 隆、赤巴、培根是蒙古族用来解释人体各种生理功能，又用来划分不同的体质类型。（　　）

2. 维医学将常见体质类型分为干热、湿热、寒湿、干寒及平和等。（　　）

3. 壮医学理论的核心是"四塔""五蕴"，都来自于佛经。（　　）

第 10 章

高级体质调理方案

基础技能要点

○ 制订调理方案
○ 体质评估工具应用

核心技能要点

○ 制订平和体质保健方案
○ 制订气虚体质调理方案
○ 制订阳虚体质调理方案
○ 制订阴虚体质调理方案
○ 制订痰湿体质调理方案
○ 制订湿热体质调理方案
○ 制订血瘀体质调理方案
○ 制订气郁体质调理方案
○ 制订特禀体质调理方案

第一节　平和体质保健方案

任务一：平和体质膏方保健

问题情境

王某，女，32岁，未婚，办公室行政人员。平素身体健康，性格开朗，精力充沛。请对王女士服用膏方是否合理进行判断，并给予适当的建议。

🎓 **同学问**：老师，平和体质的人可以自己制作膏方进行保健调理吗？

👨‍🏫 **老师答**：同学，内服膏方制作的过程比较复杂，一般需要在专业人员的指导下进行，需要经过浸泡、煎煮、浓缩收膏等步骤，耗时也比较长。目前有不少中医院或中医诊所开展根据个人情况制订膏方并加工的业务，建议大家在专业医院医生的诊疗后进行膏方的服用。

🎓 **同学问**：老师，平和体质膏方设计应注意什么？

👨‍🏫 **老师答**：同学，平和质膏方设计时，应注意平衡调和之意，如膏方已采用以阿胶为基础的膏体，不宜再采用过多的补益之品，以平补为主，或可采用清膏剂型，以药汁与白蜜收膏的方式，此外还可适当配伍理气、开胃、化湿之品，以理气健脾助运。

基 本 知 识

平和体质保健调理膏方如下，供大家参考。

[材料] 人参1000g，生地黄汁8000g，白茯苓2400g，陈皮500g，白蜜5000g。

[制作方法] 将人参、白茯苓、陈皮研成细末，生地黄汁与白蜜拌匀，小火熬煮搅拌收膏。

[服法] 每天早晚开水冲服一大匙（15g左右）。遇外感伤风、内伤食滞时，停服。病愈后，继续服用。

[注意事项] 服膏期间，忌食一切辛辣及生冷食物。

📖 拓展学习

1. 膏方历史悠久，起于汉唐，在《黄帝内经》中就有关于膏剂的记载，如马膏，主要供外用。东汉张仲景《金匮要略》记载的大乌头膏、猪膏发煎，是内服膏剂的最早记载。唐代《千金方》中个别"煎"已与现代膏方大体一致（如苏子煎），王焘《外台秘要》有"煎方六首"。查阅资料学习膏方的历史沿革。

2. 请查阅《中药学》，学习中药十八反"本草明言十八反，半蒌贝蔹及攻乌。藻戟遂芫俱战草，诸参辛芍叛藜芦"，了解其中含义，能够在实践中准确判断。

📖 **学习检测**

1. 什么样的人适合服用膏方？服用膏方的禁忌证有哪些？

2. 平和质膏方设计时应注意平衡调和之意，如膏方已采用以阿胶为基础的膏体，不宜再采用过多的补益之品。（　　）

任务二：平和体质经络保健

问题情境

李某，女，38岁，未婚，办公室行政人员。平素身体健康，性格开朗，精力充沛。近日由于感受风寒导致后背连及项部发紧，肌肉酸痛。请对其经络致病进行判断，并给予适当的建议。

👤 **同学问**：老师，平和体质经络调理可以采用哪些方法？

👤 **老师答**：同学，平和体质经络调理可采用洗泡方法中的浴足方式，简单易行、而有效；还可选择穴位贴敷疗法。

基本知识

1. **平和体质洗泡保健**　平和质人日常洗泡可采用足浴的方式进行，方法简单易行有效。

（1）药物组成：生艾叶 15g，花椒 5g，生姜 3 片。

（2）使用方法：将药袋放入锅中，加入 3000ml 清水，水沸腾后，再煮 10 分钟，放置至温度适宜，倒入泡脚盆中，将双脚浸泡于药液中。每晚 1 次，每次 30 分钟，1 个月为 1 个疗程，一般需要 2~3 个疗程。

（3）禁忌证：①足皮肤有伤口或明显破溃及感染病灶者；②合并其他重大疾病（如重度高血压、冠心病、急性脑血管疾病）或精神疾病不能配合治疗者；③妇女妊娠期。

（4）注意事项：①对艾叶、生姜、花椒中药过敏者慎用。②水温以个人耐受为宜，遍身微微汗出即可，不可大汗出。汗后用干布擦干身体，避免着凉受风。

2. **平和体质贴敷保健**

（1）贴敷穴位:选取肾俞（双）、脾俞（双）、足三里（双）、神阙、中脘、气海穴。脾胃为后天之本，平和质的贴敷选穴应以健脾助运为本，以强壮后天、滋养先天、提升正气。

（2）药物组成：生黄芪 12g，茯苓 9g，麸炒白术 9g，防风 9g。方中黄芪健脾补中，益卫固表；茯苓、白术健脾渗湿，益气宁心。诸药合用共奏健脾补中、益卫固表之功。

（3）贴敷方法：将诸药研成细末用生姜汁调匀，填于穴位贴中，用姜片将需要贴敷的穴位处轻擦数下，将填充好药物的穴位贴贴敷于穴位上。将上述穴位分为①②两组，交替进行贴敷。①组：肾俞、神阙、气海。②组：脾俞、中脘、足三里。

（4）操作时间及频率：每天 1 次，选用 1 组穴位，每次 6～8 小时可换下，5 次后间隔 2 天，10 次为 1 个疗程，一般需 3～5 个疗程。

（5）禁忌证：①对贴敷药物过敏者；②贴敷穴位皮肤有伤口或明显破溃及感染病灶者；③妇女妊娠期和哺乳期。

（6）注意事项：①对生姜、醋过敏者可用清水调敷，对胶布过敏者可选用一次性塑料薄膜覆盖。②贴敷时间不宜超过 8 小时，以免引起皮肤不适。③贴敷期间避免受寒、洗澡、游泳和大量汗出，忌食辛辣。

📖 拓展学习

1. 请查阅《灵枢·经脉》。任脉，行于腹面正中线，其脉多次与手足三阴及阴维脉交会，能总任一身之阴经，故称"阴脉之海"。任脉起于胞中，与女子妊娠有关，故有"任主胞胎"之说。督脉，行于背部正中，其脉多次与手足三阳经及阳维脉交会，能总督一身之阳经，故称为"阳脉之海"。督脉行于脊里，上行入脑，并从脊里分出属肾，与脑、脊髓、肾有密切联系。学习任脉、督脉的特点，掌握其循行规律和重点腧穴。

2. 请查阅《经络腧穴学》。原穴是脏腑原气经过和留止的部位。十二原穴多分布在人体手腕与足踝关节附近，即五脏输穴和膏、肓的十二个原穴，具体指双侧的太渊、大陵、太冲、太白、太溪等十二穴。"原"含本原、原气之意，是人体生命活动的原动力，为十二经脉维持正常生理功能之根本。掌握十二原穴的定位主治。

📖 学习检测

1. 脾俞归足太阳膀胱经，在背部，第 11 胸椎棘突下，后正中线旁开 3 寸处。（　　　）

2. 平和体质的人进行经络调养时，经络的选择上应以心经、肝经、肾经为主。（　　　）

第二节　气虚体质调理方案

任务一：气虚体质膏方调理

问题情境

张某，女，32岁，未婚，教师。平素身体体质较弱，讲课时语声较低，每有高声说话却提不上气的感觉，上完课以后感觉特别劳累，常坐在椅子上不想说话，下班回家后什么都不想干，还常常有汗出，特别是运动后更加厉害，汗出后还容易受风感冒。平素面部气色不好，白还没有光泽。

你认为张女士是否适合服用膏方，如果适合，请对其服用膏方给予适当的建议。

同学问：老师，气虚体质除了可以用刮痧、拔罐、砭术、推拿、艾灸等方法调理之外，还可以用哪些适宜技术进行调理？

老师答：同学，气虚体质还可以选用膏方、泡洗、贴敷等方法进行体质调理。

同学问：老师，气虚体质内服调理膏方是否可以自己制作？有何宜忌？

老师答：同学，内服膏方制作的过程比较复杂，一般需要在专业人员的指导下进行，需要经过浸泡、煎煮、浓缩收膏等步骤，耗时也比较长。目前有不少中医院或中医诊所开展根据个人情况制订膏方并加工的业务，所以建议在专业医院医生的诊疗后，进行膏方的服用。

基 本 知 识

对气虚体质的膏方设计时，除使用补益肺脾之气药品，还应考虑到由于体质本虚，而膏方较为滋腻，所以还需要配伍一些理气、开胃、化湿之品，以理气健脾助运。下面向大家介绍一款适合气虚体质人使用的膏方，并附我国已故名老中医秦伯未的一例针对青年人脾胃气虚的膏方，以供参考。

1. **气虚体质调理膏方**　生黄芪150g，生晒参30g，西洋参30g，炒白术100g，茯苓100g，当归100g，陈皮100g，山药100g，炙甘草60g，大枣150g，炒薏苡仁300g，鸡内金60g，麦冬100g，枸杞子60g。

上味浓煎两次，滤汁，去渣，加阿胶200g，龟甲胶200g（上胶黄酒200g烊化），煎熬，再入冰糖400g，文火收膏。每天2次，每次服10～15g。

2. **脾胃气虚体质膏方**

潞党参120g，炒熟地黄120g，清炙黄芪90g，太子参90g，炒白术60g，淮山药60g，大麦冬45g，炒玉竹45g，焦薏苡仁90g，桑椹90g，当归身45g，炒白芍45g，云茯苓90g，清炙甘草15g，制首乌45g，化橘红30g，甘枸杞子45g，白豆蔻24g，金石斛45g，大芡实120g，建莲子120g，炒枣仁120g，炒泽泻90g，炒竹茹45g，香谷芽120g。

上味浓煎两次滤汁，去渣，加阿胶120g，霞天胶120g（上胶陈酒烊化），煎熬，再入白纹冰糖

180g，文火收膏，以滴水为度。

　　[服法] 每天早晚开水冲服一大匙（15g 左右）。如遇外感伤风、内伤食滞，停服，病愈后，继续服用。

　　[注意事项] 服膏期间，忌食一切辛辣及生冷食物。

（摘自《秦伯未先生膏方选集》内科案三十三）

拓展学习

　　1．请查阅《中药学》，学习中药十九畏，了解其中含义。硫黄原是火中精，朴硝一见便相争，水银莫与砒霜见，狼毒最怕密陀僧，巴豆性烈最为上，偏与牵牛不顺情，丁香莫与郁金见，牙硝难合京三棱，川乌草乌不顺犀，人参最怕五灵脂，官桂善能调冷气，若逢石脂便相欺。

　　2．请查阅《方剂学》，学习方剂的配伍方法，君、臣、佐、使的意义及其在组方中的作用。

学习检测

　　1．内服膏方制作的过程比较简单，一般不需要在专业人员的指导下进行。（　　）

　　2．气虚体质的人本身体质较虚，所以膏方设计时应重用各种补益肺脾气之品，还应加入一些其他的大补之品。（　　）

任务二：气虚体质经络调理

问题情境

气虚体质的人往往卫表不固，容易感受六淫外邪的侵袭。气虚人外感风寒后，你认为如何调理，才能既不伤正，又能祛风散寒？

　　同学问：老师，气虚体质经络调理可以选用哪些方法？

　　老师答：同学，气虚体质经络调理可以选用泡洗、贴敷的方法进行体质调理。

基本知识

　　1．**气虚体质的洗泡调理**　气虚体质者可采用足浴的方法进行调理，该方法简单易行，在家中即可操作实施。

　　（1）药物组成：葛根、黄芪、茯苓、艾叶各 5g，苍术、白术、绞股蓝、黄精、山茱萸各 2g，制成

30g/ 包的药袋。兼阴虚者加知母、麦冬各 2g；兼肾虚者加女贞子 2g；兼肝郁血瘀者减黄精，加牡丹皮、川芎各 2g。

（2）使用方法：将药袋放入锅中，加入 3000ml 清水，水沸腾后，再煮 10 分钟，放置至温度适宜，放入盆中，将双足浸泡于药液中。每晚 1 次，每次 30 分钟，1 个月为 1 个疗程，一般需要 2～3 个疗程。

（3）禁忌证：①足皮肤有伤口或明显破溃及感染病灶者；②合并其他重大疾病（如重度高血压、冠心病、急性脑血管疾病）或精神疾病不能配合治疗者；③妇女妊娠期。

（4）注意事项：①对中药过敏者慎用。②水温以个人耐受为宜，遍身微微汗出即可，不可大汗出，汗后用干布擦干身体，避免着凉受风。

2. 气虚体质贴敷调理

（1）贴敷穴位：选取脾俞（双）、胃俞（双）、足三里（双）、神阙、中脘、气海穴等。

（2）贴敷药物组成：黄芪 12g，茯苓 9g，麸炒白术 9g，麸炒泽泻 6g，砂仁 6g，藿香 6g，炙甘草 3g。

（3）贴敷方法：将诸药研成细末，储存于密封瓶中，用时取出适量用陈醋调匀，填于穴位贴中。用姜片将需要贴敷的穴位处轻擦数下，将填充好药物的穴位贴贴敷于穴位上。可将贴敷穴位分为①②两组，轮流贴敷。①组：中脘、气海、胃俞。②组：神阙、脾俞、足三里。

（4）操作时间及频率：每天一组穴位，贴敷 6～8 小时可祛除贴敷，连续 5 天后休息 2 天，20 次为 1 个疗程，一般需 2～3 个疗程。

（5）禁忌证：①对贴敷药物过敏者；②贴敷穴位皮肤有伤口或明显破溃及感染病灶者；③妇女妊娠期和哺乳期。

（6）注意事项：①对生姜、醋过敏者可用清水调敷，对胶布过敏者可选用一次性塑料薄膜覆盖。②贴敷时间不宜超过 8 小时，以免引起皮肤不适。③贴敷期间避免受寒、洗澡、游泳和大量汗出，忌食辛辣。

📖 拓展学习

请查阅《灵枢·经脉》学习。冲脉，上至于头，下至于足，贯穿全身，为气血的要冲，能调节十二经气血，故称"十二经脉之海"，又称"血海"。带脉，起于季胁，斜向下行到带脉穴，绕身一周，如腰带，能约束纵行的诸脉。阴跷脉、阳跷脉：跷，有轻健跷捷之意，有濡养眼目、司眼睑开合和下肢运动的功能。阴维脉、阳维脉：维，有维系之意。阴维脉的功能是"维络诸阴"；阳维脉的功能是"维络诸阳"。学习奇经八脉的特点，掌握其循行规律。

📖 学习检测

1. 肚脐中央是神阙穴，可以艾灸治疗，禁忌针刺。（　　）

2. 中脘归任脉，在上腹部，前正中线上，肚脐上 2 寸处。（　　）

第三节 阳虚体质调理方案

任务一：阳虚体质膏方调理

问题情境

王某，女，37岁，未婚，职员。平素特别怕冷，往往在他人还穿着单衣的时候，王女士就已经穿上了秋裤。特别是手脚，常年不温，还容易出冷汗。常感觉体倦乏力，喜卧，喜食温食，生吃水果容易胃痛或者腹泻。王女士对自己的这种情况非常担忧，听周围的朋友说，这容易导致结婚后出现宫寒不孕，特别想寻求一种方式进行解决，你能给她一些建议吗？

🎓 **同学问**：老师，阳虚体质可以应用膏方、泡洗、贴敷等方法进行体质调理吗？

👨‍🏫 **老师答**：同学，阳虚体质可以选用膏方、泡洗、贴敷等方法进行体质调理。

🎓 **同学问**：老师，阳虚体质可以自己制作膏方进行体质调理吗？

👨‍🏫 **老师答**：同学，内服膏方制作的过程比较复杂，一般需要在专业人员的指导下进行，需要经过浸泡、煎煮、浓缩收膏等步骤，耗时也比较长。目前有不少中医院或中医诊所开展根据个人情况制订膏方并加工的业务，所以建议大家在专业医院医生的诊疗后进行膏方的服用。

基 本 知 识

阳虚体质的调理膏方可选用温阳、益气之品，注重补肾阳、补脾阳、益脾气，使阳气得生，同时改善体内因阳虚所致的水湿停聚、腰膝失养等问题。由于温阳之品中（如白附片）为有毒之品，所以应在临床医师的指导下使用。同时也应注意，补阳之时应注意加入补阴之品，达到阴阳双补，避免因补阳又伤及阴液。下面介绍一款适合阳虚体质的人使用的膏方，并附我国已故名老中医秦伯未的一例针对中年脾肾阳虚导致水肿案的膏方，以供参考。

1. **阳虚体质调理膏方** 熟地黄120g，肉桂60g，山茱萸100g，淮山药120g，白茯苓100g，补骨脂100g，菟丝子100g，淫羊藿120g，巴戟天100g，当归100g，炒白术100g，炒白芍100g，红参20g，麦冬100g，炒薏苡仁100g，陈皮100g，炙甘草30g。

上味浓煎两次，滤汁，去渣，加阿胶200g，鹿角胶300g（上胶黄酒250g烊化），煎熬，再入冰糖500g，文火收膏。每天2次，每次服10~15g。

2. **脾肾阳虚水肿案膏方** 高丽参30g（另炖汁，冲入收膏），黄芪90g，熟附片45g，白术90g，云茯苓120g，水炙甘草15g，淮山药90g，炒当归45g，炒白芍45g，甘枸杞子45g，大芡实120g，炒熟地黄（砂仁24g拌）90g，煨益智仁30g，补骨脂45g，川厚朴24g，白豆蔻（杵）24g，炒枳壳5g，淮牛膝60g，陈木瓜45g，炒泽泻90g，广陈皮45g，焦薏苡仁120g，大枣120g。

上味浓煎两次，滤汁，去渣，加龟鹿二仙胶90g，驴皮胶120g（上胶陈酒烊化）煎熬，再入白纹冰糖 30g，文火收膏，以滴水为度。

　　[服法] 每天早晚开水冲服一大匙（15g 左右）。如遇外感伤风、内伤食滞，停服，病愈后，继续服用。

　　[注意事项] 服膏期间，忌食一切辛辣及生冷食物。

（摘自《秦伯未先生膏方选集》内科案三十九）

📖 拓展学习

　　1. 请查阅《素问·阴阳应象大论》所云"气味辛甘发散为阳，酸苦涌泄为阴。阴胜则阳病，阳胜则阴病。阳胜则热，阴胜则寒。重寒则热，重热则寒。寒伤形，热伤气。气伤痛，形伤肿。故先痛而后肿者，气伤形也；先肿而后痛者，形伤气也"，理解此段对于阴阳的认识。

　　2. 请查阅《中医诊断学》和《中医基础理论》，学习五脏、五体、五味、五声等相关内容，以及脏腑、昼夜等的阴阳划分。

📖 学习检测

　　1. 五脏中阳虚主要以心、脾、肾为主。（　　　）

　　2. 阳虚体质膏方可选用温阳、益气之品，注重补肾阳、补脾阳、益脾气，从而使阳气得生，同时改善体内因阳虚所致的水湿停聚、腰膝失养等。（　　　）

任务二：阳虚体质经络调理

问题情境

刘某，男，20 岁，在校大学生，经常出现头痛，以左侧为甚，甚为苦恼。刘某身高体瘦，面白，常感到手足不温，头痛易在天气寒冷或夏季吹空调时出现，有时吃冷饮时也会出现头痛，请对其经络调理给予适当的建议。

🧑 同学问：老师，阳虚体质经络调理可选用哪些方法？

🧑 老师答：同学，阳虚体质经络调理除了刮痧、拔罐、砭术、推拿、艾灸等方法，还可以选用泡洗、贴敷的方法进行体质调理。

基本知识

1. 阳虚体质洗泡调理

（1）药物组成：熟附子 15g，干姜 15g，白芍 10g，桂枝 10g，杜仲 15g，通草 10g。

（2）使用方法：将上述诸药按比例打成粉末，按照 30g 每袋进行分袋，每次 1 包。使用时将药袋放入锅中，加入 3000ml 清水，水沸腾后，再煮 10 分钟，放置至温度适宜，放入盆中，将双足浸泡于药液中。

（3）操作时间及频率：每晚 1 次，每次 30 分钟，1 个月为 1 个疗程，一般需要 2～3 个疗程。

（4）禁忌证：①足皮肤有伤口或明显破溃及感染病灶者；②合并其他重大疾病（如重度高血压、冠心病、急性脑血管疾病）或精神疾病不能配合治疗者；③妇女妊娠期。

（5）注意事项：①对中药过敏者慎用。②水温以个人耐受为宜，遍身微微汗出即可，不可大汗出。③空腹或饭后 30 分钟内不宜使用。

2. 阳虚体质贴敷调理

（1）贴敷穴位：选取肾俞（双）、脾俞（双）、足三里（双）、神阙、中脘、气海穴进行贴敷。

（2）药物组成：附子 12g，肉桂 10g，川芎 8g，薤白 6g，白芥子 2g，细辛 1g。

（3）贴敷方法：将诸药研成细末，储存于密封瓶中，用时取出适量，用陈醋调匀，填于穴位贴中。用姜片将需要贴敷的穴位轻擦数下，将填充好药物的穴位贴贴敷于穴位上。可将贴敷穴位分为①②两组，轮流贴敷。①组：脾俞、足三里、中脘。②组：肾俞、神阙、气海。

（4）操作时间及频率：每天一组穴位，贴敷 6～8 小时可祛除贴敷，连续 5 天后休息 2 天，20 次为 1 个疗程，一般需 2～3 个疗程。

（5）禁忌证：对贴敷药物过敏者；贴敷穴位皮肤有伤口或明显破溃及感染病灶者；妇女妊娠期和哺乳期。

（6）注意事项：①对生姜、醋过敏者可用清水调敷，对胶布过敏者可选用一次性塑料薄膜覆盖。②贴敷时间不宜超过 8 小时，以免引起皮肤不适。③贴敷期间避免受寒、洗澡、游泳和大量汗出，忌食辛辣。

📖 拓展学习

清代著名医家张璐著《张氏医通》，其《诸气门下·喘》云："冷哮灸肺俞、膏肓、天突、有应有不应。夏月三伏中用白芥子涂法往往获效。方用白芥子净末一两、延胡索一两，甘遂、细辛各半两，共为细末。入麝香半钱，杵匀，姜汁调涂肺俞、膏肓、百劳等穴。涂后麻瞀疼痛，切勿便去。候三炷香足方可去之。十日后涂一次，如此三次，病根去矣。"这是关于三伏贴的最早最详尽的记载，请对这些用药进行分析，并查阅资料，对三伏贴的作用进行理解，对三伏贴所存在的问题进行分析。

📖 学习检测

1. 手三阳经从头走足，手三阴经从胸走手。（　　　）

2. 关元、命门、肾俞均有温补阳气的作用，其中关元为小肠之募穴，具有补肾培元、温阳固脱之功；

命门属督脉，督脉总督一身之阳气的功效。（　　）

第四节　阴虚体质调理方案

任务一：阴虚体质膏方调理

问题情境

刘某，女，55岁，离休干部。平素怕热，手足心热，夜卧盗汗，时有干咳，每逢秋燥季节咳嗽加剧。今年秋天更为明显，咳时多无痰或痰少而黏，食用干果、肉类后症状加重，自行饮水，服用甘草片后疗效不佳，她为此非常苦恼。刘某收看电视节目时，见大夫用膏方治好了很多人的咳嗽，于是她抱着试试看的心情，来到医院咨询关于膏方治疗咳嗽的相关事宜。你认为像刘某这样的情况，适合膏方调理吗？你有什么好的建议吗？

　　同学问：老师，阴虚体质可以用膏方进行体质调理吗？

　　老师答：同学，阴虚体质的人使用膏方进行补益是非常适合的，膏方的基质无论是荤膏中的阿胶，还是清膏中的蜂蜜、白蜜、冰糖都是质润之品，结合药物有增效之功。但是在膏方配伍时，需要关注不宜一味滋阴，避免寒凉滋润之品过多碍胃腻膈而影响吸收。

基 本 知 识

内服膏方制作的过程比较复杂，一般需要在专业人员的指导下进行，需要经过浸泡、煎煮、浓缩收膏等步骤，耗时也比较长。目前有不少中医院或中医诊所开展根据个人情况制订膏方并加工的业务，所以建议大家可以在专业医院医生的诊疗后进行膏方的服用。下面给大家介绍一款适合阴虚体质服用的日常膏方，另附已故名老中医秦伯未先生一则肺肾并虚干咳健忘的膏方，以供参考。

1. **川麦雪梨膏**　川贝母、百合、款冬花各15g，麦冬25g，雪梨1000g，蔗糖适量。雪梨榨汁过滤备用。梨渣同诸药水煎2次，每次2小时，二液合并，兑入梨汁。文火浓缩后加入蔗糖400g，收膏贮存。服用时取适量膏（15～20g）调入温水中服用，滋阴润肺止咳。适用于阴虚喜干咳，无痰或痰少而黏者。

2. **肺肾并虚干咳健忘案膏方**　上党参90g，清炙黄芪90g，北沙参（元米炒）45g，破麦冬60g，池菊炭45g，川石斛54g，淮山药90g，白术45g，抱茯神90g，炙款冬45g，甜杏仁（去皮尖）90g，炙款冬花45g，川百合45g，金沸草（绢包）45g，生熟地黄（各）90g，山茱萸45g，甘枸杞子60g，女贞子90g，炒杜仲90g，煅牡蛎150g，炒川续断90g，甜桑椹90g，潼沙苑子90g，炒枣仁90g，粉萆薢90g，核桃肉120g。

上味浓煎两次，滤汁，去渣，加驴皮胶120g，龟板胶（上胶陈酒烊化）120g，煎熬，再入川贝粉45g，白纹冰糖500g，文火收膏，以滴水为度。

[服法]每天早、晚开水冲服一大匙（15g 左右）。如遇外感伤风、内伤食滞时，停服，病愈后，继续服用。

[注意事项] 服膏期间，忌食一切辛辣及生冷食物。

（摘自《秦伯未先生膏方选集》内科案十八）

📖 拓展学习

进补膏方服用有方法，需遵循因时、因人、因忌的原则。

1. **因时**　膏方通常是在冬令进补，自立冬之日起，从一九服至六九，亦可延期至立春之日，每天一匙，早、晚分服。亦可根据医者的建议，在其他时令进行膏方补益。

2. **因人**　人有性别、年龄、体质之分，服用膏方要因人制宜、因证施治。如慢病患者边补边治，注意补虚和泻实、祛邪之间的平衡；新近患病者，可先治病，再调补，避免滋邪；亚健康者，重在根据体质特点进行全面整体调理；老年人服用膏方补益时，应注重脾胃功能，以免影响疗效；儿童膏方应尊重其脾胃娇嫩的生理特点，避免过用大补之品。

3. **因忌**　①避免"关门流寇"，外邪未尽者，不要过早使用补膏，以免留邪为患。补益莫与气血为难，避免一味呆补而忽视气血流通。②防止"虚不受补"，对于一般慢性虚损者，缓缓调养，不可峻补，可于补膏中重加助运以及理气之品，以免滋腻碍胃。③防止"损阳耗阴"，如阳虚体质者，应避免使用阴寒伤阳类膏剂；阴虚体质者，应避免使用助火伤阴类膏剂。

📖 学习检测

1. 川麦雪梨膏的制作方法你学会了吗？请简单复述一下。

2. 王奶奶认为自家孙子身体瘦弱、不爱吃饭，于是让孙子服用爷爷正在食用的含有阿胶、人参、鹿茸等成分的滋补膏方，你觉得这样是否可行？请说明理由。

任务二：阴虚体质经络调理

问题情境

王某，男，70 岁，有 15 年的高血压病史，经常失眠，每当睡不好觉就头晕，血压也不稳定，还经常有口干口苦、眼睛干涩的症状。听老同学说，睡觉前泡脚对睡眠有好处，于是他就来到药店准备买些泡脚包试试，可是看着这么多的品种，药物组成又都不一样，一下子为难起来，不知该选哪种好了。你能根据老王的情况，帮他选择吗？

同学问：老师，阴虚体质经络调理可以选用泡洗、贴敷等方法进行体质调理吗？

老师答：同学，阴虚体质可以选用泡洗、贴敷等技术进行经络调理。

基 本 知 识

1. 阴虚体质洗泡调理

（1）药物组成：枸杞子、菊花、杜仲、熟地黄、牡丹皮、五味子、麦冬各 15g，茯苓、山茱萸、山药、泽泻各 10g。

（2）使用方法：将上药按比例打粗粉，分装于无纺布药袋中，每包 40g，每次 1 包。使用时将药袋放入锅中，加入 3000ml 清水，水沸腾后，再煮 10 分钟，放置至温度适宜，放入泡脚盆中，将双脚浸泡于药液中，约 30 分钟。浸泡高度应超过内踝上三寸的三阴交高度。

（3）操作时间及频率：每晚 1 次，每次 30 分钟，1 个月为 1 个疗程，一般需要 2～3 个疗程。

（4）禁忌证：①足部皮肤有伤口或明显破溃及感染病灶者；②合并其他重大疾病（如重度高血压、冠心病、急性脑血管疾病）或精神疾病不能配合治疗者；③妇女妊娠期。

（5）注意事项：①对中药过敏者慎用；②水温以个人耐受为宜，遍身微微汗出即可，不可大汗出；③空腹或饭后 30 分钟内不宜使用。

2. 阴虚体质贴敷调理

（1）贴敷穴位：阴虚体质的贴敷可选用肝俞、脾俞、肾俞、涌泉、神门、曲池、三阴交、太冲穴，以上均为双侧取穴。

（2）药物组成：吴茱萸 4g，肉桂 4g，白芍 4g，天麻 3g，石决明 3g，川芎 2g，白芥子 1g。

（3）贴敷方法：将诸药研成细末用醋调匀，填于穴位贴中，贴敷前用姜片将需要贴敷的穴位处轻擦数下，将填充好药物的穴位贴贴敷于穴位上。将上述穴位分为①②两组，交替进行贴敷。①组：肝俞、肾俞、涌泉、神门。②组：脾俞、曲池、三阴交、太冲。

（4）操作时间及频率：每天 1 次，选用 1 组穴位，每次 4～6 小时可换下，5 次后间隔 2 天，10 次为 1 个疗程，一般需 3～5 个疗程。

（5）禁忌证：①对贴敷药物过敏者；②贴敷穴位皮肤有伤口或明显破溃及感染病灶者；③妇女妊娠期和哺乳期。

（6）注意事项：①对生姜、醋过敏者可用清水调敷，对胶布过敏者可选用一次性塑料薄膜覆盖；②贴敷时间不宜超过 8 小时，以免引起皮肤不适；③贴敷期间避免受寒、洗澡、游泳和大量汗出，忌食辛辣。

📖 拓展学习

1. 阅读晋代嵇康著《养生论》"春三月，每朝梳头一二百下。至夜卧时，用热汤下盐一撮，洗膝下至足，方卧，以泄风毒脚气，勿令壅滞。"了解古人洗脚养生方法。

2. **睡前洗脚歌**

益寿延年身体好，保护双脚很重要。奉劝睡前常洗脚，舒筋活络百病消。

脚为全身柱基石，经络直通脚趾梢。　大趾连通肝脾经，疏肝健脾强腰身。

小趾归属膀胱经，泌尿疾病可医治。　第四趾节通胆经，便秘胁痛奏效奇。

肾经所在脚心底，搓洗可把肾病医。　古云脚为人之底，常洗祛病健身体。

大树枯老根先竭，人到暮年脚先老。　坚持睡前洗洗脚，强似服用滋补药。

每晚热水洗双脚，卧床不复闻鼓角。　春日坚持洗双脚，升阳固脱胜服药。

夏日晚间洗浴脚，暑湿热症均可却。　秋天坚持洗双脚，润肺通肠身体好。

冬日睡前勤洗脚，丹田温灼病不扰。　水中适量加中药，防治疾病收效高。

热水之中入葱姜，治疗腹泻与感冒。　辣椒茄梗水洗脚，防治冻伤有奇效。

50度水温较适宜，温热不烫恰为妙。　双脚入水勤搓揉，周身血液循环好。

洗泡时间需保证，十五分钟不可少。　坚持洗脚好处多，活血散瘀解疲劳。

洗脚简便且易行，长年坚持身体好。

📖 学习检测

1. 应用洗泡方法时，局部有伤口感染者不宜使用。（　　）
2. 贴敷时间一般不宜超过 2 小时。（　　）

第五节　痰湿体质调理方案

任务一：痰湿体质膏方调理

问题情境

郭某，男，28 岁，律师。平素大便不调，时有泄泻，进食油腻后加重，饮食减少，食后脘闷不舒，面色萎黄，倦怠乏力。曾几次就医，皆因不能坚持服用汤药而放弃治疗。近日，郭某又因脾胃满闷不舒，大便稀溏就诊，医生建议他使用膏方治疗一段时间，他欣然接受。你能根据郭某的情况，给他提供一个适宜的膏方。

👤 **同学问**：老师，痰湿体质适合选用膏方进行体质调理吗？

👨 **老师答**：同学，痰湿体质的人使用膏方调补应需要注意，膏方基质多采用动物胶质或蜂蜜、冰糖等黏腻之品，容易产生腻膈碍胃的情况，加重脾的负担。因此，膏方中除使用补益之品，还需要增加开胃、助运、燥湿、清化之品，以促进脾胃消化吸收。

基 本 知 识

内服膏方制作的过程比较复杂，一般需要在专业人员的指导下进行，需要经过浸泡、煎煮、浓缩收膏等步骤，耗时也比较长。目前有不少中医院或中医诊所开展根据个人情况制订膏方并加工的业务，所以建议在专业医院医生的诊疗后进行膏方的服用。

下面介绍一款适合痰湿体质的人使用的膏方，并附我国已故名老中医秦伯未先生脾虚湿盛便泄带多一案的膏方，以供参考。

1. **痰湿体质调理膏方**　苍术100g，白术100g，川厚朴60g，陈皮60g，姜半夏60g，茯苓皮30g，生薏苡仁100g，炒薏苡仁100g，炒白扁豆100g，瓜蒌皮60g，桔梗60g，大腹皮60g，枳壳30g，绞股蓝60g，太子参100g，砂仁30g，泽泻60g，广木香30g，柴胡30g。

上药浓煎两次，滤汁，去渣，加阿胶250g，龟甲胶（上胶黄酒250g烊化）200g，煎熬，再入冰糖500g，文火收膏。每天2次，每次服10~15g。

2. **脾虚湿盛便泄带多案膏方**　潞党参90g，炒白术90g，云茯苓120g，淮山药90g，炒熟地黄（砂仁24g拌）90g，炒当归45g，炒白芍45g，金毛狗脊（炙）90g，菟丝子饼45g，大芡实90g，焦薏苡仁120g，炒杜仲90g，川续断肉90g，苍术皮24g，江枳壳（麸炒）45g，广陈皮45g，炒泽泻90g，白豆蔻24g，炒瓜蒌皮90g，桑寄生90g，五加皮45g，陈木瓜45g，炒黄柏45g，白鲜皮45g，丝瓜络45g，煨大枣120g。

上味浓煎两次，滤汁，去渣，加驴皮胶120g，龟甲胶（上胶陈酒化）120g，煎熬，再入白纹冰糖180g，文火收膏，以滴水为度。

［服法］每天早、晚开水冲服一大匙（15g左右）。遇外感伤风、内伤食滞时，停服，病愈后，继续服用。

［注意事项］服膏期间，忌食一切辛辣及生冷食物。

（摘自《秦伯未先生膏方选集》妇科案二十六）

📖 拓展学习

秦伯未先生谈膏方之经验

余治医无所以，而蒙病家以善调理延誉，于是每岁之来乞膏方去者恒数十人。药撮经验所得，聊备采择。

第一，须识消长之机。夫人身不外气血，气血不外阴阳，阳盛则阴衰，阴盛则阳衰。故见阳衰之证即须推其何以阳衰，阴衰之证即须推其何以阴衰，施补庶能觳入。

第二，须识相互之机。气虚补气，血虚补血，绳墨也。然少火生气，气能摄血。故补气而不补血，补血而不补气，决难尽其能事。

第三，须识开阖之机。天地不外开阖，用药不外补泻。补正必兼泻邪，邪去补自得力。设或一味蛮补，终必酿成实殃。能悟上述三者之妙，临诊处方，自有或左右逢源之药。余治刘姓妇女白带，审其纲痰饮。为病又见胀满，人皆以为此病无补法，而以服膏方为戒。然卒因以蠲除疾，盖能识其机也。

总之，治病之要，在求其本。所谓本者，即发病之主因也。能制其主因，则一切枝节不治自愈。而主膏方，尤须导其衰弱之根源与疾病之枢纽，则功效易著，遗患可免。《淮南子》云："所以贵扁鹊者，知病之所以生也。"王应震云："见痰休治痰，见血休治血，无汗不发汗，有热莫攻热，喘生休耗气，精遗不涩泄。明得个中趣，方是医中杰……真知本之言也。"然而环顾医林，其能悟此旨者，果几辈耶？

📖 学习检测

1. 膏方容易产生腻膈碍胃的情况，因此痰湿体质的人在使用膏方时应加入开胃、助运、燥湿、清化之品，以促进脾胃消化吸收。（　　　）

2. 食用一切膏方，应忌生冷、辛辣之品。（　　　）

任务二：痰湿体质经络调理

问题情境

头伏第一天，某中医院的走廊里排着长长的队伍，其中就有老李的身影。老李今年 75 岁，有慢性支气管炎病史 20 余年，平素易咳嗽，伴有喉痒，咳痰黏稠，面色无华，胸闷，脘闷不舒，神疲乏力。早就听人说三伏贴可以治疗咳嗽，老李一大早就赶到医院，站在长长的队伍中了。你认为老李这种情况适合贴敷吗？请给出你的意见和建议。

👤 **同学问**：老师，痰湿体质可以选用泡洗、贴敷等方法进行体质调理吗？

👤 **老师答**：同学，痰湿体质除了适合用刮痧、拔罐、砭术、推拿、艾灸等方法调理，还可选用操作简单、效果显著的泡洗、贴敷等适宜技术进行体质调理。

调 理 方 案

1. 痰湿体质外用洗泡调理

（1）药物组成：苍术 12g，陈皮 9g，姜厚朴 9g，甘草 6g，生姜 3 片。

（2）使用方法：将本方中药物装于药袋，使用时将药袋放入锅中，加入 3000ml 清水，水沸腾后，再煮 10 分钟，放置至温度适宜，放入泡脚盆中，将双脚浸泡于药液中，约 30 分钟。

（3）操作时间及频率：每晚 1 次，每次 30 分钟，1 个月为 1 个疗程，一般需要 1～2 个疗程。

（4）禁忌证：①足部皮肤有伤口或明显破溃及感染病灶者；②合并其他重大疾病（如重度高血压、冠心病、急性脑血管疾病）或精神疾病不能配合治疗者；③妇女妊娠期与哺乳期。

（5）注意事项：①对中药过敏者慎用；②水温以个人耐受为宜，遍身微微汗出即可，不可大汗出；③空腹或饭后 30 分钟内不宜使用。

2．痰湿体质贴敷调理

（1）贴敷穴位：肺俞（双）、脾俞（双）、膻中、三阴交（双）、丰隆（双）、足三里（双）。

（2）药物组成：炒白芥子、细辛、紫菀、白术各 30g，甘遂、白前、茯苓、延胡索各 15g，丁香、陈皮各 10g。

（3）贴敷方法：将诸药研成细末，储存于密封瓶中，用时取出适量用陈醋调匀，填于穴位贴中。用姜片将需要贴敷的穴位处轻擦数下，将填充好药物的穴位贴贴敷于穴位上。可将贴敷穴位分为①②两组，轮流贴敷。①组：肺俞、膻中、三阴交穴。②组：脾俞、丰隆、足三里穴。

（4）操作时间及频率：每天一组穴位，贴敷 6～8 小时可祛除贴敷，连续 5 天后休息 2 天，20 次为 1 个疗程，一般需 2～3 个疗程。

（5）禁忌证：①对贴敷药物过敏者；②贴敷穴位皮肤有伤口或明显破溃及感染病灶者；③妇女妊娠期和哺乳期。

（6）注意事项：①对生姜、香油过敏者可用清水调敷，对胶布过敏者可选用一次性塑料薄膜覆盖；②贴敷时间不宜超过 8 小时，以免引起皮肤不适；③贴敷期间避免受寒、洗澡、游泳和大量汗出，忌食辛辣。

拓展学习

七种体质穴位贴敷调理原则及常用穴位如下。

1．**气虚体质**　气虚体质重在补肺调气、健脾益气，温肾纳气。取手太阴肺经、足太阴脾经、足少阴肾经腧穴，可用关元、气海、膻中、足三里、肺俞、脾俞、肾俞等。

2．**阳虚体质**　阳虚体质重在温经散寒、调经理气。取足少阴肾经、督脉腧穴，可用肾俞、关元、气海、命门、足三里、腰阳关、神阙、脾俞、悬钟、涌泉等。

3．**阴虚体质**　阴虚体质重在滋阴降火、益气培元，补阴侧重于滋肾阴养胃阴。取足少阴肾经、足阳明胃经和相应背俞穴，可用太溪、水泉、三阴交、肝俞、肾俞、肺俞、横骨、膏肓、照海、然谷等。

4．**痰湿体质**　痰湿体质重在宣肺降气、除湿化痰。取手太阴肺经、足太阴脾经、足阳明胃经穴和相应背俞穴，可用太渊、中府、尺泽、列缺、三阴交、丰隆、足三里、肺俞、脾俞、阴陵泉。

5．**湿热体质**　湿热体质重在清热利湿。取足太阴脾经、足厥阴肝经穴为主，可用肺俞、脾俞、肾俞、膈俞、三阴交、足三里、阴陵泉、太溪等。

6．**血瘀体质**　血瘀体质重在活血祛瘀、疏通经络。可选血海、膈俞、心俞、气海、膻中、肝俞、太冲、阿是穴等。

7．**气郁体质**　气郁体质重在理气解郁、畅通气血。常用穴位有膻中、期门、太冲、肝俞、三阴交。

学习检测

1．在外用贴敷法中，白芥子的作用是什么？

2．如何正确穴位贴敷，具体方法、操作时间和频率是什么？

第六节　湿热体质调理方案

任务一：湿热体质膏方调理

问题情境

小东同学自上大学起，脸上的脓包就从未间断过，常常是一波未平一波又起，几乎遍布满脸。他平素喜欢饮酒吃辣，易心胸烦闷，大便黏腻不爽，便时有里急后重之感，小便短黄。为此，小东同学曾到访各大医院寻求治法，但效果皆不理想。一次偶然机会，他找到任课老师寻求帮助，老师给他开草药方治疗，一个月之后有了起色，连服三个月脓包已褪去一半，诸症皆轻。近日足球队通知他去外地集训，因熬药不便，于是他便在老师的建议下，把药制成膏剂带去继续服用。你认为他这种方法可取吗？像他这种症状可以服用膏方吗？

🧑 同学问：老师，湿热体质可以用膏方进行体质调理吗？

🧑 老师答：同学，湿热体质可以用膏方调理体质，但湿热体质的人使用膏方调补应注意，处方应以清热燥湿、利湿之品为主，多使用蜂蜜、冰糖等为基质，配方中不宜使用过多的补益药物，以免因膏方滋腻而助火，加重湿热，服食膏方的季节建议为冬季，春夏季不建议服用，以免助热。此外，膏方因含糖量高，消渴患者应慎用。

基 本 知 识

内服膏方制作的过程比较复杂，一般需要在专业人员的指导下进行，需要经过浸泡、煎煮、浓缩收膏等步骤，耗时也比较长。目前有不少中医院或中医诊所开展根据个人情况制订膏方并加工的业务，所以建议在专业医院医生的诊疗后进行膏方的服用。下面向大家介绍一款适合湿热体质的人使用的膏方，并附我国已故名老中医秦伯未先生湿热互重口臭便难一案的膏方，以供参考。

1. **湿热体质调理膏方**　苍术 30g，生白术 60g，陈皮 30g，茯苓 30g，冬瓜皮 30g，芦根 60g，淮山药 60g，赤小豆 30g，生薏苡仁 30g，泽泻 30g，车前子（包）30g，黄芩 30g，夏枯草 60g，猪苓 30g，黄柏 30g，生甘草 60g，蜂蜜 60g，冰糖 120g。

上药除蜂蜜、冰糖外，加水浓煎 2 次，滤出药渣，加入蜂蜜、冰糖收膏，储存在干净无水罐中密封，每服 15g，温水冲服即可。

2. **湿热互重口臭便难案膏方**　西洋参（另炖汁，冲入收膏）30g，北沙参 60g，细生地黄 150g，京玄参 90g，鲜石斛 90g，香佩兰 60g，净连翘 60g，白术 60g，江枳壳 45g，云茯苓 90g，肥玉竹 45g，全瓜蒌 180g，生白芍 60g，化橘红 45g，火麻仁 90g，柏子仁 90g，炒知母 45g，地骨皮 45g，大天冬 45g，淡黄芩 45g，滑石块 120g，焦山栀子 45g，全当归 45g，生熟薏苡仁（各）90g，淡竹茹 45g。

上药浓煎两次，滤汁，去渣，加驴皮胶（陈酒烊化）180g，熬，再入白蜜 240g，白纹冰糖 240g，文火收膏，以滴水为度。

［服法］每天早、晚开水冲服一大匙（15g左右）。遇外感伤风、内伤食滞时，停服，病愈后，继续服用。

［注意事项］服膏期间，忌食一切辛辣及生冷食物。

（摘自《秦伯未先生膏方选集》其他杂病案三）

📖 拓展学习

早在《黄帝内经》中就有阴阳二十五人等体质分类。体，即体质类型；证，即疾病证型。因人施治，按不同体质特点和症状、体征而化裁，适度调节组方，即"量体裁衣"。

阴虚体质，见自觉内热、手足心热、口干、失眠、大便干结、面红、潮热，舌红脉细等表现，方用养阴填精方，常用二至丸、六味地黄丸，药用生地黄、玄参、阿胶、麦冬、石斛等。

阳虚体质，见手足怕冷、畏寒、大便稀溏、小便清长、舌淡胖、有齿印、脉沉细无力等表现，方用壮阳补气方，常用右归丸、桂附地黄丸，药用杜仲、肉苁蓉、桑寄生等。

气虚体质，见精神疲倦、乏力、气短、容易感冒、自汗、活动后加重、舌淡白、脉细弱等表现，方用益气方，常用四君子汤，药用太子参、党参、黄芪等。

血虚体质，见面色苍白、唇甲淡白、头晕眼花、手足发麻、舌淡白、脉细等表现，方用养血生血方，常用四物汤，药用熟地黄，当归、白芍等。

血瘀体质，见皮肤干燥、粗糙、有紫斑，胸胁刺痛、面色晦暗、肌肤甲错、唇甲青紫、舌有瘀斑等，可以用活血和营方药，常用血府逐瘀汤、失笑散，药用川芎、当归、红花、桃仁等。

痰湿体质，见形体肥胖、汗多、肢体困倦沉重、口舌黏腻、苔腻、脉滑等，可以用祛痰化湿方，常用二陈汤，药用陈皮、半夏、苦杏仁、白芥子等。肝郁气滞证则用柴胡舒肝散等。

📖 学习检测

1. 湿热体质之人适用具有清热燥湿功效的膏方。（   ）
2. 湿热体质的人服用膏方多选择夏季，因此时湿热之气最盛，取天人合一之意。（   ）

任务二：湿热体质经络调理

问题情境

正值夏季，冯老爷子感觉闷热难耐，身体困乏而烦，胸闷憋气，不想吃东西，一吃东西就胃脘不适，口苦口臭，小便也不畅快，他觉得可能是体内湿热较重，于是就买来药浴盆泡脚，每次都泡的大汗淋漓才肯罢休。老先生认为汗可以把身体的湿热带走，这样就不会觉得难受了。你觉得这种做法可取吗？请给出你的意见和建议。

同学问：老师，湿热质人可以选用泡洗、贴敷等技术进行体质调理吗？

老师答：同学，湿热质人除了刮痧、拔罐、砭术、推拿、艾灸等技术方法调理，还可以选用泡洗、贴敷的方法进行体质调理。

调 理 方 案

1. 湿热体质洗泡调理

（1）药物组成：厚朴9g，黄连6g，半夏9g，淡豆豉9g，生栀子6g。

（2）使用方法：将药袋放入锅中，加入3000ml清水，水沸腾后，再煮10分钟，放置至温度适宜，放入泡脚盆中，将双脚浸泡于药液中。每晚1次，每次30分钟，1个月为1个疗程，一般需要2～3个疗程。

（3）禁忌证：①足皮肤有伤口或明显破溃及感染病灶者；②合并其他重大疾病（如重度高血压、冠心病、急性脑血管疾病）或精神疾病不能配合治疗者；③妇女妊娠期。

（4）注意事项：①对中药过敏者慎用；②水温以个人耐受为宜，遍身微微汗出即可，不可大汗出，汗后用干布擦干身体，避免着凉受风。

2. 湿热体质贴敷调理

（1）贴敷穴位：支沟、阳陵泉、外关、足三里、丰隆及脾俞穴，以上均为双侧取穴。

（2）药物组成：茯苓、蒲公英、车前草、黄连、薏苡仁各10g，冰片、薄荷脑各3g。方中茯苓、薏苡仁健脾化湿，黄连清热燥湿，蒲公英、车前草清热解毒、利湿通淋，冰片、薄荷脑功善透皮深入，又有开窍醒脑、清热之功效，诸药共奏清热利湿之功。

（3）贴敷方法：将诸药研成细末用清水调匀，填于穴位贴中，用姜片将需要贴敷的穴位处轻擦数下，将填充好药物的穴位贴贴敷于穴位上。将上述穴位分为①②两组，交替进行贴敷。①组：脾俞、足三里、丰隆。②组：曲池、外关、阳陵泉。

（4）操作时间及频率：每天1次，选用一组穴位，每次4～6小时可换下，5次后间隔2天，10次为1个疗程，一般需3～5个疗程。

（5）禁忌证：①对贴敷药物过敏者；②贴敷穴位皮肤有伤口或明显破溃及感染病灶者；③妇女妊娠期和哺乳期。

（6）注意事项：①对生姜、醋过敏者可用清水调敷，对胶布过敏者可选用一次性塑料薄膜覆盖；②贴敷时间不宜超过8小时，以免引起皮肤不适；③贴敷期间避免受寒、洗澡、游泳和大量汗出，忌食辛辣。

📖 拓展学习

前述外用洗泡调理方案中的药物组成，乃王氏连朴饮减石菖蒲、芦根化裁而成。原方：制厚朴6g，川黄连（姜汁炒）3g，石菖蒲3g，制半夏3g，香豉9g，焦山栀子9g，芦根60g。

[功能主治] 清热化湿，理气和中。治湿热蕴伏，霍乱吐利，胸脘痞闷，口渴心烦，小便短赤，舌苔黄腻。现用于肠伤寒，急性胃肠炎属于湿热并重者。

［用法用量］水煎，温服。

［方义］方中黄连清热燥湿，厚朴理气化湿，均为君药；焦山栀子、香豉清郁热，除烦闷，芦根清热生津，均为臣药；石菖蒲芳香化浊，制半夏化湿和中，均为佐使药。诸药相伍，共奏清热化湿，理气和中之效。

（《霍乱论》卷下　连朴饮）

📖 学习检测

1. 湿热体质的人在使用以上泡洗方法调理时，淡豆豉和栀子的具体作用是什么？
2. 湿热体质的人在使用贴敷方法进行调理时，为什么选择支沟穴？支沟穴具有什么功效？

第七节　血瘀体质调理方案

任务一：血瘀体质膏方调理

问题情境

王某，女，32岁，办公室文员。平素面色暗淡，口唇微紫，舌下脉络有瘀滞，经期月经有血块，小腹刺痛，痛处固定。王某现已怀有7个月身孕，查体发现有乳腺结节，想通过服用血府逐瘀汤为底方进行加减制成膏方，达到消瘀散结的目的。请对其调理是否合理进行判断，并给予适当的建议。

👤 同学问：老师，血瘀体质的人可以选用膏方进行体质调理吗？

👤 老师答：同学，血瘀体质的人比较适合使用膏方进行调补，应注意方中虽然以活血化瘀的药物为主，但也要配合补血之品，避免耗伤太过。同时，应注意理气助运，以免停滞变生其他邪气。

基 本 知 识

内服膏方制作的过程比较复杂，一般需要在专业人员的指导下进行，需要经过浸泡、煎煮、浓缩收膏等步骤，耗时也比较长。目前有不少中医院或中医诊所开展根据个人情况制订膏方并加工的业务，所以建议在专业医院医生的诊疗后进行膏方的服用。下面介绍一款适合血瘀体质的人使用的膏方，并附我国已故名老中医秦伯未先生气郁血滞经行腹痛一案的膏方，以供参考。

1. **血瘀体质调理膏方**　桃仁100g，红花30g，生地黄150g，当归100g，川芎100g，枳壳60g，全瓜蒌 100g，桔梗 60g，赤芍 100g，白芍 100g，川楝子 60g，延胡索 100g，柏子仁 100g，炒枣仁 60g，玫瑰花 60g，绿萼梅 60g，茜草 100g，怀牛膝 60g，陈皮 60g，山药 100g。

上味浓煎两次，滤汁，去渣，加驴皮胶 200g，鳖甲胶（上胶黄酒 200g 烊化）200g，煎熬，再入冰糖 250g，文火收膏。每天 2 次，每次服 10～15g。

2. 气郁血滞经行腹痛案膏方　吉林参须（另炖汁，冲入收膏）30g，炒当归 60g，炒白芍 45g，大川芎 24g，炒续断 90g，川楝子 45g，延胡索 45g，炒大熟地黄 90g，潼白蒺藜（各）90g，制香附 45g，炒白术 60g，云茯苓 90g，橘叶络（各）30g，黄郁金 45g，煅石决明 120g，炒菊花 45g，稆豆衣 45g，紫石英 90g，台乌药 45g，海螵蛸 90g，江枳壳（炒）45g，砂蔻衣（各）45g，焦楂炭 90g，香橼皮 45g，沉香曲 90g，鸡血藤 45g。

上味浓煎两次，滤汁，去渣，加驴皮胶 180g、鳖甲胶（上胶陈酒烊化）120g，煎熬，再入白纹冰糖 300g，文火收膏，以滴水为度。

［服法］每天早、晚开水冲服一大匙（15g 左右）。遇外感伤风、内伤食滞时，停服，病愈后，继续服用。

［注意事项］服膏期间，忌食一切辛辣及生冷食物。

（摘自《秦伯未先生膏方选集》妇科案十六）

📖 拓展学习

膏摩疗法

膏摩疗法是将中药膏剂涂于体表的治疗部位上，再施以推拿手法，以发挥推拿和药物的综合治疗作用来防治疾病的一种方法。

膏摩为古代常用的药摩（膏摩、粉摩、汤摩、酒摩等）方法之一。所用配方历代记载颇多，后世趋向简化。如明代张介宾《景岳全书·痘疹诠》记载以热麻油按揉痛处治腰痛，近代则常用冬青油膏或按摩乳之类。

膏摩疗法既有中药外涂后的药物作用，又有按摩疗法疏通经脉、调和气血的作用，是外涂疗法与按摩疗法的综合作用，同时又使得这两种疗法相得益彰，作用加强。

📖 学习检测

1. 血瘀质调理膏方组成中有桃红四物汤所有的药物。（　　　）
2. 气郁血滞经行腹痛案膏方中，稆豆衣有较好的滋阴养血功效。（　　　）

任务二：血瘀体质经络调理

问题情境

洪某，女，27岁，公司员工。平素烦躁易怒，常胁肋刺痛，情志不舒，每逢经期时症状加重，小腹刺痛，有血块，月经量多，脾气暴躁，甚则打人毁物，不避亲疏。其经期在膈俞、血海、次髎穴进行中药外敷调理，以活血化瘀药为主。请对其调理方案是否合理做出判断。

👤 **同学问**：老师，血瘀体质可以选用泡洗、贴敷等方法进行体质调理吗？

👤 **老师答**：同学，血瘀体质人除了刮痧、拔罐、砭术、推拿、艾灸等技术方法调理，还可以选用泡洗、贴敷的方法进行体质调理。

调 理 方 案

对血瘀体质的人进行经络调养时，经络的选择应以任脉、脾经、胃经、膀胱经为主，并且注意在调养中以泻法为主，兼以补法，操作的时间可略长，手法力量可稍大，手法宜柔和渗透，以期活血化瘀、行气通络。血瘀体质者在气温低的环境下会症状加重。因此，调理场所因特别注意温度不宜过低，以25℃左右为宜，且环境应轻松舒适，以免影响情绪，因气郁而加重血瘀症状。

1. 血瘀体质洗泡调理

（1）药物组成：熟地黄9g，当归9g，白芍6g，川芎6g，桃仁3g，红花3g。

（2）使用方法：将上述诸药装入药袋中，使用时将药袋放入锅中，加入2000ml清水，水沸腾后，再煮10分钟，放置至温度适宜，放入盆中，将双脚浸泡于药液中，药液以浸过足踝为度。

（3）操作时间及频率：每晚1次，每次30分钟，4周为1个疗程。

（4）禁忌证：①足部皮肤有伤口或明显破溃及感染病灶者；②合并其他重大疾病（如重度高血压、冠心病、急性脑血管疾病）或精神疾病不能配合治疗者；③妇女妊娠期。

（5）注意事项：①对中药过敏者慎用；②水温以个人耐受为宜，遍身微微汗出即可，不可大汗出；③空腹或饭后30分钟内不宜使用。

2. 血瘀体质贴敷调理

（1）贴敷穴位：选取肾俞（双）、命门、血海（双）、膈俞（双）、三阴交（双）。

（2）药物组成：川芎30g，丹参30g，五灵脂20g，炒蒲黄20g，炙黄芪30g，杜仲30g，香附30g，没药20g。方中川芎、丹参化瘀通络，推陈出新。五灵脂、蒲黄为化瘀通络的经典组合。黄芪补气升阳，利水消肿。杜仲补肝肾，强腰膝。没药散血，为宣通脏腑，流通经络之要药。香附可理气调中，通气甚捷。诸药合用，共奏活血化瘀，补肾益气之功。

（3）贴敷方法：将诸药研成细末，储存于密封瓶中，用时取出适量用陈醋调匀，填于穴位贴中。用姜片将需要贴敷的穴位处轻擦数下，将填充好药物的穴位贴贴敷于穴位上。可将贴敷穴位分为①②两组，轮流贴敷。①组：肾俞、命门、血海。②组：膈俞、三阴交。

（4）操作时间及频率：每天 1 组穴位，贴敷 6～8 小时可祛除贴敷，连续 5 天后休息 2 天，20 次为 1 个疗程，一般需 2～3 个疗程。

（5）禁忌证：①对贴敷药物过敏者；②贴敷穴位皮肤有伤口或明显破溃及感染病灶者；③妇女妊娠期和哺乳期。

（6）注意事项：①对生姜、醋过敏者可用清水调敷，对胶布过敏者可选用一次性塑料薄膜覆盖。②贴敷时间不宜超过 8 小时，以免引起皮肤不适。③贴敷期间避免受寒、洗澡、游泳和大量汗出，忌食辛辣。

📖 拓展学习

中药外敷散是运用中药归经原则，以气味具厚药物为引导率领群药，开结行滞直达病灶。固可透入皮肤产生活血化瘀，通经走络，开窍透骨，祛风散寒等功效。

中医方剂已发展有汤、酒、茶、露、丸、散、膏、丹、片、锭、胶、曲，以及条剂、线剂等多种内服外敷剂型。

中药外敷散多应用于筋骨类疾病的治疗，如腰椎间盘突出、颈椎病、骨质增生、关节炎、肩周炎、腰肌劳损、滑膜炎、腰椎管狭窄、骨刺、风湿腰腿痛、坐骨神经痛、膝盖肿痛等筋骨类疾病。外敷剂如仁惠堂筋骨愈活络贴。

📖 学习检测

1. 血瘀体质在较温暖的环境中症状容易加重。（　　）
2. 五灵脂为老鼠的粪便。（　　）

第八节　气郁体质调理方案

任务一：气郁体质膏方调理

问题情境

石某，女，15 岁，初中生。平素学习压力大，性格内向，沉默寡言，敏感忧虑，紧张焦虑时则头胀痛、头晕，甚则呕吐。请给她组一个对症的膏方，并给予适当的建议。

👤 **同学问**：老师，气郁体质可以选用膏方进行体质调理吗？

👤 **老师答**：同学，气郁体质人比较适合使用膏方进行调补，处方以理气解郁药物为主，又适当配合活血化瘀、健脾助运药物，以防生变。同时配合安神定志、清热之品，对气郁所致心神受扰、郁而生热等现象进行调理。

基 本 知 识

内服膏方制作的过程比较复杂，一般需要在专业人员的指导下进行，需要经过浸泡、煎煮、浓缩收膏等步骤，耗时也比较长。目前有不少中医院或中医诊所开展根据个人情况制订膏方并加工的业务，所以建议在专业医院医生的诊疗后进行膏方的服用。下面介绍一款适合气郁体质的人使用的膏方，并附我国已故名老中医秦伯未先生肝脾失调头晕脘痛一案的膏方，以供参考。

1. **气郁体质调理膏方**　淮小麦 300g，炙甘草 50g，大枣 100g，柴胡 60g，枳壳 60g，陈皮 60g，川芎 60g，青皮 60g，制香附 100g，玫瑰花 60g，绿萼梅 60g，合欢花 60g，柏子仁 100g，白芍 120g，川楝子 60g，炒白术 120g，佛手 60g，当归 100g，黄芩 30g，百合 60g，山药 100g，熟地黄 120g。

上味浓煎两次，滤汁，去渣，加驴皮胶 200g，龟甲胶（上胶黄酒 200g 烊化）200g，煎熬，再入冰糖 300g，文火收膏。每天 2 次，每次服 10～15g。

2. **肝脾失调头晕脘痛膏方**　上党参 120g，炒白术 60g，炒熟地黄（砂仁 24g 拌）120g，土炒当归 45g，炒白芍 45g，制首乌 45g，云茯苓 90g，白蒺藜 90g，玳瑁片 45g，煅石决明 120g，稆豆衣 45g，甘枸杞子 45g，嫩钩藤 90g，炒菊花 45g，女贞子 90g，柏子仁 90g，煅牡蛎 120g，江枳壳（麸炒）45g，黄郁金 45g，蔷薇花 45g，路路通 90g，橘叶皮（各）45g，炙鸡内金 45g，核桃肉 120g。

上味浓煎两次，滤汁，去渣，加驴皮胶 120g，霞天胶（上胶陈酒烊化）120g，煎熬，再入白纹冰糖 180g，文火收膏，以滴水为度。

［服法］每天早、晚开水冲服一大匙（15g 左右）。遇外感伤风、内伤食滞时，停服，病愈后，继续服用。

［注意事项］服膏期间，忌食一切辛辣及生冷食物。

（摘自《秦伯未先生膏方选集》内科案六十五）

📖 拓展学习

中药封包

中药封包治疗又称热敷法，属于中医外治范畴，已有 2000 多年历史。

《素问·玉机真脏论》云："或痹不仁肿痛，当是之时，可汤熨及火灸刺而去之。"这种疗法是将药物粉碎并加热后，在人体局部或一定的穴位热敷，使药力和热力同时自体表毛窍透入经络血脉。

临床经中医辨证组方，将中药粉碎封包。封包药袋中的药物具有行气活血、舒经通络、强筋壮骨、缓急止痛、温中散寒、化结消痞、调经止痛等功效。药物在热力作用下，经皮渗透力强，能有效起到治疗效果。

📖 学习检测

1. 气郁体质除了行气解郁外，可适当配合活血化瘀、健脾助运药物。（　　）
2. 玳瑁片具有清热，解毒，镇惊的功效。（　　）

任务二：气郁体质经络调理

问题情境

章某，女，31岁，新生儿母亲。平素性格内向，常焦虑烦躁。1个月前因生子，生活方式剧烈改变而难以适应，出现闷闷不乐、兴趣减退、精力不足、气短懒言等症状，医院诊断为轻度产后抑郁。在家进行中药泡洗调理，每次均以超出皮肤可承受范围内的热水进行泡洗，令头部大汗方止。请对其经络调理是否合理进行判断，并给予适当的建议。

👤 **同学问**：老师，气郁体质的人可以选用泡洗、贴敷等方法进行体质调理吗？

👤 **老师答**：同学，气郁体质的人除了刮痧、拔罐、砭术、推拿、艾灸等技术方法调理，还可以选用泡洗、贴敷的方法进行体质调理。

调 理 方 案

对气郁体质的人进行经络调养时，经络的选择上应以肝经、胆经、膀胱经为主，并且注意在调养中应以泻法为主，兼以补法，操作的时间可略长，手法力量可稍大，手法宜柔和渗透，以期疏肝理气，行气通络。且因气郁体质者常情志不舒，故调理场所应特别注意轻松舒适，不可嘈杂，以免影响情绪，加重气郁症状。

1. 气瘀体质洗泡调理

（1）药物组成：柴胡、生白芍、焦山栀子、郁金各15g，川芎、生地黄、石菖蒲、丹参、当归、黄连各10g，合欢皮20g。

（2）使用方法：将上述诸药按比例打成粉末，按照15g每袋进行分袋，每次1袋。使用时将药袋放入锅中，加入2000ml清水，水沸腾后，再煮10分钟，放置至温度适宜，放入泡脚盆中，将双脚浸泡于药液中，药液以浸过足踝为度。

（3）操作时间及频率：每晚1次，每次30分钟，4周为1个疗程。

（4）禁忌证：①足部皮肤有伤口或明显破溃及感染病灶者；②合并其他重大疾病（如重度高血压、冠心病、急性脑血管疾病）或精神疾病不能配合治疗者；③妇女妊娠期。

（5）注意事项：①对中药过敏者慎用；②水温以个人耐受为宜，遍身微微汗出即可，不可大汗出；③空腹或饭后30分钟内不宜使用。

2. 气瘀体质贴敷调理

（1）贴敷穴位：选取肝俞（双）、脾俞（双）、中府（双）、膻中、期门（双）、中脘。

（2）药物组成：柴胡 12g，川芎 12g，枳实 10g，香附 8g，陈皮 6g，厚朴 6g，白芍 6g，半夏 3g，甘草 2g，炒白芥子 1g。

（3）贴敷方法：将诸药研成细末，储存于密封瓶中，用时取适量以陈醋调匀，填于穴位贴中。用姜片将需要贴敷的穴位处轻擦数下，将填充好药物的穴位贴贴敷于穴位上。可将贴敷穴位分为①②两组，轮流贴敷。①组：肝俞、膻中、期门。②组：脾俞、中府、中脘。

（4）操作时间及频率：每天 1 组穴位，贴敷 6～8 小时可祛除贴敷，连续 5 天后休息 2 天，20 次为 1 个疗程，一般需 2～3 个疗程。

（5）禁忌证：①对贴敷药物过敏者；②贴敷穴位皮肤有伤口或明显破溃及感染病灶者；③妇女妊娠期和哺乳期。

（6）注意事项：①对生姜、醋过敏者可用清水调敷，对胶布过敏者可选用一次性塑料薄膜覆盖；②贴敷时间不宜超过 8 小时，以免引起皮肤不适；③贴敷期间避免受寒、洗澡、游泳和大量汗出，忌食辛辣。

📖 拓展学习

中药药浴，在中国已有几千年的历史。据记载自周朝开始，就流行香汤浴。所谓香汤，就是用中药佩兰煎的药水，其气味芬芳馥郁，有解暑祛湿、醒神爽脑的功效。伟大爱国诗人屈原在《云中君》里记述："浴兰汤兮沐芳华。"其弟子宋玉在《神女赋》中亦云："沐兰泽，含若芳。"从清代开始，药浴就作为一种防病治病的有效方法受到历代中医的推崇。

在中医学，药浴法是外治法之一，即用药液或含有药液水洗浴全身或局部的一种方法，其形式多种多样。洗全身浴称"药水澡"；局部洗浴的又有"烫洗""熏洗""坐浴""足浴"等之称，尤其烫洗最为常用。药浴用药与内服药一样，亦需遵循处方原则，辨病辨证选药。即根据各自的体质、时间、地点、病情等因素，选用不同的方药，各司其属。煎药和洗浴的具体方法也有讲究。将药物粉碎后用纱布包好（或直接把药物放在锅内加水煎取亦可），制作时，加清水适量，浸泡 20 分钟，然后再煮 30 分钟，将药液倒进盆内，待温度适度时即可洗浴。在洗浴中，其方法有先熏后浴之熏洗法，也有边擦边浴之擦浴法。

药浴作用机制概言之，系药物作用于全身肌表、局部、患处，并经吸收，循行经络血脉，内达脏腑，由表及里，因而产生效应。药浴洗浴，可起到疏通经络、活血化瘀、祛风散寒、清热解毒、消肿止痛、调整阴阳、协调脏腑、通行气血、濡养全身等养生功效。

现代药理也证实，药浴能提高血液中某些免疫球蛋白的含量，增强肌肤的弹性和活力。

📖 学习检测

1. 具有清热除烦作用的药物是（　　　）。

    A. 丹参　　　　　　B. 当归　　　　　　C. 白芍　　　　　　D. 栀子

2. 妊娠妇女不适宜进行中药泡浴。（　　）

第九节　特禀体质调理方案

任务一：特禀体质膏方调理

问题情境

黄某，男，4岁半，上幼儿园。自幼对蛋白质过敏，不能食用鸡蛋、瘦肉、牛奶等食物，食后则皮肤瘙痒，出现红色丘疹。那么该小儿日常可尝试用哪些中药制作成中药膏方呢？

同学问：老师，特禀体质的人可以选用膏方进行调理吗？

老师答：同学，特禀体质的人适合使用膏方进行调补，方中多以祛风养血药物为主，又适当配合活血、健脾、祛湿、清热药物，以防风动而扰动气血。并可根据调理人的实际情况，兼夹证型，进行对证施治。

基 本 知 识

内服膏方制作的过程比较复杂，一般需要在专业人员的指导下进行，需要经过浸泡、煎煮、浓缩收膏等步骤，耗时也比较长。目前有不少中医院或中医诊所开展根据个人情况制订膏方并加工的业务，所以建议在专业医院医生的诊疗后进行膏方的服用。下面向大家介绍一款适合特禀体质的人使用的膏方，并附我国已故名老中医秦伯未先生肾虚血热遗精风疹一案的膏方，以供参考。

1. **特禀体质调理膏方**　生地黄100g，当归100g，紫草120g，茜草120g，荆芥60g，防风60g，蝉衣30g，苦参60g，白芷100g，苍耳子60g，知母100g，通草20g，泽泻100g，地肤子100g，白鲜皮100 g，墨旱莲150g，浮萍30g，川芎30g，柴胡30g，生薏苡仁300g，山药100g，生甘草30g。

上味浓煎两次，滤汁，去渣，加驴皮胶250g，龟甲胶（上胶黄酒250g烊化）250g，煎熬，再入冰糖300g，文火收膏。每天2次，每次服10~15g。

2. **肾虚血热遗精风疹膏方**　上党参90g，绵黄芪90g，制黄精90g，天冬、麦冬（各）45g，生熟地黄（各）90g，山茱萸45g，淮山药90g，左牡蛎150g，煅龙骨150g，炒杜仲90g，甜桑椹90g，桑螵蛸45g，大芡实90g，金樱子45g，黑芝麻90g，鲜首乌90g，牡丹皮45g，赤白芍（各）45g，紫丹参45g，稆豆衣45g，炒菊花45g，潼白蒺藜（各）90g，京玄参45g，淮牛膝（盐水炒）60g，云茯苓90g，生薏苡仁120g，建莲子120g，核桃肉120g。

上味浓煎两次，滤汁，去渣，加驴皮胶120g，鳖甲胶（上胶陈酒烊化）120g，煎熬，再入白纹冰糖500g，文火收膏，以滴水为度。

［服法］每天早、晚开水冲服一大匙（15g左右）。遇外感伤风、内伤食滞时，停服，病愈后，

继续服用。

　　[注意事项] 服膏期间，忌食一切辛辣及生冷食物。

（摘自《秦伯未先生膏方选集》内科案四十九）

📖 拓展学习

中药熏蒸

　　中药熏蒸为中药外治疗法的分支。中药熏蒸疗法又称为中药蒸煮疗法、中药汽浴疗法、药透疗法、热雾疗法等，在一些少数民族地区，被称为"烘雅"。中药熏蒸是以热药蒸汽为治疗因子的化学、物理综合疗法。这种方法最早用于临床的自先秦就有记载，后世不乏其术。到清代，中药熏蒸趋于成熟。新中国成立后，随着科学技术的日新月异，中药熏蒸无论是理论还是实践均有相应发展，逐渐泛用于休闲保健、康复疗养和临床治疗精神疾病等诸多方面。应用方法如下。

　　1. **传统熏蒸法**　把药放在器具里（不锈钢的、瓷的、瓷砂的），然后加水煮沸，找好合适的姿势躺在木架子上进行炭火熏蒸，将需蒸熏的部位放在器具以上用蒸汽熏蒸，注意避免烫伤，熏蒸时间20～30分钟。

　　2. **现代时尚熏蒸法**　采用督脉熏蒸床，全自动人性化设计。

📖 学习检测

　　1. 特禀体质中药膏方中多以散寒、祛瘀药物为主。（　　　）

　　2. 西绵芪即是黄芪，具有补气作用。（　　　）

任务二：特禀体质经络调理

问题情境

温某，女，6岁，早产儿，32^{+2}周出生，出生体重1.8kg。出生后身体常大面积起湿疹，尤以腋下、肘窝、后背、大腿内侧为甚，对胶布过敏，该儿童适合用中药贴敷患处来调理体质吗？

　　同学问：老师，特禀体质的人可以选用泡洗、贴敷等方法进行体质调理吗？

　　老师答：同学，特禀体质的人除了刮痧、拔罐、砭术、推拿、艾灸等技术方法调理，还可以选用泡洗、贴敷的方法进行体质调理。

调 理 方 案

对特禀体质的人进行经络调养时，经络的选择上应以督脉、手太阴肺经、手阳明大肠经、足太阳膀胱经为主。在调养中以补法为主，操作的时间适中，手法轻柔，可多采用一些摩擦类手法如搓、擦法，以期宣肺通窍，解表祛邪，提升免疫。因特禀体质者易过敏，故调理时床单等应特别关注洁净，以免因尘螨等引起过敏反应。

1. 特禀体质洗泡调理

（1）药物组成：荆芥 10g，防风 6g，苍耳子 3g。

（2）使用方法：将药袋放入锅中，加入 2000ml 清水，水沸腾后，再煮 10 分钟，放置至温度适宜，放入泡脚盆中，将双脚浸泡于药液中。每晚 1 次，每次 30 分钟，1 个月为 1 个疗程，一般需要 2～3 个疗程。

（3）禁忌证：①足皮肤有伤口或明显破溃及感染病灶者；②合并其他重大疾病（如重度高血压、冠心病、急性脑血管疾病）或精神疾病不能配合治疗者；③妇女妊娠期。

（4）注意事项：①对中药过敏者慎用。②水温以个人耐受为宜，遍身微微汗出即可，不可大汗出，汗后用干布擦干身体，避免着凉受风。

2. 特禀体质贴敷调理

（1）贴敷穴位：大椎穴、肺俞穴（双）、脾俞穴（双）、肾俞穴（双）。

（2）药物组成：白芷 6g，荆芥 6g，苍耳子 6g，延胡索 6g，丁香 6g，肉桂 6g，细辛 3g，甘遂 3g，辛夷 3g。

（3）贴敷方法：将诸药研成细末用姜汁调匀，填于穴位贴中，用姜片将需要贴敷的穴位处轻擦数下，将填充好药物的穴位贴贴敷于穴位上。将上述穴位分为①②两组，交替进行贴敷。①组：天突、大椎、肾俞。②组：膻中、肺俞、脾俞。

（4）操作时间及频率：每天 1 次，选用 1 组穴位，每次 4～6 小时可换下，5 次后间隔 2 天，10 次为 1 个疗程，一般需 3～5 个疗程。

（5）禁忌证：①对贴敷药物过敏者；②贴敷穴位皮肤有伤口或明显破溃及感染病灶者；③妇女妊娠期和哺乳期。

（6）注意事项：①对生姜过敏者可用清水调敷，对胶布过敏者可选用一次性塑料薄膜覆盖。②贴敷时间不宜超过 8 小时，以免引起皮肤不适。③贴敷期间避免受寒、洗澡、游泳和大量汗出，忌食辛辣。

📖 拓展学习

三九贴、三伏贴

三伏、三九穴位贴敷是依据中医"天人相应"理论，顺应四时气候特点的一种"内病外治"的传统疗法，属于我国传统外治法天灸的一种。其实质是一种融经络、穴位、药物、时间为一体的治疗方法，其治疗原理既有单因素的作用，又有多种因素的叠加作用。

1. 穴位作用　经络内属脏腑，外络肢节，沟通表里，贯穿上下，是人体营卫气血循环运行出入的通道，而穴位则是上述物质在运行通路中的交汇点，是肺气所发和神气游行出入的场所。根据中医脏腑—经络相关理论，穴位通过经络与脏腑密切相关，不仅可以反映各脏腑的生理或病理功能，同时也是治疗五脏六腑疾病的有效刺激点。运用穴位贴敷疗法，刺激和作用于体表腧穴相应的皮部，通过经络的传导和调整，纠正脏腑阴阳的偏盛或偏衰，以通郁闭之气，以散瘀结之肿，改善经络气血的运行，对五脏六腑的生理功能和病理状态产生治疗和调整作用，从而达到以肤固表、以表托毒、以经通脏、以穴驱邪和扶正强身的目的。

2. **药效作用** 现代医学证明，以经络和穴位为载体和通道有别于血管和血液，与周围皮肤相比，经络穴位处皮肤具有阻抗低、电容大、电位高的电学特性，有特异的声学特性，更有利于药物的透皮吸收。清代徐大椿曾云："若其病既有定所……用膏药贴之，闭塞其气，使药性从毛孔而入其腠理，通经活络，或提而出之，或攻而散之，较服药尤为有力。"贴敷药物直接作用于体表穴位或表面病灶，使局部血管扩张，血液循环加速，起到活血化瘀、清热拔毒、消肿止痛、消炎排脓、改善周围组织营养的作用。正如《理瀹骈文》所云："切于皮肤，彻于肉里，摄入吸气，融入渗液。"

3. **时间治疗学** 天地四时对机体生命活动的影响具有时间节律，而机体生命活动对天地四时的变化又具有适应能力，五脏六腑、脉象等与四季变化存在相应的节律性变化，治疗上应因时制宜，以抓住治疗的最佳时机。"人与天地相应也"，即人体阳气随着自然界阳气盛衰而产生相应的变化。在时间治疗学上，中医认为庚日属金，以五行而论，与肺相配，为驱散内伏寒邪最好节气，自然界夏季阳气最旺，人体阳气盛极，阴气始生，阳气发泄，气血趋向于表，腠理开泄，经络通畅，阴凝之气易于离散，此时药物最容易由皮肤渗入穴位经络，能通过经络气血直达病所，使人体各部的功能得以保持协调和相对的平衡，从而增加抗病能力。

4. **综合叠加作用** 穴位贴敷作用于人体是一种综合作用，既有药物对穴位的刺激作用，又有药物本身的作用，并且符合中医因时制宜的理论，是几种治疗因素相互作用、相互补充、共同发挥的整体叠加治疗作用。一是药物的温热刺激对局部气血的调整；二是药物外敷于穴位上则刺激了穴位本身，调动了经脉的功能，更好地发挥了行气血、营阴阳的整体作用。三是在三伏天进行贴敷治疗，可以借助夏天的阳气以鼓舞正气，辅助已盛之阳，驱散体内阴寒之气，调节脏腑功能，恢复机体阴阳平衡，增加抗病能力。

中医把慢性咳嗽、哮喘等冬季多发的疾病称为"冬病"，多以阳气亏虚、气血失和、阴阳失衡为其病机变化。因此，要以调和气血、平衡阴阳来防治"冬病"。春夏养阳，三伏最佳，从立春后天气渐暖，自然界阳气渐长，至三伏天为极盛阶段，阳虚之人，此时养阳可得天助，这是冬病夏治中药敷贴的理论基础。

📖 学习检测

1. 具有泻下逐饮、消肿散结功能的药物是（　　）。
   A. 防风　　　　　B. 苍耳子　　　　　C. 旋覆花　　　　　D. 甘遂
2. 膻中穴为（　　）。
   A. 气会、心经募穴　　　　　B. 血会、心包经募穴
   C. 气会、心包经募穴　　　　　D. 血会、肺经募穴

第 11 章

常见慢性疾病体质评估调理

基础技能要点

○ 2 型糖尿人群运用膏方及食疗体质调理方案

○ 高血压人群运用膏方及食疗体质调理方案

○ 高血脂及痛风人群运用膏方及食疗体质调理方案

○ 冠心病人群运用膏方及食疗体质调理方案

核心技能要点

○ 制订 2 型糖尿病人群体质调理方案

○ 制订高血压人群体质调理方案

○ 制订高血脂、痛风人群体质调理方案

○ 制订冠心病人群体质调理方案

第一节　2 型糖尿病人群体质调理方案

中医体质学说认为，一切慢性病的发展都是体质持续偏颇或者生理功能持续下降的必然结果，所以慢病治疗技术有体质调理作为基础方案，是可以达到生存质量提高甚至达到部分疑难杂症慢病自愈的良好结果。

中药组方对于慢病生理学数据大数据化的药效学研究可以帮助我们做更精准的操作及疗效评估。可以提高糖尿病等慢病自愈率几倍的良好结果。中医药量化研究方向是人类战胜慢性病的曙光。

任务一：2 型糖尿病人群体质膏方及食疗调理

问题情境

黄某，男，56 岁，患 2 型糖尿病 5 年。每天注射胰岛素 2 次，每次 10 单位，口服二甲双胍每天 1 次，每次 1 片。血糖基本稳定在达标区域高位上下波动。空腹 6.5～9.0mmol/L，餐后 10.8～12.9mmol/L。如果做血糖 24 小时监测，80% 时间段是高于正常值的。并发症不严重，表现为皮肤瘙痒，眼睛开始模糊但还不构成糖网诊断超准。睡眠质量差。体质测评表现为阳虚、阴虚、气虚、特禀、痰湿体质。分析体质成因，阴虚、气虚为根本矛盾，出现血糖稳定性差的症状。逐渐发展导致痰湿越来越严重，由于血糖管理长期不达标，破坏了微循环，表现出特禀体质，同时出现影响心脏输出不足的阳虚症状。如何做好血糖管理呢？

🧑 **同学问**：老师，2 型糖尿病人群应该怎样进行体质调理？

👨 **老师答**：同学，2 型糖尿病是由于胰岛素分泌不足或者胰岛素不敏感导致的血糖代谢综合征。体质评估可以分析患者糖尿病的发生发展成因，可以帮助快速达到血糖管理良好的稳定性达标的目的，也可以快速达到 2 型糖尿病并发症的良好控制，有一定比例患者可以形成 2 型糖尿病的自愈（目前依据西医临床标准，2 型糖尿病没有治愈标准）。在 2 型糖尿病患者体质还比较好的时候，可以通过口服降糖药或者注射胰岛素达到降低血糖到正常范围的目的。但是，由于 2 型糖尿病患者体质是越来越下降的，意味着降糖措施功效也随之下降，就需要应用更多的降糖药。这个时候降糖药的毒副作用带来的问题就很突出了。由于担心用药过多损害肝肾功能，降糖药调节血糖的作用通常是不达标的。经验数据表明，临床 2 型糖尿病患者血糖的控制在住院强化阶段是达标的，但出院后 80% 时间段是不达标的。应用中医体质评估和体质强化及平衡调整，不但可以降低降糖药的毒副作用，还可以使降糖药的降糖作用持续良好地产生效果。这样，降糖措施就容易达标了，而且采取了这种措施后，会有部分 2 型糖尿病患者自愈。做中医体质强化及偏颇纠正为基础探索糖尿病的治疗方案，是攻克糖尿病的最有效的研究方向。

基 本 知 识

1. **2 型糖尿病体质膏方调理** 考虑体质核心问题是阴虚加气虚，所以重用补阴及补气药物，少量补阳药物辅佐。祛风除湿药物早期用量大一些，随病情发展逐渐减量。理想方式为同时配方 2 个膏方，根据每天舌苔图片远程判断交替服用，减少用药偏差。

需特别注意，服用体质强化和纠正偏颇的配方可以提高降糖药的效果，会出现低血糖风险。所以服用期间需要每天测量血糖，精准应用降糖药，达到血糖稳定于 5～7mmol/L 的状态。只要低于 5.0mmol/L 就立即减量降糖药，防止低血糖的发生；高于 7.5mmol/L 就马上增加降糖药的应用。

生地黄 100g，当归 100g，黄芪 300g，北沙参 300g，红参 50g，葛根 200g，石膏 50g，石斛 50g，放风 50g，白芷 150g，大黄 50g，黄连 30g，甘草 50g。

上述药物低温萃取后浓缩成膏方。每天服用 1 次，每次用量 1/15～1/10 膏方。

2. **2 型糖尿病体质食疗调理** 食疗原则是一定要确保足够的蛋白质摄入和纤维素摄入量，同时管理每餐和每天的食物结构的血糖指数。

蛋白质摄入要充分考察代谢能力，不能超负荷形成肝脏及肾脏的负担，要循序渐进。有保肝保肾中药用于体质强化及偏颇纠正，蛋白质代谢能力是持续提高的。蛋白质摄入量计算参照世界卫生组织和营养学会的标准。

鸡、鸭、鱼、肉、蛋、奶、豆腐、蘑菇是蛋白质的主要来源。蛋白质有利于人体利用为合适蛋白质。优劣排序为奶、蛋、鱼、爬行类、家禽类、猪牛羊、豆腐、蘑菇。组合方案以优质蛋白兼顾患者习惯来优化方案，达标为原则。短期强化可以采用输液补充氨基酸、白蛋白、球蛋白的方式。

任务二：2 型糖尿病人群体质调理原则

问题情境

温某，男，52 岁，患 2 型糖尿病 3 年。口服二甲双胍每天 3 次，每次 1 片。血糖基本稳定在达标区域高位上下波动。空腹 6.0～8.0mmol/L，餐后 10.1～12.2mmol/L。如果做血糖 24 小时监测，50% 时间段是高于正常值的。并发症不严重，表现为皮肤瘙痒，多油。体质测评表现为阴虚、气虚、湿热体质。分析体质成因，阴虚、气虚为根本矛盾，逐渐发展导致湿热越来越严重。如何做好理疗辅助管理呢？

同学问：老师，2 型糖尿病的体质调理原则有哪些？

老师答：同学，2 型糖尿病由于调养周期长，需要提供更方便的方案供患者执行。减少到店调理，增加家庭自我调理有利于患者康复。考虑患者阴虚问题是主要矛盾之一，建议不要采用太猛的大剂量的疏通理疗方案。理疗期间尽量加口服补阴补气中药。

基 本 知 识

2 型糖尿病人群体质建议调理方案

1. 药物局部热敷，到店学习，家庭执行。部位为神阙，固本培元为目的。注意不要过多考虑理疗降血糖的思路，降血糖西药口服可以达到很好的效果。中医方案帮助逐渐降低降糖药需求到最终西药降糖药需求为零是更便于操作的方案。热敷药物配方为固本培元、清热利湿、疏肝理气 3 个方向加减组方为原则。

2. 背部刮痧，快速改善湿热症状，到店执行。建议每周 1 次，每次 30 分钟。如果患者体质状态比较好的前提下，可以做全身刮痧理疗，快速减轻湿热症状。刮痧要注意剂量，保持不伤阴为原则。

📖 拓展学习

中药注射液用于 2 型糖尿病体质强化和偏颇纠正

中药注射液由于给药方式的不同，见效快，可以在用药过程中更好地观察患者用药后的反应，所以用药更容易达到精准用药。同时解决了部分患者脾胃虚弱的口服用药障碍。

如果早期增加中药注射液的体质强化，血糖管理达标及并发症防控成功率提高达几倍，自愈事件的发生概率也提高几倍。

中药注射液技术是中国中医药技术现代化的伟大成果，是人类治愈慢病的希望，也是中华民族的大国重器。随着国家对于中医的巨大支持及广大中医工作者的应用探索，糖尿病自愈率会越来越高。

必须强调的是，中药注射液应用于 2 型糖尿病的治疗，要特别注意两个风险的管理。

一是中药注射液的过敏风险。目前中药注射液过敏概率比发展初期降低了很多，但是仍然有一定概率出现过敏。所以预防措施必须到位，也可以预防性使用抗过敏药物以保证用药顺利。

二是中药注射液更容易出现低血糖风险。一定要加大每天空腹及餐后 1 小时、2 小时的血糖监测，即时调整降糖药物的应用。同时注意中药对于提高血糖稳定性效果很好，但是目前中药降糖药物的研发还不成熟，建议采用西药口服降糖药更便于管理和定量精准。由于体质强化及偏颇纠正措施的存在，口服西药降糖药用量少，周期短，不必要担心降糖药的副作用问题，一切以血糖达标为目标。

中药注射液的应用，对于生理学数据采集分析量化研究至关重要，因为数据反馈速度快，可以加快研究进程。同时，快速反馈调整用药处方，是用药精准的必要条件。处方以每天 1 次为原则，早期可以每天 3 次。注射液选择尽量选择食品目录中药制剂，可以确保无毒，用药周期长也没有毒性风险，用药量更接近生理学数据反馈的要求。

中药应用数据化是新兴的中医药发展方向之一，目前表现出来的对于慢病的治疗效果非常良好。操作技术内容包括体质分型，不同体质的相互关系，每天观察的生理学数据比对体系，确定每天每周每月调理的生理学目标数据指标，确定生理学数据目标的处方方案和依据，用药临时偏差观察数据，定期系统评估数据。这些数据采集，建议以中医望闻问切建立具体数据化模型描述结合西医临床报告为好。数据的精准化和数据数量的大数据化结合，可以构建完善的数据指导调理的体系。

📖 学习检测

1. 2 型糖尿病患者体质偏颇一般都是复合型。（　　）
2. 黄芪具有补气作用。（　　）
3. 中医用药数据大数据化可以帮助用药更精准。（　　）

第二节　高血压人群体质调理方案

任务一：高血压人群体质膏方及食疗调理

问题情境

张某，男，52 岁，患高血压 5 年。口服卡托普利每天 3 次，每次 1 片；氨氯地平每天 1 次，每次 1 片。血压基本稳定。但是很容易上下波动。如果做血压 24 小时监测，80% 时间段是高于正常值的。并发症不严重，没有心脏代偿性增大。体质测评表现为阴虚、气虚、血瘀、湿热体质。分析体质成因，阴虚、气虚为根本矛盾，出现血压稳定性差的症状。逐渐发展导致湿热越来越严重。如何做好高血压患者综合管理呢？

👤 **同学问**：老师，高血压患者应该怎样进行体质调理？

👤 **老师答**：同学，体质评估可以分析患者高血压的发生发展成因，可以帮助快速达到血压管理良好的稳定性达标的目的，也可以逐渐达到高血压并发症的良好控制，有一定比例患者可以治愈。目前以西医临床标准，治愈标准是很明确的。不过如果血管弹性恢复良好，血液黏稠度降低，代谢能力提高，心脏输出提高的前提下没有治愈标准，可以把高血压数据标准提高。

降压药通过扩张血管或降低血容量，很容易把血压降低到正常范围的目的。降压药通过血压的调控可以很好地减缓心脏损伤和血管损伤，降低中风风险。但是，降压药并不能改善高血压原因要素，血压的稳定性会越来越差，无法系统控制血管和心脏继续损伤，中风早晚还是到来，血压调控越来越困难是必然的趋势。应用中医体质评估和体质强化及平衡调整，不但可以降低降压药的毒副作用，也会使降压作用持续良好地产生效果。这样，降压措施就容易达标了。必须明确的是，中医体质调理的作用不是降压，而是提高了患者血压稳定性，改善了高血压形成要素如血管弹性等生理机制。以中医体质强化及偏颇纠正为基础探索高血压的治疗方案，是攻克高血压的最有效的研究方向。

基 本 知 识

高血压是由于血管弹性降低，血管阻塞加重，血液黏稠度增高，相关自主神经功能低下等血管综合损害在心脏输出一定条件下而形成的综合征。值得注意的是，如果心脏输出不足，血压并不会表现为高血压，但是仍然应该诊断为高血压综合征。

1. **高血压人群体质膏方调理**　考虑体质核心问题是阴虚加气虚，所以重用补阴及补气药物。而血瘀体质是快速改变紧急症状的偏差，所以同时强化血瘀体质的纠正。

理想方式为同时配2个膏方，根据每天舌苔图片远程判断交替服用，减少用药偏差。要特别注意，由于服用体质强化和纠正偏颇的配方可以提高降压药的效果，会出现低血压风险。所以服用期间需要每天测量血压，精准应用降压药，达到血压稳定于90/140mmHg上下的状态（考虑现实情况，主张用90/140mmHg的标准）。

生地黄100g，当归100g，黄芪300g，北沙参300g，红参50g，葛根200g，石膏50g，石斛50g，防风50g，陈皮50g，大黄50g，黄连30g，天麻200g，钩藤200g，三七200g，甘草50g。

上述药物低温萃取后浓缩成膏方。每天服用1次，每次用量1/15～1/10膏方。

2. **高血压人群体质食疗调理**　食疗原则是一定要确保足够的蛋白质摄入和纤维素摄入量。纤维素摄入是强制措施，可以考虑每天食用木耳、海带或银耳（浸泡后）200g。

任务二：高血压人群体质调理原则

问题情境

李某，男，46岁，高血压3年，口服氨氯地平，血压稳定，患者试图停药，停药3天后血压上升，高压为180mmHg。体质测评表现为阴虚，湿热体质。分析体质成因，阴虚导致湿热为根本原因。如何做好理疗辅助管理呢？

🧑 **同学问**：老师，高血压人群体质调理原则有哪些？

🧑 **老师答**：同学，高血压人群由于调养周期长，需要提供更方便的方案供患者执行。减少到店调理，增加家庭自我调理有利于患者康复。考虑患者阴虚问题是主要矛盾之一，建议不要采用太猛的大剂量的疏通调理方案。调理期间尽量加口服补阴补气中药。

基 本 知 识

高血压人群体质建议调理方案

1. 药物局部涂抹热灸，组方以祛风除湿为主。到店学习，家庭执行。部位为风池。

2. 背部刮痧，快速改善湿热症状，到店执行。建议每周1次，每次30分钟。如果患者体质状态比较好的前提下，可以做全身刮痧理疗，快速减轻湿热症状。刮痧要注意剂量，保持不伤阴为原则。

📖 拓展学习

中药注射液用于高血压体质强化和偏颇纠正

中药注射液重用黄芪注射液、清开灵注射液、双黄连注射液、生脉注射液和丹参注射液根据体质情况合并入组方。

必须强调的是，中药注射液应用于高血压的治疗，要特别注意两个风险的管理。

一是中药注射液的过敏风险。目前中药注射液过敏概率比发展初期降低了很多，但是仍然有一定概率出现过敏。所以预防措施必须到位，也可以预防性使用抗过敏药物以保证用药顺利。

二是中药注射液更容易出现低血压风险。早期会升高血压，几天后开始减少降压药的生理需求，产生低血压的严重后果。每天测量 3 次血压，及时调整降压药物的应用。

同时注意中药对于提高血压稳定性效果很好，但是目前中药降压药物的研发还不成熟，建议采用西药口服降压药更便于管理和定量精准。由于体质强化及偏颇纠正措施的存在，口服西药降压药用量少，周期短，不必要担心降压药的副作用问题，一切以血压达标为目标。中药注射液的应用，对于生理学数据采集分析量化研究至关重要，因为数据反馈速度快，可以加快研究进程。同时，快速反馈调整用药处方，是用药精准的必要条件。处方以每天 1 次为原则，早期可以每天 3 次。

注射液选择尽量选择食品目录中药制剂，可以确保无毒，用药周期长也没有毒性风险，用药量更接近生理学数据反馈的要求。

📖 学习检测

1．高血压患者体质偏颇一般都是阳虚型。（　　　）
2．黄连具有降压作用。（　　　）
3．服用中药也可以降压，所以可以不用西药降压药。（　　　）

第三节　高血脂和痛风人群体质调理方案

任务一：高血脂和痛风人群体质膏方及食疗调理

问题情境

卫某，男，56岁，患高脂血症，口服阿司匹林及洛伐他汀，身体虚胖。体质测评表现为阴虚、气虚、痰湿体质。分析体质成因，气虚为根本矛盾，逐渐发展导致阴虚及痰湿越来越严重，如何做好血脂管理呢？

同学问：老师，高血脂及痛风应该如何进行体质调理？

老师答：同学，高血脂和痛风都是由于代谢功能下降产生的代谢综合征。高血压影响血压和组织供血，也增加肝脏负担。痛风导致关节肿胀而产生异常强烈的疼痛。西医临床对于高血脂及痛风的治疗方案都是以大量慢性毒性药物为基础的，不但疗效很差，毒性还很大。他汀类药物溶解心肌和骨骼肌，痛风治疗药物大多数是免疫抑制剂。做中医体质强化及偏颇纠正为基础探索高血脂及尿酸综合征（痛风）的治疗方案，是攻克高血脂和痛风的最直接有效的研究方向。

基 本 知 识

高血脂和痛风都是由于代谢功能下降产生的代谢综合征。高血压影响血压和组织供血，也增加肝脏负担。痛风导致关节肿胀而产生异常强烈的疼痛。

1. 高血脂和痛风人群体质膏方调理　考虑体质核心问题是气虚带动阴虚痰湿，所以重用补气及药物。根据每天变化添加补阴及祛湿药物辅佐。随病情发展逐渐减量。理想方式为同时配2个膏方，根据每天舌苔图片远程判断交替服用，减少用药偏差。

要特别注意，他汀类药物会产生严重的中毒症状，若出现，应立即停止使用。阿司匹林有免疫抗炎作用也不能长期服用，逐渐减量，一周减量为零。

服用体质强化及平衡调整中药可以快速提高血脂代谢而降低血脂，降低高血脂的风险。

黄芪300g，当归100g，红参50g，葛根200g，石膏50g，丹参150g，大黄100g，黄连30g，三七100g，山楂300g，莱菔子100g，紫苏100g，茵陈100g，甘草50g。

上述药物低温萃取后浓缩成膏方。每天服用1次，每次用量1/15～1/10膏方。

2. 高血脂和痛风人群体质食疗调理　食疗原则是一定要确保足够的蛋白质摄入和纤维素摄入量，同时管理每餐和每天的食物结构的血糖指数。尽量减少碳水化合物的摄入，脂肪摄入设定为微量，纤维素的摄入需要足够多，以高标准要求。每天木耳、海带或竹笋200g以上水发品。脂类食物虽然不能太多，但是也不要太少，以保证纤维素类食物的良好口味。

任务二：高血脂和痛风人群体质调理原则

问题情境

冯某，男，50岁。高血脂病3年，口服阿伐他汀降血脂，出现血脂总是很高的状况，疲倦无力。体质测评表现为阳虚，阴虚，气虚，痰湿体质。分析体质成因，阳虚、阴虚为根本矛盾，逐渐发展导致痰湿越来越严重。如何做好理疗辅助管理呢？

同学问：老师，高血脂的体质调理原则有哪些？

老师答：同学，高血脂由于调养周期长，需要提供更方便的方案供患者执行。减少到店调理，增加家庭自我调理有利于患者康复。考虑患者阴虚问题是主要矛盾之一，建议不要采用太猛的大剂量的疏通调理方案。调理期间尽量加口服补阴补气中药。

基 本 知 识

高血脂建议调理方案

低频电疗，到店学习，家庭执行，部位为腰腹部。以增加肝脏血液灌注及增加腹部脂肪代谢为目的。

📖 拓展学习

中药注射液用于高血脂患者体质强化和偏颇纠正

中药注射液由于可以快速提高血脂代谢能力而有良好的降血脂作用，可重用黄芪及清开灵，也可以根据每天生理状态应用生脉及醒脑静等中药注射液配伍组方。

📖 学习检测

1．高血脂患者体质偏颇都有痰湿。（　　　）

2．紫苏是降血压配方的君药。（　　　）

3．提高肝功是降血脂的重要途径。（　　　）

第四节 冠心病人群体质调理方案

任务一：冠心病人群体质膏方及食疗调理

> ### 问题情境
>
> 陈某，男，48岁，心动过缓及冠状动脉阻塞，免疫低下，血压正常偏低。西医临床主张按照起搏器及长期服用强心药及他汀类降血脂药。体质测评表现为阳虚、阴虚、气虚体质。分析体质成因，阳虚导致阴虚、气虚为根本矛盾。如何做好体质管理呢？

同学问：老师，冠心病人群应该怎样进行体质调理？

老师答：同学，临床冠心病治疗，主要是扩张血管药及降低血液黏稠度药物和应用心肌营养药三磷腺苷、辅酶Q10等。重症患者就做心脏搭桥术或者血管支架术。心脏手术成本高、危险大、预后差，术后必须长期应用有毒的药物对抗异物植入的副作用。应用中医体质强化及平衡调整，在生理功能和免疫强大的客观条件下，非损伤性治疗措施增加心肌力量，单抗、化疗、放疗的敏感性提高很多倍，降低血液黏稠度，改善血管弹性和微循环通透性，疗效确切，见效快，无毒副作用，是值得大力推广的措施。

基 本 知 识

冠心病是由于冠状动脉及以下血管阻塞导致的心脏自身营养不良的一系列心脏损伤疾病。表现为心脏节律性差、期前收缩（早搏）、心律不齐、房颤等症状。严重者很快危及生命。

1. **冠心病人群体质膏方调理** 考虑体质核心问题是阳虚加阴虚，所以重用补阳补阴及补气药物。值得注意的是，上述体质患者脾胃很差，所以早期用药用量不能太大。尽量减少滋腻药物服用。

鹿茸10g，红参100g，当归100g，黄芪600g，生地黄100g，甘草50g。

低温萃取后浓缩成膏方。每天服用3次，每次用量1/20膏方。

2. **冠心病人群体质食疗调理** 食疗原则是一定要确保足够的蛋白质摄入和纤维素摄入量，但是优先考虑胃肠功能。如果胃肠功表现能低下，可以只考虑口服维生素，其他就是中药粥养胃即可。

蛋白质补充采用输液补充氨基酸、白蛋白、球蛋白的方式。主食补充以输液葡萄糖更现实。

任务二：冠心病人群体质调理原则

问题情境

高某，女，65岁。体重超标，冠脉血管阻塞严重，嘴唇红而不润。中医体质评估为阴虚、气虚、湿热。如何做好理疗辅助管理呢？

👨‍🎓 **同学问**：老师，冠心病人群的体质调理原则有哪些？

👨‍🏫 **老师答**：同学，冠心病人群由于调养周期长，需要提供更方便的方案供患者执行。减少到店调理，增加家庭自我调理有利于患者康复。考虑患者阴虚、气虚同时严重是主要矛盾之一，建议不要采用太猛的大剂量的疏通理疗方案。理疗期间尽量加口服补阴补气中药。理疗目的是减少湿热症状。

基 本 知 识

冠心病人群体质建议调理方案

1. 局部艾灸，到店学习，家庭执行。部位为神阙。注意预防烧伤。

2. 背部刮痧，快速改善湿热症状，到店执行。建议每周2次，每次30分钟。如果患者体质状态比较好的前提下，可以做全身刮痧理疗，快速减轻湿热症状。刮痧注意剂量，保持不伤阴为原则。一定要结合中药口服加中药注射液给药，并结合生理指标安排理疗。

📖 拓展学习

中药注射液用于冠心病患者体质强化和偏颇纠正

中药注射液由于给药方式的不同，见效快，可以在用药过程中更好地观察患者用药后的反应，所以用药更容易达到精准用药，同时解决了部分患者脾胃虚弱的口服用药障碍。

中药注射液重用鹿茸制剂、黄芪制剂，生脉注射液及参附注射液做辅助。一般几周就可以提高最低心率到正常值。冠脉阻塞也会逐渐改善，心肌功能有所恢复。

📖 学习检测

1. 冠心病都是阳虚型。（   ）

2. 鹿茸制剂不能用于冠心病。（   ）

3. 黄芪制剂是治疗冠心病要药。（   ）

第 12 章

培训与指导

基础技能要点

○ 培训教学的基本知识和方法

○ 培训计划的分类

○ 培训计划的编制

核心技能要点

○ 培训教育的实施

○ 培训教学常用教学方法

第一节　培训教学的基本知识与方法

任务：培训计划的制订

问题情境

张同学，是一名中医药大学本科大四学生，大学期间积极申报了 1 + X 职业技能等级证书培训。根据本科生申报的条件，张同学直接申报了高级职业技能等级证书培训。培训完成后，老师给所有学员布置了一个作业，要求在毕业前完成一份对初级学员的培训指导计划。张同学查阅了很多课外书，并在假期报名参加校外职业技能短期培训班，了解职业技能培训的概念、主要内涵、形式，制订了一份培训计划，包括专项培训计划、综合培训计划等。请对张同学制订的培训计划进行分析，并制订一份培训指导计划。

同学问：老师，培训教学的基本知识与方法都有哪些？

老师答：同学，培训教学的基本知识和方法包括培训的概念、主要内涵、培训的形式、培训计划的制订等。

基 本 知 识

在社会经济发展和需求的影响下，我国的职业教育教学模式在向"一体化"方向转变，新模式也对现今职业教育中的实训教学活动提出了新的课题要求。作为一名培训指导高级人员，除了自身具备丰富的操作技能经验和专业理论文化知识之外，还应具备较好的业务指导能力。因此，高级中医体质评估与应用技术人员需要规范化的培训体系，培训时既要完成教学任务和保证课程的教学质量，又要进行相关的职业技能培训。

1. **培训的概念**　培训是指按照一定的目的，有计划、有组织、有评价的教育和训练活动。中医体质评估与应用培训是指为了社会、居民、大健康产业发展的需求，以提高体质调理技术人员知识、技能水平，改善其工作态度，发挥其更大潜力，提高工作质量和效率为目的的一项有计划、有组织、有评价的教育和训练活动。

2. **主要内涵**　中医体质评估与应用的培训指导是一种教育和训练活动，应当有计划、有组织地进行。培训目的不仅在于提高个体专业水平，更在于提高中医体质评估与应用专业队伍的整体素质。培训是一种提高组织效益的投入行为，有助于中医体质评估与应用组织目标的实现。

3. **培训的形式** 培训形式多种多样,从培训班时间安排上可以分为脱产、半脱产、不脱产培训和业余时间的培训;从培训内容上可分为专业技术培训、综合素质培训(语言、计算机等)和软技能培训(如沟通、团队合作等);从培训形式上可分为内部培训、公开培训、研讨会、远程教学等;从培训层次上分为初级、中级、高级,高级中医体质评估与应用专业技术人员能对初、中级技能人员进行操作技能的培训及业务指导。

4. **培训计划的制订**

(1)培训计划的概念:培训计划是根据一定的培养目标和教育目的,在分析和评估培训对象需求的基础上制订教学工作的指导性文件。培训计划决定着主管部门培训方向和结构,体现了培训部门对培训工作的统一要求(如培训的目的、内容、方法、对象、时间、地点、培训师、组织者及经费预算等),是编写培训大纲和讲义的重要前提,也是各培训单位组织和实施培训工作的主要依据。

(2)培训计划的分类:①专项培训计划。主要是高级的中医体质评估与应用专业技术人员或具备相应资质的培训人员,根据初、中级体质评估与应用的培训目标和能力要求,选择教学和考评方法等的培训计划。②综合培训计划。主要是高级及以上的中医体质评估与应用专业技术人员或具备相应资质的培训人员,根据中医体质评估与应用的培训目标和能力要求,不仅从专业的角度,还要从综合能力的角度(如组织能力、教学能力、书写能力、科研能力、沟通能力、协作能力等)出发,设置相应的课程,选择教学和考评方法等的培训计划。

(3)培训计划的编制:中医体质评估调理与应用的培训计划依据《中医体质评估与应用职业技能等级标准》进行编制,具体内容包括培训目标、培训时间、课程设置、学时分配、教学方式和考评方式等项目。

①培训目标是以《中医体质评估与应用职业技能等级标准》中不同等级的要求为总目标,具体可包括职业道德、知识水平、技能水平、应变能力、团体精神及合作能力等任务要求。

②课程设置分为两部分。一是理论知识。既包括基本要求,如职业道德、基础知识等;又包括相关知识,如体质调理准备、九种体质调理后评定、整理与记录、体质调理后的运动、起居、饮食、精神指导、健康指导,调理评估培训和管理,健康宣教等。二是能力要求。主要涉及将上述中医体质评估与应用相关理论知识运用到实际工作的能力。

③常用教学方式有讲演或讲授法、示教演示法、实习指导法、案例教学法等。

④考评方式至少要包括理论考核和技能考核两部分。

📖 拓展学习

课堂教学的方法与艺术

课堂教学是学校教育的重要形式。

1. 什么样的课是成功的?这就需要掌握课堂教学的标准要求。一般来说,课堂教学要做到每一堂课都要有明确而具体的教学目标;要以知识和技能为基础武装学生;要在传授知识技能的同时,发展学生的智力,培养学生的能力;要对学生进行思想政治教育和职业指导;要精心设计安排每一节课的教学过程。

2. 教学方法是在教学思想和教学原则的指导下,师生为实现教学目标而发展的教学活动的一切方法的总和。搞好教学，除了安排和选择好教学内容，还必须掌握和运用好教学方法。

3."教学有法，教无定法"。课堂教学，作为主要的教学手段之一，有其固有的客观规律，同时具有一定的创造性和艺术性。

4．课堂教学的评价和诊断是改进教学、不断提高课堂教学质量的过程，是课堂教学的重要一环。

📖 学习检测

1．培训是指按照一定的目的，有计划、有组织、有评价的教育和训练活动。（　　）

2．培训形式多种多样，从培训班时间安排上可以分为脱产、半脱产、不脱产培训和业余时间的培训。（　　）

第二节　培训教育的实施

任务：培训教育的实施

问题情境

林某，男，24岁，某医学院校大四学生，在校期间申报了职业技能等级证书培训。培训结束，老师要求每位学员完成一份职业技能培训教育的实施方案。林某在规定时间内完成了老师要求的培训教育实施方案，方案中包括教学设计、教学过程、教学效果等内容，请分析林同学的培训教育实施方案是否完善，并制订一份培训教育实施方案。

👤 同学问：老师，制订培训教育实施方案应考虑哪些方面内容？

👤 老师答：同学，培训教育应从四个方面考虑，包括教学设计、教学过程、教学效果和教师素质。

基 本 知 识

1. **教学设计**　要正确体现以学生为本的教学思想、全面体现知识与技能、过程与方法、情感态度价值观的各项要求，符合学生实际。要整合教学资源及其个性特色，根据需要和现有的条件，对各项与教学相关的资源进行合理配置。

2. **教学过程**　教学过程要体现教学内容的呈现形式，有利于学生接受、理解和探究，注重教学方法对学生学习的启发性和有效引导。教学过程要学生学会体验，并增加感性认识，使他们形成对概念、原理、规律及体质调理操作方法，技能的自主掌握和领悟，真正体现教学手段使用的合理性。教学过程如下。

（1）授课前准备：授课前应做好充分准备。

①制订授课计划，要考虑多重因素对授课的影响，从而对课程内容进行合理的设计。

②了解授课对象，包括学生的心理、专业基础、学习习惯、工作经历、接受能力等。

③熟悉授课内容。授课前要反复熟悉讲授内容。讲授前可进行试讲或预讲，有条件的培训师可借助录音、录像为自己提供反馈意见，以便修正不足，直到满意为止。

④设计授课程序。授课程序的设计有两个依据：一是中医体质评估与应用讲师可根据学生的特点和职业要求设计授课程序；二是中医体质评估与应用讲师根据自己课堂讲授的优点和弱点，扬长避短，精心的设计授课程序。

⑤备好授课教具。授课前，确认自己的讲授资料是否完整，检查教学用具是否处在完好的备用状态。

⑥考虑心理影响。一方面要了解学生的心理需要，另一方面也要遵循学习规律进行授课，特别要注意对内在的逻辑性、维持注意力以及强调互动性等方面的把握。

（2）讲授程序：一般要求讲授分三部分进行。

①导论部分。一般时间不应过长，最好为2～3分钟，要起到提高学生兴趣、激发学生学习动机的效果。形式可多样，如概括性介绍本堂课的内容，询问学生以前是否接触相关主题，像学生提出一个具有挑战性的问题，总结复习上一堂课的内容，将讲授计划的顺序或提纲写在黑板上，以举例的形式引出本堂课的主体等。

②主体部分。主体部分常可分为两种形式：一是以原理为中心的讲解方法，即先告诉学生要讲授的内容，在说明或解释这些内容；二是以问题为中心的讲授方法，将学生从问题方引导到答案方，以解决问题。

③结束部分。结束时应有充足的时间对本节课的内容进行小结，以帮助学生抓住重点，也可针对重点内容提出问题，以便学生复习思考。还可采用测验等方法进行小结。将下次课的内容提前告诉学生，以便学生预习，也是结束讲课的方法之一。

3. 教学效果

（1）评价方法

①考核法。以某种形式提出问题，由学生用文字或语言予以解答，并依次做出质量判断的过程。由于它能按评价的目的有计划地进行预订的测量，故针对性强，应用普遍。

②观察法。即通过观察学生的行为表现而进行评价的方法，主要用于难以用纸笔测量的技能等领域，如评价学生处理与服务对象关系的能力等。

③调查法。通过座谈或以书面形式对预先拟订的专题，由学生用口头或书面填写的形式予以回答，从而了解情况的测量方法。这种方法即可通过调查了解学生的学习或讲师的教学情况，也可向用人单位了解其对培训机构或院校教学的意见或学生的评价。

④自评法。让学生对自己的学习成绩进行自我评价的方法，即自我评价。

（2）中医体质评估与应用考核评价形式：中医体质评估与应用考核主要包括理论知识考试、技能考核以及综合评审的方法和形式。理论知识考试以笔试、机考等方式为主，主要考核从业人员对从事本职业应掌握的基本要求和相关知识；技能考核主要采用现场操作、模拟操作等方式进行，主要考核从业人员对从事本职业应具备的技能水平的掌握情况。理论知识考试、技能考核和综合评审均实行百分制，成绩皆达60分（含）以上者为合格。理论知识考试时间为90分钟；技能操作考核时间，初级技能、中级技能、高级技能均不少于15分钟。理论知识考试在标准考场进行；技能操作考核在具备进行刮痧、拔罐、砭术、推拿、艾灸、贴敷等体质调理操作床位及刮具、罐具、灸具、砭具等器具、相关介质或模拟仿真操作设备，以及通风设施、消防设施完备的室内进行。

4. **讲师素质** 讲师要有过硬的政治素质和良好的师德，有较深厚的专业知识和一定的教学能力。教学态度认真，作风严谨，传授知识，服务社会，促进发展。授课时可着正装，课前应做好充分准备，学习和运用不同的教学方法和教学手段以提高教学质量。讲师要遵守上课时间、不迟到、不早退、不无故缺课，不任意拖延授课进度。

📖 拓展学习

国内外常用的教学方法

下面介绍常用的 16 种教学方法，并将之归为五种类型，即以学习知识、培养能力、培养品质、参与社会活动、满足学生需求和兴趣为主的教学方法。

国内外常用的教学方法一览

用途 教学方法	学习知识	培养能力	培养品质	参与社会活动	满足需求和兴趣
讲座	最有用途	少有用途	少有用途	少有用途	少有用途
讨论	最有用途	较有用途	较有用途	较有用途	少有用途
视听	最有用途	最有用途	少有用途	较有用途	较有用途
探索	较有用途	最有用途	较有用途	少有用途	较有用途
发现	较有用途	最有用途	较有用途	少有用途	较有用途
教学系统设计	较有用途	最有用途	少有用途	少有用途	少有用途
程序教学	较有用途	最有用途	少有用途	少有用途	少有用途
操作	较有用途	最有用途	少有用途	少有用途	少有用途
角色扮演	少有用途	最有用途	最有用途	最有用途	少有用途
模拟	少有用途	最有用途	最有用途	最有用途	少有用途
社区活动	少有用途	较有用途	较有用途	最有用途	较有用途
小组调查	少有用途	较有用途	最有用途	最有用途	较有用途
学习法律	少有用途	少有用途	较有用途	较有用途	少有用途
独立研究	较有用途	较有用途	较有用途	较有用途	最有用途
微型课程	较有用途	较有用途	少有用途	少有用途	最有用途
"头脑风暴"	少有用途	最有用途	较有用途	少有用途	最有用途

📖 学习检测

1. 考核法以某种形式提出问题，由学生用文字或语言予以解答，并依次做出质量判断的过程。（　　）
2. 讲师要有过硬的心理素质和良好的师德，有较深厚的专业技能和一定的教学能力。（　　）

第三节　培训教学常用的教学方法

任务：培训教学的常用方法技术

问题情境

唐某，女，27岁，其中医药大学硕士研究生毕业，在一所中医类职业院校任教，虽然教龄不长，但教学方法深得学生的高度评价。唐老师在教学过程中，经常运用小组教学法、角色扮演法、案例教学法、示教法、启发式教学法、问题教学法、练习法等进行课堂授课，请分析并讨论唐老师教学方法为何能得到学生的广泛认可，并制订一份培训教学方案。

👨 **同学问**：老师，培训教学常用的教学方法有哪些？

👨 **老师答**：同学，在教学过程中，通常用一种或几种教学方法，包括讲授技巧（语言讲授技巧、体态配合技巧、时间分配技巧、开篇技巧、举例提问技巧、情绪表达技巧、课堂小结技巧及其他应用技巧）、课堂组织技巧（小组教学法、角色扮演法、案例教学法、示教法、启发式教学法、问题教学法、练习法）等。

基 本 知 识

在课堂教学过程中，通常用一种或几种教学方法，通过师生和谐的双边活动完成课堂教学任务。教学方法和技巧如下。

1. 讲授技巧

（1）语言讲授技巧：掌握语言表达技巧，语言丰富而生动，符合所讲的实际内容。①用普通话讲课，发音准确，语法规范，逻辑性强，可适当幽默风趣。②控制适当的语速，以便学生理解、记录。③控制语音语调，酌情抑扬顿挫，避免"口头语"和与身份不符的言语，语音、语调应高低有致。④授课节奏有张有弛，进度适中，对重点内容及重要知识点加重语气，随时调整节奏。

（2）体态配合技巧：讲师姿态庄重典雅而不失和蔼，讲授时可配合应用适当的、大众化的肢体语言，常以微笑、点头表示赞同学生的观点，常用目光与学生进行交流，但目光交流的时间不宜超过10秒，否则将会引起对方的紧张不安。

292

（3）时间分配技巧：授课时间应心中有数，重点和难点需要时间要长，讲的力度要深，重点要清楚。

（4）开篇技巧：授课一般有开篇或导言或导入，可采用自我介绍、提问、实例和悬念等形式，导入方法可采用开门见山、巧设悬念、故事吸引、名人名言、日常生活以及当今前沿知识等，目的在于吸引学生的注意力，激发学生的求知欲和学习兴趣。

（5）举例提问技巧：课堂可适当穿插一些有趣的实例，让学生参与，引导学生积极思维。设计的问题要具有逻辑性、系统性、可在讲授新内容或单元小结时提问，也可针对重点难点问题进行提问。

（6）情绪表达技巧：讲师应进入角色和状态，仔细观察学生听课反应，以便调整讲课方式，根据学习内容采用肢体语言，声音抑扬顿挫。

（7）授课小结的技巧：课程即将结束时，应对所讲内容以简单的回忆、提示要点、巩固应用、拓展延伸等方式进行、回忆、重复、串联、归纳、整理，把繁多的知识穿成一个思路清晰的知识链，进行课题小结。总结时可采用顺口溜、顺口押韵易记忆的形式总结知识点，便于轻松掌握。

（8）其他应用技巧：课堂前多媒体的准备要充分、穿插图片、视频等，激光笔使用点到为止，勿来回晃动。

2. 课堂组织技巧

（1）小组教学法：小组教学法是指在由一位教师和一定数量的学生组成的集体中所进行的教学。小组教学的目的在于以学生为中心，调动个人和集体两方面的积极性，交流思想感情。通过学生间面对面的交流，可以提升组织能力和协作能力。小组教学中讲师充当着组织引导者、活动促进者、资源提供者和组织训练者4种角色。小组教学的基本要求包括人数以10～20人为佳；座位呈平等型座次安排；逐步建立成员间的相互信任；环境舒适温馨。

（2）角色扮演法：角色扮演法是一种情景模拟教学方法，运用表演和想象情境，启发及引导学生共同探讨情感、态度、人际关系及解决问题的策略的一种教学方式。主要包括设计并提出问题、挑选自愿参与者、设计和布置场景、培训其余观察者、按要求进行表演、组织讨论和评价、共同体验与概括。

（3）案例教学法：案例教学法是指围绕教学目标，在讲师的指导下，学生对呈现的典型案例进行讨论分析、归纳总结，从而培养学生思维能力的一种教学方法。由授课老师按照教学目的、内容、范围选择恰当的案例，制订授课计划，撰写教案，案例视培训对象而定，确定时间和地点，将学生分为3～4个小组，每组学生8～10名，任命组长，由组长主持讨论，找出解决问题的策略，选出代表发言，教师总结。案例教学法的形式包括典型案例、分组讨论案例和体验案例情境。

（4）示教法：示教法是讲师借助展示实物或直观教具，以示范某种技能的操作过程或做实验等，对事实、概念、过程或程序进行形象化解释的教学方法。操作技能示教前要提供一个有助于学习的环境，然后将整个技能按行为细节划分并排列顺序，示教前准备好所有材料；示教中应注意先向学生陈述技能学习的目标或结果，并将整个技能的分解动作按出现的先后顺序列出，然后按正确顺序把每一部分慢慢演示一遍或应用多媒体进行演示；示教后应给予充分的时间让学生练习，及时纠正不正确的操作，创造友好的气氛，促进学生掌握技能。

（5）启发式教学法：启发式教学法可调动学生学习的主动性与积极性，有利于培养学生主动思考及提出、分析和解决问题的能力，在百思不解时讲师给予知识、方法和能力的指导，学生利用掌握的新知识提高解决问题的能力，即所谓的举一反三。

（6）问题教学法：问题教学法将教材的知识点以问题的形式呈现在学生的面前，让学生在寻求和探索解决问题的思维活动中,掌握知识、发展智力、培养技能,进而培养学生自己发现问题、解决问题的能力。通过设置激发课堂互动的问题,然后再问题的不断探讨和解答中完成课堂教学。

(7) 练习法:练习法是在讲师统一布置指导下,学生多次、多方面、创造性地应用已学过的知识和方法。练习法可分为训练性练习与创造性练习。训练性练习帮助学员对所学知识再现性重复运用,目的在于加深记忆,形成熟练技能和技巧。创造性练习帮助学员在一定的独立工作能力的基础上进行的,要求学生将学到的知识融会贯通,综合应用,解决实际问题。

总之,在培训教学中应当不断总结和探索经验,结合教学特点和市场对技能人才的需求,改进教学方法,提高教学能力。

📖 拓展学习

现代教学提问存在的问题

1. 问题的有效性　很多的教师都在运用问题教学法,但并非所有教师的提问都是科学的和有效的。国内有关学者曾专门针对有效性提问进行了研究。学者们认为,良好的提问应该具备以下七个特征。

(1) 问题的范围要确定:教师提问的问题要范围确定,学生才能知道怎么回答,如果问题的范围太广,学生就不知道从何处入手。

(2) 问题的表述应该简洁明了:问题的措辞要简单,不要太长。如果提问的形容词太多,往往使学生抓不住重点,而且问题太长,往往把答案的线索在问题中泄露出来。问题固然要简单,但是也要明白,不能含混不清,使学生有误解之处。

(3) 问题应当有思考价值:教师发问时应多采用思考性的问题,即使发问的目的在于提供给学生复习的机会,也应当采用比较、分析、综合等有价值的问题。如果采用事实性问题,也要在事实问题的后面加上几个思考性问题,以免学生偏重于机械的盲目的记忆。

(4) 问题的内容要适合学生的水平:问题的内容要切合学生的经验和学历,尤其是思考性的问题要注意这一点。问题的语句要避免生僻的字和专门的名词,以免学生不能了解,问题的难易也要切合学生的能力,容易解答的问题可以向一般学生发问,较难的问题可向优秀学生发问。

(5) 问题的内容要有价值:问题的内容应当是教材中的重要部分,一般应是重点、难点和疑点。凡是琐碎而不重要的问题不必向学生提问。

(6) 问题的语句不要直接用教科书上的文字:因为若教师常用教科书上的字句发问,学生就会盲目地记忆教科书上的内容,以应付教师的发问。

(7) 问题要有组织、有系统:教师若能把所要发问的问题预先计划一下,使之有组织、有系统性,前一个问题和后一个问题要相互关联,而且一环扣一环,就会对学生思考问题有很大的帮助。这种发问的方法对于学习教材和启发学生思考最为有用。我国学者所做的调查显示,一般教师每节课的有效提问只有 56%,效率是不高的。

2. 问题的水平偏低　近 50 年的研究发现,教师的教学问题是以强调知识记忆为主。最近几年的研究也提示教师的提问水平从本质上没有多少改观。我们说,教师所提问题的水平在很大程度上制约着学生的思维水平,如果教师在提问中过分强调记忆,那么就不可能使学生在答问中显示出大量的创造性思维，因而也发展不了学生的高级思维品质。不少专家学者一再呼吁，教学中应加大高水平问题的比例，鼓励学生提问，教师要多提一些需要思考的问题，而不是把问题仅仅作为一种组织教学的工具。

📖 学习检测

1．授课一般有开篇或导言或导入，可采用自我介绍、提问、实例和悬念等形式。（　　）

2．课程即将结束时，应对所讲内容以简单的回忆、提示要点、巩固应用、拓展延伸等方式进行回忆、重复、串联、归纳、整理，把繁多的知识穿成一个思路清晰的知识链，进行课题小结。（　　）

附 录

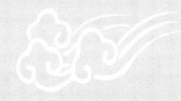

附录A 法律法规

　　本教材专设法律法规篇，收录了《中华人民共和国民法典》《中华人民共和国消费者权益保护法》《中华人民共和国劳动法》《中华人民共和国劳动合同法》《中华人民共和国食品安全法》《中华人民共和国广告法》《中华人民共和国医师法》《中华人民共和国中医药法》《中华人民共和国安全生产法》九部法律法规及《从业人员职业道德规范》，以二维码链接的形式呈现，扫描二维码可免费阅读。

扫码免费学习
相关法律法规

附录 B　致　谢

感谢以下单位在本书编写出版过程中给予的大力支持。

（排名不分先后）

中国民间中医医药研究开发协会　　江苏医药职业学院

北京京北职业技术学院　　　　　　曲靖医学高等专科学校

四川中医药高等专科学校　　　　　安徽新华学院

成都中医药大学附属医院针灸学校　滁州城市职业学院

四川卫生康复职业学院　　　　　　芜湖医药卫生学校

四川护理职业学院　　　　　　　　北京市丰台区九龙泉源职业技能培训学校

雅安职业技术学院　　　　　　　　山东青岛李沧区石学敏中医职业培训学校

重庆三峡医药高等专科学校　　　　山东浦川教育咨询有限公司

重庆市医药卫生学校　　　　　　　广东五羊职业培训学校

沧州医学高等专科学校　　　　　　湖北言顾行师承教育咨询有限公司

唐山职业技术学院　　　　　　　　成都瑞尔特企业管理有限公司

湖北中医药高等专科学校　　　　　安徽佑家健康科技有限公司

山东力明科技职业学院　　　　　　徐州市育诚铭医职业培训学校

山东医学高等专科学校　　　　　　石家庄市长安区锦图培训学校

菏泽医学专科学校　　　　　　　　天津市众创职业培训学校

山东中医药高等专科学校　　　　　北京中瑞百年教育科技有限责任公司

山东药品食品职业学院　　　　　　云南省昆明广福老年病医院

潍坊市自强职业中等专业学校　　　山东圣腾砭石有限公司

威海职业学院　　　　　　　　　　安徽省华世微赢科技有限公司

江苏卫生健康职业学院　　　　　　云南泛亚专修学校

江苏护理职业学院　　　　　　　　北京更生健康管理有限公司